HANS-DIETER KEMPF

DIE RÜCKENSCHULE

Hans-Dieter Kempf (www.dierueckenschule.de, www.rueckentraining.de), Jahrgang 1960, studierte Physik und Sportwissenschaft an der Universität Karlsruhe. Er ist Lehrbeauftragter, Referent und Fachautor für zahlreiche Institutionen und betreut verschiedene Fitness- und Rehabilitationsgruppen in Karlsruhe. Er entwickelte 1986 die Karlsruher Rückenschule, ist im Vorstand des Forums Gesunder Rücken verantwortlich für die Ausbildung der Rückenschullehrer und hat für die Konföderation der deutschen Rückenschulen (KddR) die Ziele und das Curriculum zur Rückenschullehrerweiterbildung erarbeitet. Er war und ist maßgeblich beteiligt am Aufbau und an der Weiterentwicklung der Rückenschulbewegung in Deutschland.

Dr. med. Jürgen Fischer (www.sachs-fischer.de), geb. 1958, ist Facharzt für Orthopädie, Chirotherapie, Physikalische und Rehabilitative Medizin, spezielle Schmerztherapie und Sportmedizin. Schwerpunkte: angeborene und erworbene Störungen des Bewegungsapparates, Säuglings- und Kinderorthopädie, moderne Vorsorgesysteme, Kinderfrühförderung. Referent auf internationalen Kongressen und Rückenschulausbildungen.

Prof. Dr. Frank Hänsel (www.ifs-tud.de) ist Professor für Sportwissenschaft unter besonderer Berücksichtigung der Sportpsychologie und Geschäftsführender Direktor am Institut für Sportwissenschaft der TU Darmstadt.

Prof. Dr. Hans Steiner (www.sport.uni-karlsruhe.de) ist Professor für Pädagogik und Psychologie und Stellvertretender Institutsleiter am Institut für Sport und Sportwissenschaft der Universität Karlsruhe.

HANS-DIETER KEMPF

RÜCKEN SCHULE

DAS GANZHEITLICHE PROGRAMM FÜR EINEN GESUNDEN RÜCKEN

Unter Mitarbeit von
Dr. med. Jürgen Fischer,
Prof. Dr. Frank Hänsel, Prof. Dr. Hans Steiner

Mit Fotos von Horst Lichte

NIKOL
VERLAG

Genehmigte Lizenzausgabe für
Nikol Verlagsgesellschaft mbH & Co. KG
Hamburg, 2018

Unter Mitarbeit von Dr. med. Jürgen Fischer,
Prof. Dr. Frank Hänsel, Prof. Dr. Hans Steiner
Mit Fotos von Horst Lichte
Lektorat Bernd Gottwald
Grafik Jens Rommel
Illustrationen S. 56, 59 Stefanie Kleinschmidt
Innengestaltung Stefanie Lauck
Titelabbildung: iStock.com
Covergestaltung: Jürgen Hetz, denksportler Grafikmanufaktur
Druck: CPI Moravia Books s.r.o.
Printed in the Czech Republic

ISBN 978-3-86820-435-3

www.nikol-verlag.de

Inhaltsverzeichnis

Körperwahrnehmung 109

Rückenfreundlicher Alltag 143

Entspannung 341

Rückengerechte Verhältnisse – die wichtigsten Ergonomietipps 371

Anhang 389

Vorwort zur 3. Neufassung

Die Rückenschule *will Sie motivieren, sich intensiv und aktiv mit Ihrem Rücken zu beschäftigen und ihn positiv zu erleben.* Es ist gar nicht schwer und weniger zeitaufwendig als Sie denken, Ihrem Rücken und damit auch sich selbst etwas Gutes zu tun. Sie erhalten hierfür ein mit mehreren tausend Teilnehmern erprobtes und evaluiertes Rückenkonzept.

Wir vermitteln Ihnen die wichtigsten rückenspezifischen Informationen und Sie erfahren, wie Sie selbständig Ihre Rückengesundheit fördern und mit Rückenbeschwerden umgehen können. Das sind auch die wichtigsten Zielsetzungen unserer Rückenkursteilnehmer, nämlich rückenfreundliches Verhalten zu erlernen, (erneuten) Rückenbeschwerden vorzubeugen, die Körperhaltung zu verbessern, die Muskulatur zu trainieren, etwas gegen Verspannungen zu tun und Informationen über den Rücken und Rückengesundheit zu bekommen.

Als ich 1986 begann, die ersten Rückenschulkurse durchzuführen, war die Rückenschule in der Öffentlichkeit gänzlich unbekannt. Heute ist die Rückenschule das bekannteste und am häufigsten angebotene Programm zur Prävention von Rückenschmerzen. Die damals an einer Hand abzuzählenden klinischen Rückenschulen waren eher therapeutisch orientiert und hatten eine geringe Breitenwirkung. Im Jahre 1987 gründeten wir als interdisziplinäres Team das Karlsruher Rückenforum und entwickelten das anfänglich funktionsgymnastisch orientierte Konzept zu einem ganzheitlichen Modell weiter – der *Karlsruher Rückenschule.*

Etwa zur gleichen Zeit schlossen sich Orthopäden, Sportwissenschaftler, Psychologen und Krankengymnasten 1988 in Wiesbaden zum bundesweit agierenden «*Forum Gesunder Rücken – besser leben e. V.*» zusammen. Durch das Forum wurden seit 1987 über 10 000 Rückenschullehrer weitergebildet, sodass die Karlsruher Rückenschule über ihre Grenzen hinaus eine große Verbreitung gefunden hat und immer noch findet. Viele der Rückenschulinhalte haben sich in der Vergangenheit bewährt. Einige der Inhalte wurden aufgrund aktueller, wissenschaftlicher Ergebnisse verändert, wurden neu hinzugenommen oder haben sich in ihrer Wertigkeit verändert. Davon sollen Sie in diesem Buch profitieren.

Ich möchte abschließend die Gelegenheit nutzen, allen zu danken, die am Zustandekommen dieses Buches mitgewirkt haben: Prof. Dr. Frank Hänsel, Prof. Dr. Hans Steiner und Dr. med. Jürgen Fischer für ihre wertvollen Beiträge aus Psychologie und Medizin, Prof. Dr. med. Dr. h. c. Kurt Tittel, Prof. Dr. med. Erich Schmitt, Andreas Strack und Christine Hintermayer für ihre kritische Durchsicht des Manuskriptes und die wertvollen Hinweise, bei Jana Ramirez und Horst Lichte für die tolle Fotoproduktion, bei den Firmen HAG, Haider Bioswing, Hüsler Nest, Leuwico, Moizi, Vitra für ihre Unterstützung und bei Bernd Gottwald vom Rowohlt Verlag für die freundschaftliche Begleitung bei der Produktion dieses erfolgreichen Buches.

Hans-Dieter Kempf, März 2008

Einführung: Das Kreuz mit dem Kreuz

In diesem Kapitel erfahren Sie

- *dass Rückenschmerzen normal sind und quasi jeden treffen,*
- *woher Rückenschmerzen kommen,*
- *dass Rückenschmerzen ein ganzheitliches Problem sind,*
- *wie Sie mit Rückenschmerzen umgehen und wirkungsvoll entgegenwirken,*
- *wie Sie Ihre Rückengesundheit fördern können.*

Von Rückenschmerzen ist quasi jeder betroffen!

Haben auch Sie Rückenschmerzen, oder hatten Sie schon Rückenschmerzen? Wenn ja, ist das nicht verwunderlich, denn 80 bis 90 Prozent der deutschen Bevölkerung erleben dieses Symptom mindestens einmal in ihrem Leben. Etwa 60 Prozent der Menschen haben Rückenschmerzen einmal im Jahr. Das gilt übrigens auch für junge Erwachsene bis zum 30. Lebensjahr. Und auch 50 Prozent aller Kinder im Alter von 10 bis 15 Jahren haben schon Erfahrungen mit Rückenschmerzen. Rückenschmerzen sind also schon lange kein Altersphänomen mehr, wie man früher dachte. Und auch Männer wie Frauen sind gleichermaßen davon betroffen. So wird heutzutage manchmal auch vom «Rückenschnupfen» gesprochen oder davon, dass Rückenschmerzen zum Leben gehören wie «graue Haare».

Rückenschmerzen – das medizinische Desaster des 20. Jahrhunderts!

Rückenschmerzen bezeichnen ganz allgemein Schmerzzustände oder Missempfinden (Symptome) im Bereich der Wirbelsäule. Mittlerweile kommt jedes zweite Schmerzgefühl im Körper vom Rücken. Rückenschmerzen sind die mit Abstand teuerste Volkskrankheit. Sie verursachen in Deutschland jährlich Kosten von 15 bis 20 Milliarden Euro, und der Löwenanteil der 120 Millionen Arbeitsunfähigkeitstage, die jährlich ebenfalls auf Rückenleiden zurückgehen, kosten laut Bundestag (2003) etwa 11 Milliarden Euro.

Rückenschmerzen gab es aber auch früher schon. In den 50er Jahren wurden zwar 60 Prozent aller Anträge auf Gewährung einer Frühinvalidität wegen eines Rückenleidens gestellt. Allerdings waren nur 10 Prozent aller Krankschreibungen auf Rückenschmerzen begründet, heute sind es 60 Prozent.

Was liegt hinter der zunehmenden Rückenschmerzproblematik?

Nach Ansicht des bekannten schottischen Orthopäden Gordon Waddel liegt der Grund dafür vermutlich weniger in der Zunahme der Rückenschmerzen an sich, sondern eher in den Beeinträchtigungen, welche die Menschen individuell dadurch empfinden. Und das hat wiederum viel damit zu tun, wie wir mit Schmerzen umgehen. Untersuchungen haben ergeben, dass Menschen, die positiv und aktiv mit ihrem Rückenschmerz umgehen und zügig zu ihren gewohnten alltäglichen Arbeits- und Alltagsprozessen zurückkehren, weniger leiden, eine schnellere Besserung verspüren und langfristig weniger Probleme haben.

Verändern Sie Ihr Denken und Ihren Umgang mit Rückenschmerzen. Positive Einstellungen sind wichtig. Überlassen Sie nicht dem Rückenschmerz die Kontrolle über Ihr Leben. Je schneller Sie aktiv werden, desto eher wird Ihr Rücken wieder fit!

Technischer Fortschritt und gesundheitlicher Rückschritt

Im Zeitalter der modernen Computertechnik haben sich mit zunehmender Technisierung und Automatisierung des menschlichen Lebensraumes die auf den Menschen einwirkenden Belastungen verändert. Wann werden wir noch gefordert, zu Fuß zu gehen, wenn es uns Auto, Bahn und Fahrstuhl ermöglichen, auch die kleinsten Wege bequemer (nicht immer schneller) zurückzulegen? Viele Haushaltsgeräte bringen eine wesentliche Erleichterung, aber wird die nunmehr fehlende Bewegung und muskuläre Beanspruchung durch andere Aktivitäten ausgeglichen?

Zurück zu den Wurzeln – regelmäßige Aktivität ist gesundheitlicher Fortschritt

Problematisch ist die zunehmende Inaktivität insofern, als dass sich die körperlichen Anlagen des Gegenwartsmenschen seit etwa 40 000 Jahren nicht nennenswert verändert haben und noch immer auf Bewegung ausgerichtet sind. Denn diese Fähigkeit war damals überlebenswichtig, sei es zur Nahrungsbeschaffung, zur Informationsgewinnung, zur Flucht oder zum Kampf. Wir kommen nach wie vor mit 40 Prozent Muskelmasse (bezogen auf die Gesamtkörpermasse) auf die Welt. Doch was machen viele Menschen aus diesem «genetischen Geschenk»?

Wie ist das mit Ihnen? Nutzen Sie Treppen, statt mit dem Fahrstuhl zu fahren, gehen oder radeln Sie kurze Strecken, statt das Auto zu benutzen? Gleichen Sie fehlende Bewegung oder einseitige Belastungen durch andere körperliche Aktivitäten aus?

Die Wirbelsäule – ein stabiles Wunderwerk des Körpers

Viele Menschen haben die Vorstellung, sie müssten ihre Wirbelsäule schonen, da sie sehr empfindlich sei, besonders wenn sie sich bemerkbar macht. Doch die Wirbelsäule ist eine der stabilsten Strukturen in unserem Körper. Sie besteht aus festen Knochen, den Wirbeln, die über 133 Gelenken und 23 Bandscheiben miteinander verbunden sind und mit ihren 224 Bändern und den 143 Muskeln (immerhin 34 Prozent der Gesamtmuskulatur) gleichermaßen für Bewegungen und Stabilität sorgen. Die Wirbelsäule hat als zentrales Organ des Bewegungssystems also zwei vollkommen entgegengesetzte Funktionen (Mobilität und Stabilität) auszuführen. Darüber hinaus hat sie als wichtigste Aufgabe, das Rückenmark zu schützen. Und dieses Wunderwerk braucht Bewegung, damit es funktioniert.

Die Wirbelsäule ist stark! Nutzen Sie die Chance, Ihre Wirbelsäule und ihren Körper (wieder) leistungsfähig zu machen.

Inaktivität ist das Hauptübel für Rückenschmerzen

Was genutzt wird, entwickelt sich, was ungenutzt bleibt, verkümmert, sagte Hippokrates schon um 460 v. Chr. Die Qualität und Funktion eines Organs hängen neben seiner genetischen Bestimmung entscheidend von seiner funktionellen Belastung ab. Eine länger andauernde Schonung und Ruhigstellung, z. B. im Gips oder im Krankenhaus, führt zu zahlreichen negativen Anpassungserscheinungen. Beispielweise schwindet (atrophiert) die Muskulatur. Untersuchungen an Untrainierten zeigten nach 3-tägiger Ruhigstellung einen 10-prozentigen Verlust der Maximalkraft, nach 4 Wochen sogar Defizite von über 50 Prozent. Länger anhaltende Inaktivität führt zu einer strukturellen und funktionellen Veränderung der Muskulatur. Zudem wird die Belastbarkeit des passiven Bewegungssystems durch Verschlechterung im Stoffwechsel herabgesetzt, die Knorpeldicke nimmt ab, die Gelenkkapseldurchblutung ist vermindert und die Zugfestigkeit der Sehnen verringert sich.

Sie sehen, die körperliche Leistungsfähigkeit sinkt, und es fällt außerdem auch immer schwerer, wieder aktiv zu werden.

Das Wichtigste zu Beginn: Werden Sie aktiv!
Alle aktuellen internationalen Studien belegen, dass Bewegung, Aktivität und körperliches Training bei der Prävention und Therapie von Rückenschmerzen am wirkungsvollsten ist.

Fördern durch Fordern!

Schon in den 50er Jahren des letzten Jahrhunderts wies der Kennedy-Arzt Prof. Hans Kraus auf den Zusammenhang zwischen Rückenschmerzen und mangelndem Körpertraining hin. 80 Prozent seiner Patienten hatten nicht die nötige Muskelkraft, ihr Körpergewicht zu meistern, und ihnen fehlte die angemessene Beweglichkeit. Sein Behandlungsprogramm bestand deshalb aus Kräftigungs- und Beweglichkeitsübungen.

Körperliche Aktivität war auch für den französischen Arzt Jaques-Malthiew Delpech schon 1825 das oberste Prinzip in seinem «Rückeninstitut». Die Programme für seine Schmerzpatienten umfassten Balancieren, Klettern, Hangeln, Schwimmen und viele gymnastische Übungen mit Geräten.

Verbessern Sie Ihre Rückenfitness! Regelmäßige körperliche Aktivität im Alltag und gesundheitsorientierter Sport sind die beste Art, Ihren Rücken fit zu machen.

Die meisten Rückenschmerzen sind harmlos

Bei einem so komplexen System wie dem Rücken ist es nicht verwunderlich, dass auch dessen Symptome oder Erkrankungen komplex sein können. Bei den meisten Rückenschmerzen, die Wissenschaft spricht von 85 bis 90 Prozent, kennt man die Ursachen nicht wirklich. Es besteht nämlich meist kein Zusammenhang zwischen dem «morphologischen» Befund und dem Beschwerdebild des Menschen. Moderne Verfahren wie die Computer- und die Kernspintomographie ergeben häufig positive Befunde wie altersgemäße Veränderungen, Bandscheibenvorwölbungen oder sogar Bandscheibenvorfälle bei völlig beschwerdefreien Personen. Umgekehrt haben Menschen Beschwerden, bei denen der Arzt keine exakte Ursache feststellen kann.

Für den Betroffenen kann es natürlich frustrierend sein, die genaue Ursache nicht zu kennen. Andererseits bedeutet diese Tatsache, dass kein ernsthafter Schaden an der Wirbelsäule vorliegt, den die Ärzte normalerweise entdecken würden.

Bleiben Sie locker! Schmerzen bedeuten nicht, dass ein ernsthafter Schaden eingetreten ist.

Rückenschmerzen sind ein ganzheitliches Problem

Die meisten Rückenschmerzen hängen mit den Muskeln, den Bändern und Sehnen sowie den Gelenken des Rückens zusammen. Sie entstehen in den meisten Fällen durch eine Funktionsstörung und weniger durch eine substanzielle Schädigung der Strukturen, weshalb die Ursache im Röntgenbild oft nicht zu sehen ist. Rückenschmerzen sind in den meisten Fällen ein Alltagssymptom und keine schwerwiegende Krankheit. Der Rücken funktioniert dann einfach nicht wie üblich. Auch wenn in dieser Sichtweise Rückenschmerzen primär ein physiologisches und kein psychologisches Problem sind, wissen wir heute aber auch, dass bei der Entstehung und vor allem dem Beibehalten von Rückenschmerzen nicht nur körperliche Prozesse wie Muskelverspannungen, Entzündungen oder eine Nervenkompression eine Rolle spielen, sondern eben auch psychosoziale und vor allem verhaltensbezogene Prozesse wie Unzufriedenheit, Hoffnungslosigkeit, Angst, Depression oder die Vermeidung körperlicher Aktivität. Alle diese körperlichen und seelischen Begleitsymptome sind durch Bewegung und Bewegungsprogramme positiv beeinflussbar (s. S. 102).

Stress schlägt auch aufs Kreuz

In unserer Gesellschaft ist es zu einem deutlichen Anstieg der seelischen Belastungen gekommen. Zeitdruck, mangelnder Handlungsspielraum, Monotonie, schlechtes Betriebs- oder Familienklima, Mobbing oder Erfolgsdruck können zu Überforderungen führen, die sich in Selbstzweifeln, Unzufriedenheit oder erhöhter Aggressivität äußern können, aber auch körperlich direkt in erhöhter Muskelaktivität, in Verspannungen, in einer Minderdurchblutung der Muskeln und damit in Schmerzen zeigen.

Beispielsweise reagiert die Nackenmuskulatur sehr schnell mit Verspannung. Wie ist das bei Ihnen? Haben Sie derartige Anzeichen auch schon bei sich selbst erlebt?

Rücken- und Nackenschmerzen können auch als eine Komponente der Stressreaktion aufgefasst werden, was wiederum dem Menschen ermöglicht, durch Entspannung, Bewegung und eine Verbesserung der psychosozialen Situation positiv darauf einzuwirken. Trotz insgesamt sinkender Krankenstände sind die Fehlzeiten aufgrund psychischer Erkrankungen heute deutlich gestiegen, insbesondere bei jungen Menschen.

Schärfen Sie Ihren Blick für Zusammenhänge.
Jede Heilung ist Selbstheilung. Es gibt viele Möglichkeiten zur Behandlung von Schmerz, eine dauerhafte Schmerzreduktion hängt aber von Ihrem eigenen Verhalten ab!

Haltung ist ein Spiegel der Seele

Ist Ihnen bewusst, dass Stimmungen und Gefühle sich immer auch in Ihrer Haltung und in Ihren Bewegungen ausdrücken? Gedanken wie «Das schaffe ich nie!», «Davor habe ich Angst» oder «Ich fühle mich k.o.», «Was soll ich nur machen» äußern sich in einer gedrückten Haltung. Gedanken wie «Das schaffe ich schon», «Ich bin stolz auf meine Leistung», «Das habe ich gut gemacht» oder «Ich kann das» in einer aufrechten Haltung. An Ihrer

Körperhaltung sehen Sie sehr gut das Wechselspiel von äußerer und innerer Haltung. Dieses Wechselspiel können Sie umgekehrt dazu nutzen, um über die eine Komponente der Persönlichkeit die andere zu beeinflussen. So wie Menschen spontan hüpfen und tanzen, wenn sie sich freuen, können Gefühle wie Ärger, Angst und Traurigkeit durch Bewegung, Spiele und Tanzen positiv beeinflusst werden.

Haltung und menschliches Verhalten ist immer auch Ausdruck einer «biopsychosozialen» Ganzheit, d. h., wie sehe und wie fühle ich mich und wie wirke ich auf andere Menschen?

Erforschen Sie Ihre innere und äußere Haltung.

Rückenschmerzen verschwinden oft recht schnell

Die meisten Rückenschmerzen verschwinden mit und ohne Behandlung recht schnell wieder von ganz alleine, zumindest soweit, dass Sie Ihr normales Alltagsleben wieder fortsetzen können. Geraten Sie deshalb bei Rückenschmerzen nicht gleich in Panik, Sie fördern sonst einen unheilvollen Kreislauf, der damit beginnt, dass Sie bei auftretenden Schmerzen zusätzlich verkrampfen. Und um die Schmerzen zu vermeiden, nehmen Sie unwillkürlich eine dauerhafte Schonhaltung ein, welche die wichtigen Stoffwechselvorgänge vermindert und damit in der Regel weitere Schmerzen nach sich zieht.

Rückenschmerzen können sehr schmerzhaft sein. Sie können es erforderlich machen, dass Sie sich für kurze Zeit eine Pause gönnen oder ihre Aktivitäten begrenzen. Allerdings ist eine längere Schonung nicht geeignet, die Schmerzen zu reduzieren.

Bei starken Schmerzen, wenn Sie sich wirklich krank fühlen oder keine Besserung verspüren, sollten Sie einen Arzt aufsuchen, ebenso wenn Sie Probleme beim Wasserlassen haben, ein Taubheitsgefühl im Rücken oder Genitalbereich haben oder ein

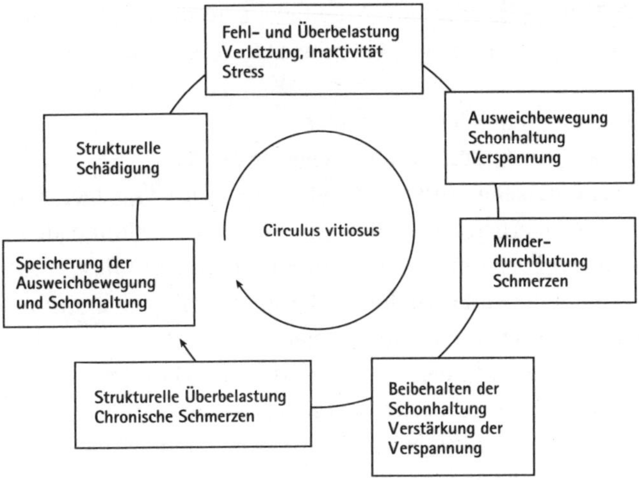
Fehl- und Überbelastung
Verletzung, Inaktivität
Stress
Ausweichbewegung
Schonhaltung
Verspannung
Minder-
durchblutung
Schmerzen
Beibehalten der
Schonhaltung
Verstärkung der
Verspannung
Strukturelle Überbelastung
Chronische Schmerzen
Speicherung der
Ausweichbewegung
und Schonhaltung
Strukturelle
Schädigung
Circulus vitiosus

Teufelskreis aus Überlastung, Stress und Angst, Verspannung und Schmerz

Taubheits- und Schwächegefühl in den Beinen spüren (mehr auf Seite 87).

Dauerhafte Rückenschmerzen sind ein Problem

Bei einem Großteil der Menschen, die einmal Rückenschmerzen hatten, treten diese Beschwerden nach einiger Zeit wieder auf. Das bedeutet normalerweise nichts Ernsthaftes.

Problematisch wird es meist erst dann, wenn Sie nichts dagegen tun, der Schmerzzustand längere Zeit anhält oder die Beschwerden in immer kürzeren Abständen wiederkommen. Dann kann der Teufelskreis entstehen, bei dem sich die chronischen Rückenschmerzen zunehmend verselbstständigen und ihren eigentlichen Sinn verlieren, als Frühwarnsystem des Körpers zu dienen. Diesen Prozess der Chronifizierung können verschiedene Risiken begünstigen, z. B. «negativer» Stress, Ängste und das Gefühl von Hilflosigkeit, körperlicher Missbrauch, Unzufriedenheit am Arbeitsplatz oder das Arbeiten in ungünstigen Haltungen, einseitige Belastungen sowie schweres Heben und Tragen.

Risikofaktoren für Rückenschmerzen

- Soziale Einflüsse: Schichtzugehörigkeit
- Psychologische Einflussgrößen: Depressionen, Psychische Belastungen «Distress» und Angst, Furcht-Vermeidungsdenken & Katastrophisieren, sexueller und körperlicher Missbrauch
- Individuelle und verhaltensabhängige Merkmale: Vorangegangene Episode von Rückenschmerzen, Rauchen
- Arbeitsplatzbezogene Risikofaktoren: Ganzkörpervibration (Presslufthammer, schwere Erdgeräte), Arbeit in ungünstigen Haltungen, Schweres Heben / Tragen / Ziehen, Psychosoziale Arbeitsbedingungen

(Waddel 1998, Lühmann, Müller, Raspe 2003)

Verbessern Sie Ihr Verhalten und Ihre Verhältnisse

Wollen Sie dem Problem Rückenschmerz wirkungsvoll entgegenwirken, sollten Sie ganzheitliche Strategien nutzen, die Ihnen helfen, eigene Potenziale oder Ressourcen zu verbessern und Belastungen zu regulieren. Das können Sie erreichen durch eine Verbesserung des eigenen Verhaltens (*Verhaltensprävention*) und der Sie umgebenden Verhältnisse (*Verhältnisprävention*).

Im Falle der zuvor genannten Risikofaktoren bedeutet das, dieses erst einmal zu erkennen, um sich dann zu überlegen, wie man «zu hohe» Belastungen reduzieren oder gar ganz vermeiden kann. Gleichzeitig sollten Sie sich daranmachen, Ihre individuellen Gesundheitsressourcen zu fördern. Diese helfen Ihnen, gesund zu bleiben oder die vorhandenen Schmerzen als wenig bedeutsam oder wenig störend zu empfinden.

Zu den Schutzfaktoren gehören z. B. Wohlbefinden und Lebensfreude, körperliche und geistige Fitness, soziale Unterstützung in Familie und Beruf und der Glaube, selbst etwas bewirken zu können, die sogenannte Selbstwirksamkeit. Dabei ist es wichtig, dass Sie durch die Körperarbeit und das Bewegungstraining zunehmend Vertrauen in Ihre eigenen körperlichen Fähigkeiten und Fertigkeiten gewinnen. Sie fühlen sich kräftiger und belastbarer und können körperliche Aktivitäten besser bewältigen, was wiederum zu einem gesteigerten geistigen und sozialen Wohlbefinden führt.

Vertrauen Sie Ihren Fähigkeiten

Diese ganzheitliche Sichtweise findet sich schon in den Regelkreisen des Lebens. Galen (ca. 200 n. Chr.), neben Hippokrates der bedeutendste Arzt der Antike, glaubte, dass in den gleichen Verhältnissen, die unser Leben schädigen können, auch die heilsamen Ursachen zu suchen seien. Deshalb tragen verschiedene Verhaltensweisen dazu bei, das individuelle Gesundheitspotenzial und damit auch die Selbstheilungskräfte zu fördern:

- ausreichend körperlich und sportlich bewegen,
- ausreichend Schlaf,
- sich entspannen und den «Stress managen»,
- sich ausgewogen und gesund ernähren,
- für ein positives soziales Klima sorgen,
- Ziele setzen, planen und verwirklichen und auch mit Widrigkeiten fertigwerden (Schipperges 1988, 1991).

Dass dies auch bei starken chronischen Schmerzen möglich ist, sollen Ihnen die folgenden Aussagen von Schmerzpatienten nach einer dreimonatigen Bewegungstherapie zeigen:

- «Ich wusste aber, da muss ich durch (Anm.: anfangs stärkere Schmerzen), und dann habe ich den Erfolg festgestellt, dass ich vieles besser konnte als vor dem Kurs.»
- «Jetzt müsste es eigentlich weitergehen. Jetzt sind wir oben am Berg.»
- «Die Schmerzen sind zwar geblieben, aber ich kann besser damit umgehen und bin leistungsfähiger geworden.»

- «Ich kann mein Leben wieder genießen, trotz der Schmerzen.»
- «Ich bin deutlich kräftiger geworden und kann viel mehr leisten, als ich vorher geglaubt habe.»
- «Die Schmerzen sind zwar noch da, sie spielen in meinem Leben aber keine wichtige Rolle mehr. Und das Wichtigste: Ich kann sie beeinflussen.»

Das Konzept der präventiven Rückenschule

In diesem Kapitel erfahren Sie

› *was eine Rückenschule ist,*
› *auf was die Rückenschule abzielt,*
› *mit welchen Inhalten sie diese Ziele erreicht,*
› *wie die Rückenschule wirkt.*

Es gibt nicht Gutes, außer man tut es, sagt Erich Kästner. Die präventive Rückenschule zeigt Ihnen einen Weg zu einem gesünderen Rücken und zu mehr Lebensqualität. Nutzen Sie die Chance und nehmen Sie mit, was Ihnen hilft und Ihnen guttut.

Probieren Sie Neues, variieren Sie Vertrautes und hinterfragen Sie Gewohntes.

Hilfe zur Selbsthilfe

Die Rückenschule ist seit Mitte der 80er Jahre das am häufigsten angebotene und das bekannteste Programm zur Prävention von Rückenschmerzen (Kröner-Herwig 2003). Die Rückenschule ist ein gezieltes Bewegungs-, Wahrnehmungs- und Verhaltenstraining, das auf eine positive Beeinflussung von Einstellungen, von Verhaltensweisen, des Befindens und des körperlichen Zustandes ausgerichtet ist. Die Rückenschule zielt ganz im Sinne der Gesundheitsförderung darauf ab, den Menschen zu einem eigenverantwortlichen gesundheits- und umweltbewussten Handeln hinzuführen und ihn damit zu befähigen, seine (Rücken-)

Gesundheit, sein Wohlbefinden und seine Lebensqualität zu verbessern.

Das geschieht durch die *langfristige Motivation zur Anwendung wirkungsvoller Alltagsstrategien*, im Speziellen die *Hinführung zu rückenfreundlichen Verhaltensweisen*. Dazu wird beim Menschen ein ganzheitlich ausgerichteter Lernprozess in Gang gesetzt, der durch Erfahren, Erkennen, Entwickeln, Ändern und Festhalten von Verhaltensweisen gekennzeichnet ist.

Lernen bedeutet Erfahren, Erkennen, Entwickeln, Bewerten, Ändern und Beibehalten

Rückenschule ist Prävention

Unter Prävention versteht man allgemein die Vorbeugung einer Krankheit. Die Erst- oder Primärprävention setzt beim gesunden Menschen an, d. h. bei Kindern, bei Schülern, bei Auszubildenden und bei Personen ohne Beschwerden. Die Maßnahmen haben zum Ziel, alle krankmachenden Einflüsse aus der Umwelt oder bedingt durch eigenes Fehlverhalten erkennen zu helfen und zu beseitigen sowie eine gesunde Lebensführung aufzubauen.

Die Sekundärprävention beschäftigt sich mit der Früherkennung einer Krankheit, wodurch noch gute Aussichten auf eine Behandlung oder Heilung der Krankheit bestehen. Hierzu gehören alle Personen mit erlebten Rückenschmerzen und Patienten mit wiederkehrenden und chronischen Wirbelsäulenbeschwerden, die lernen sollten, ökonomisch und bewusst mit ihrem Rücken umzugehen und Risikofaktoren zu reduzieren. Die Tertiärprävention oder Rehabilitation schließlich versucht das Fortschreiten einer Krankheit zu verhindern und eine Wiedereingliederung in das Alltagsleben zu erreichen. Auch hier kann die Rückenschule einen wertvollen Beitrag leisten.

Rückengesundheit fördern und Chronifizierung vermeiden

Die Rückenschule will Sie dabei unterstützen, dass Sie im optimalen Fall keine Rückenschmerzen haben, oder aber sich bei auftretenden oder bestehenden Rückenschmerzen möglichst wenig eingeschränkt fühlen. Besonders wichtig ist, dass akute, meist kurzzeitig auftretende Schmerzen nicht in anhaltende oder ständig wiederkehrende Schmerzen übergehen. Man sollte sich vor Augen halten, dass Rückengesundheit kein fester, unveränderlicher Zustand ist, sondern ein System, in dem sich viele Faktoren ständig verändern und sich gegenseitig beeinflussen. Das bedeutet auf der einen Seite, dass Sie selbst Ihre Gesundheit positiv beeinflussen können, auf der anderen Seite, dass Sie täglich gefordert sind, einen positiven Zustand zu bewahren.

Die Fähigkeit die eigene Rückengesundheit zu fördern ist erlernbar. Das Potenzial hat jeder.

Rückenschule stärkt Ihnen den Rücken!

Die Rückenschule will im wahrsten Sinne des Wortes den Rücken stärken. Und einen «starken Rücken» oder «Rückgrat» zu haben bedeutet auch «aufrecht durchs Leben gehen», «eine positive Haltung zeigen», «durchzuhalten und nicht so schnell aufgeben», «Mut zur Wahrheit zu haben», «Probleme als Chancen zu sehen» und «Vertrauen in die eigenen Fähigkeiten» zu haben. Die Rückenschule hat neben der klassischen Sichtweise der «Verminderung gesundheitlicher Risikofaktoren» (s. S. 20) vor allem die gesundheitsbezogene (= salutogene) Sichtweise im Blickfeld, bei der es um die Stärkung von Gesundheitspotenzialen geht.

Die Ziele der präventiven Rückenschule	
Stärkung der physischen Gesundheitsressourcen	• Verbesserung der allgemeinen und rückenspezifischen körperlichen Fitness • Verbesserung der individuellen (rückenfreundlichen) Körperhaltung und der Bewegungsabläufe im Alltag und Beruf
Stärkung der psychosozialen Gesundheitsressourcen	• Aufbau von aktiven Schmerzbewältigungsstrategien • Verbesserung der mentalen Entspannungsfähigkeit • Erleben von positiven Haltungs- und Bewegungserfahrungen • Aufbau von Wissen zum Thema Rückenschmerz • Verbesserung des Wohlbefindens
Aufbau und Bindung an langfristige körperliche und gesundheitssportliche Aktivität	• Wahrnehmung und Erleben des eigenen Körpers • Erleben von Bewegungsfreude • Aufbau von bewegungsbezogenen Selbststeuerungskompetenzen • Aufbau von Selbstmanagement/Verhaltensmodifikation
Sensibilisierung für haltungs- und bewegungsförderliche Verhältnisse	• Erleben der Wirksamkeit veränderter ergonomischer Bedingungen und Haltungs- und Bewegungsformen in Freizeit, Alltag und Beruf

Ziele der «Karlsruher Rückenschule» im Überblick (KddR 2006)

Um Ihnen die Zielsetzungen etwas näherzubringen, wollen wir sie für die praktische Arbeit in folgender Weise beschreiben:

- Verändern Sie Ihr «Rücken»-Bewusstsein
  Jeder Mensch hat komplexe Vorstellungen davon, was seinem Rücken schadet oder was ihn positiv beeinflusst. Diese persönlichen Theorien beeinflussen sein Handeln. Deshalb ist es wichtig, Hintergrundwissen aufzubauen (s. S. 35), aber auch Wissen, wie ein konkretes Handeln (z.B. Rückenmuskelübung, Walking, Progressive Relaxation) wirkt und wie diese Handlung letztlich durchgeführt wird. Neuere Studien haben auch gezeigt, dass es gerade positive Botschaften sind, die bei Menschen mit akuten Rückenschmerzen zu einer geringeren Einschränkung und zu einem positiveren Umgang mit ihren Schmerzen führten (Buchbinder et al. 2001, Burton et al. 1999, Symonds et al. 1995).

- Erfahren Sie tiefgreifende positive Körper-Erlebnisse
  Das sensible Entdecken und Erkennen des eigenen Körpers, die Wahrnehmung für Spannungs- und Schmerzzustände, für Körperhaltung und Körperbalance sowie ein vertrauens- und verantwortungsvoller Umgang mit dem eigenen Körper kennzeichnen die unter «Körpergefühl und Körpererfahrung» verstandene Öffnung nach innen, als Voraussetzung zur Öffnung nach außen, d.h. hin zur Umgebung. Gerade bei Rückenschmerzen gilt es, den Blick auf den ganzen Körper zu richten, insbesondere auf die nicht betroffenen Stellen, und vorhandene Möglichkeiten kennenzulernen und auszuschöpfen.

- Stärken Sie das Vertrauen in Ihre eigenen Fähigkeiten
  Selbstverantwortung ist notwendig, um Beschwerden vorzubeugen, eine Wiedererkrankung (sog. Rezidivien) zu vermeiden oder eine Chronifizierung zu verhindern. Das Erfahren eigener Potenziale hilft Ihnen, persönliche Möglichkeiten für die selbständige Bewältigung anstehender Aufgaben kennenzulernen und diese bewusster zu nutzen. Beispielsweise sind

Selbstvertrauen, ein positives Körpererleben und eine positive Einstellung wichtige Aspekte für eine aktive und aufrechte «Haltung». Hierfür ist die Wahrnehmung der eigenen Handlungsmöglichkeiten und der daraus resultierenden Fortschritte besonders wichtig. Das Bewusstsein, neue Dinge erlernt zu haben und Dinge zu können, noch zu können oder wieder zu können stärkt das Vertrauen in die eigenen Fähigkeiten und verbessert Ihr Selbstbild.

- Erlernen Sie gezielte Übungen zur Verbesserung Ihrer Rücken-Fitness

  Verspannungen und Beschwerden in den spezifischen Problemzonen des Rückens kann durch ein gezieltes Übungs- und Trainingsprogramm vorgebeugt oder verbessernd entgegengewirkt werden. Schwache Körperbereiche werden stabilisiert und gekräftigt, unbeweglich gewordene Partien werden behutsam mobilisiert. Neben der muskulären Spannungsregulation und der Verbesserung der rückenspezifischen Fitness spielt auch die Verbesserung der allgemeinen Fitness eine Rolle.

- Lernen Sie Entspannungsverfahren und steigern Sie Ihr Wohlbefinden

  Anspannung und Entspannung sind die beiden Pole des Lebens. Allgemeines Wohlbefinden ist nur über eine «Innere Balance» möglich. Das bezieht sich sowohl auf physiologische Vorgänge, z. B. die schon erwähnte muskuläre Balance, wie auch auf eine psychische Ausgeglichenheit. Mit Hilfe einfacher Entspannungsverfahren ist eine wirkungsvolle Beeinflussung der psychophysischen Befindlichkeit zu erreichen, was auch positiv auf verspannte oder erkrankte Teile wirkt.

- **Erleben Sie rückenfreundliches Bewegungsverhalten**
  Damit sind Verhaltensweisen gemeint, die eine günstige Belastungssituation für alle Strukturen des Rückens darstellen und die Ihrem Rücken gut tun, besonders die Optimierung Ihrer individuellen Haltung und Ihrer Bewegungsabläufe. Gewünschte Verhaltensweisen werden modelliert und automatisiert, unfunktionelle Bewegungsmuster werden ersetzt und umprogrammiert.

- **Übertragen Sie Kurserfahrungen in Ihr Alltagsverhalten**
  Menschen setzen Handlungen im Alltag erst dann ein, wenn sie von ihrem Nutzen überzeugt sind, den Aufwand und die soziale Verträglichkeit als vertretbar einschätzen und wenn sie mit den gemachten Erfahrungen zufrieden sind. Die Rückenschule vermittelt deshalb praxis- und alltagsnahe Methoden, die möglichst unmittelbar positive Erfahrungen und Wohlbefinden erleben lassen.

- **Erleben Sie Freude an der Bewegung und motivieren Sie sich zu mehr**
  Die Rückenschule will Lust wecken auf selbstgewählte körperliche Betätigung und auf «dauerhaften» Sport, der aus Freude an der Sache betrieben wird. Die Menschen sollen durch die Kurserlebnisse motiviert werden, ihren Körper durch die erfahrenen Bewegungsformen individuell und dosiert zu belasten und dabei die erlernten Kontrollmechanismen wie Pulsmessung oder Tagebuch regelmäßig einzusetzen. Gerade *das Erleben von Bewegungsfreude* und von positiven Stimmungen während und nach dem Sport ist nicht nur eine kurzzeitige Belohnung, sondern hilft, längerfristig beim Sport dabeizubleiben.

Die Rückenschule im Überblick

Die Rückenschule umfasst entsprechend ein «multimodales» Maßnahmenbündel, um den Zielsetzungen und den unterschiedlichen Voraussetzungen der teilnehmenden Menschen gerecht zu werden. Die folgenden Inhalte stellen die Grundlage für präventive Rückenschulkurse dar:

- Informationen, Erfahrungsaustausch und Gespräche (S. 35),
- Übungen zur Körperwahrnehmung (S. 109),
- Funktionstraining (S. 213),
- Entspannungsmethoden und Stressmanagement (S. 341),
- Haltungs- und Bewegungsschulung (S. 143),
- Strategien der Schmerzbewältigung (S. 62),
- Hinweise zur Verhältnisprävention / Ergonomie (S. 371),
- Vorstellung von Lifetime-Sportarten und Spielformen (S. 328).

Die einzelnen Bausteine stehen oft in einem engen Zusammenhang zueinander und werden entsprechend in der praktischen Durchführung vernetzt. Bei der Durchführung gymnastischer Übungsformen spielen die Information (Zweck?), die Körperwahrnehmung (Wie fühlt es sich an?), die Haltungsschulung (Ausgangsstellung) und das Funktionstraining (Wie wird durchgeführt?) gleichermaßen eine Rolle. Da es sich bei dem vorliegenden Buch um ein «Anwenderprogramm» handelt, werden wir im Weiteren nur auf Dinge eingehen, die Sie zu Hause oder am Arbeitsplatz auch praktisch durchführen können.

Rückenschule für jeden

Die Rückenschule wendet sich an alle Menschen, die Rückenbeschwerden vorbeugen wollen, aber auch an diejenigen, die bereits Probleme mit ihrem Rücken verspüren. Hierzu gehören Männer wie Frauen, junge Menschen, ebenso wie Personen über 60 Jahre, die gegenwärtig schon 25 Prozent unserer Gesamtbevölkerung

Gesundheitscheck

Der folgende Siebenfragenkatalog des Gesundheitschecks (in Anlehnung an PAR-Q, Quelle: www.dgsp.de) kann Ihnen als Hilfestellung dienen:

1. Hat Ihnen jemals ein Arzt gesagt, Sie hätten «etwas am Herzen» und Ihnen nur unter medizinischer Kontrolle Bewegung und Sport empfohlen?
   ■ ja ■ nein
2. Hatten Sie im letzten Monat Schmerzen in der Brust in Ruhe oder bei körperlicher Belastung?
   ■ ja ■ nein
3. Haben Sie Probleme mit der Atmung in Ruhe oder bei körperlicher Belastung?
   ■ ja ■ nein
4. Sind Sie jemals wegen Schwindel gestürzt oder haben Sie schon jemals das Bewusstsein verloren?
   ■ ja ■ nein
5. Haben Sie Knochen- oder Gelenkprobleme, die sich unter körperlicher Belastung verschlechtern könnten?
   ■ ja ■ nein
6. Hat Ihnen jemals ein Arzt ein Medikament gegen hohen Blutdruck oder wegen eines Herzproblems oder Atemproblems verschrieben?
   ■ ja ■ nein
7. Kennen Sie irgendeinen weiteren Grund, warum Sie nicht körperlich / sportlich aktiv sein sollten?
   ■ ja ■ nein

Sollten Sie eine Frage mit ja beantwortet haben und / oder älter als 60 Jahre alt sein, suchen Sie zuerst Ihren Arzt auf, bevor Sie körperlich / sportlich aktiv werden.

ausmachen. Besonderes Augenmerk liegt auf Menschen, die sich wenig bewegen und die Risikofaktoren für Rückenschmerzen (s. S. 20) aufweisen. Wenn Sie an einer Rückenschule teilnehmen wollen, sollten Sie weitgehend schmerzfrei und belastbar sein. Haben Sie akute Rückenschmerzen oder sollten Sie aus gesundheitlichen Gründen im Zweifel sein, ob bestimmte Übungen oder ein bestimmtes Angebot das Richtige für Sie sind, sprechen Sie mit Ihrem Arzt. Rückenschule kann eine medizinische Behandlung zwar unterstützen, aber nicht ersetzen.

Stufenmodell Rückenschule

Die Rückenschule hat kurz-, mittel- und langfristige Zielsetzungen. Aus diesem Grund ist sie in einer Art Stufenmodell angelegt, das in seinem Spezialisierungs- und Intensitätsgrad zunimmt.

Ein Rückenschulkurs hat eine Dauer von 8 – 12 Kurseinheiten à

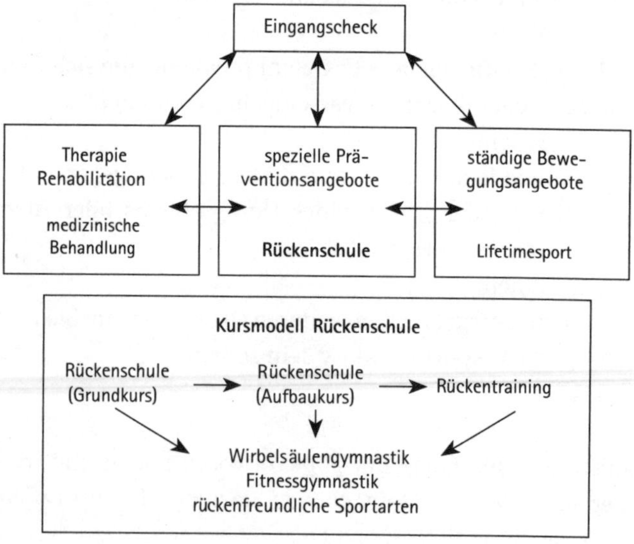

60–90 Minuten. Im Grundkurs werden rückenspezifisches Wissen und vielfältige praktische Übungen zur Steigerung der Aktivität, zur Förderung der körperlichen Leistungsfähigkeit, zur Körperwahrnehmung, zur Haltungs- und Bewegungsschulung und zur Entspannung vermittelt. Danach anschließende Rückenschulaufbau- und Rückentrainingskurse zielen noch stärker auf die Förderung der körperlichen Leistungsfähigkeit, speziell auf die Verbesserung der Koordination, der Kraft und der Beweglichkeit. Dabei werden in der Regel Handgeräte wie Thera-Band, Tubes, Gymstick, Kleinhanteln, Gewichtsbälle, Fitnessbälle, Stabilisationstrainer eingesetzt. Ein individuell durchgeführter oder organisierter Lifetimesport ist eine wichtige ergänzende Zielsetzung. Deshalb werden Sportarten wie Walking und Laufen schon im Grundkurs vermittelt und bei Bedarf später durch eine Einführung ins Rückenschwimmen, Wassergymnastik oder Klettern ergänzt. Betriebliche Rückenschulangebote orientieren sich ganz an den berufs- und arbeitsplatzspezifischen Gegebenheiten wie Arbeitshaltungen und -tätigkeit. Im Vordergrund steht hier der Transfer der Inhalte an den Arbeitsplatz.

Eine gute Rückenschule zeichnet sich dadurch aus, dass sie viele positive Elemente zur Aktivitätsförderung benutzt, eine ganzheitliche Zugangsweise (Lernen mit Herz, Hirn und Hand) sucht, einen multimodalen und stufenweise Aufbau mit fließendem Übergang zum Rückentraining anbietet, die Inhalte in strukturierten Lern- und Übungsprogrammen vermittelt, die Teilnehmer in die Zielsetzungen mit einbindet, die Wirkungsweise überprüft und dass der Kursleiter über gute Qualitäten als Moderator verfügt.

Die gute Botschaft: Rückenschule wirkt!

Die Wirksamkeit von Rückenschulprogrammen als präventive Maßnahme gegen «unspezifische» Rückenschmerzen ist *wissenschaftlich gesichert*, vor allem wenn es sich an *Personen mit im-*

mer wiederkehrenden oder anhaltenden Rückenschmerzen wendet, wenn die *Programme am Arbeitsplatz* umgesetzt werden und wenn sie *einen intensiven und umfangreichen aktiven Übungsanteil* beinhalten. Letztlich hängt die Wirkung davon an, welches Programm wie lange mit wem durchgeführt wird und was man sich als Ergebnis erwartet. Hier können Rückenschulprogramme schon sehr unterschiedlich sein, was die Vergleichbarkeit wissenschaftlicher Daten so schwierig macht. Viele unwirksame Rückenschulprogramme aus der Vergangenheit waren zu kurz und hatten ihren Schwerpunkt eher auf theoretischer Unterweisung als auf praktischem Training (Lønn et al. 1999, Lühmann et al. 2003, Nentwig 1999).

Aktive Rückenschulprogramme zeigen auch nach einem Jahr noch sehr gute Wirkungen auf die Kenntnisse und auf die Selbstachtsamkeit des Kursteilnehmers. Ebenso zeigen sich Verbesserungen beim Gesundheitszustand, den subjektiv empfundenen Rückenschmerzen, der Anzahl der Arztbesuche, der Krankschreibungen und der empfundenen Lebensqualität (Lønn et al. 1999, 2001, Lühmann 2003, 2006, Kempf 2007, Sadat Tavafian 2007). Eine langfristige Stabilisierung der Gesundheitseffekte ist allerdings nur über eine dauerhafte Eigeninitiative oder die regelmäßige Teilnahme an Bewegungsangeboten möglich.

Grundlagen der Rückenschule

Wunderwerk Wirbelsäule

In diesem Kapitel erfahren Sie

- *Wissenswertes zum Aufbau, zur Funktion und zur Entwicklung der Wirbelsäule und ihrer Bestandteile,*
- *wie Bandscheiben funktionieren und weshalb Bewegung so wichtig ist,*
- *wie die Wirbelsäule zu ihren angrenzenden Bereichen in Beziehung steht,*
- *welche bedeutende Funktion die Muskulatur für den Rücken hat und dass Rückentraining mehr ist als ein Training der Rückenmuskulatur.*

«Die Wirbelsäule ist ein langes Ding, das den Rücken runterläuft. Oben sitzt mein Kopf und unten ich.» (Spruch eines Kindes)

Die «Gliederkette Wirbelsäule» – ein biomechanisches Meisterwerk

Die Wirbelsäule als zentrales Achsenorgan des Körpers stabilisiert einerseits die aufrechte Haltung, andererseits hat sie alle notwendigen Bewegungen wie Beugung und Streckung, Seitneigung und Rotation zuzulassen. Infolge ihrer zahlreichen Bewegungsmöglichkeiten bewältigt sie eine kaum überschaubare Zahl von statischen und dynamischen Aufgaben. Gleichzeitig schützt sie das Rückenmark und die Ursprünge der Rückenmarksnerven, dient mit ihren Fortsätzen als Ansatzstelle für Muskeln und kann Belastungen abfedern.

Die Wirbelsäule ist beweglich und sollte auch bewegt werden!

Der bewegliche Teil der Wirbelsäule besteht aus *24 knöchernen Wirbeln* (7 Halswirbel, 12 Brustwirbel, 5 Lendenwirbel), verbunden durch Gelenke, Bandscheiben, Bandstrukturen (passive Halteelemente) und Muskeln (aktive Halteelemente). Weitere 9–10 Wirbel sind im Anschluss an die Lendenwirbelsäule zum *Kreuz- und Steißbein* zusammengewachsen. Die Zahl der Wirbel ist übrigens bei allen Säugetieren, egal ob Maus, Mensch oder Giraffe gleich.

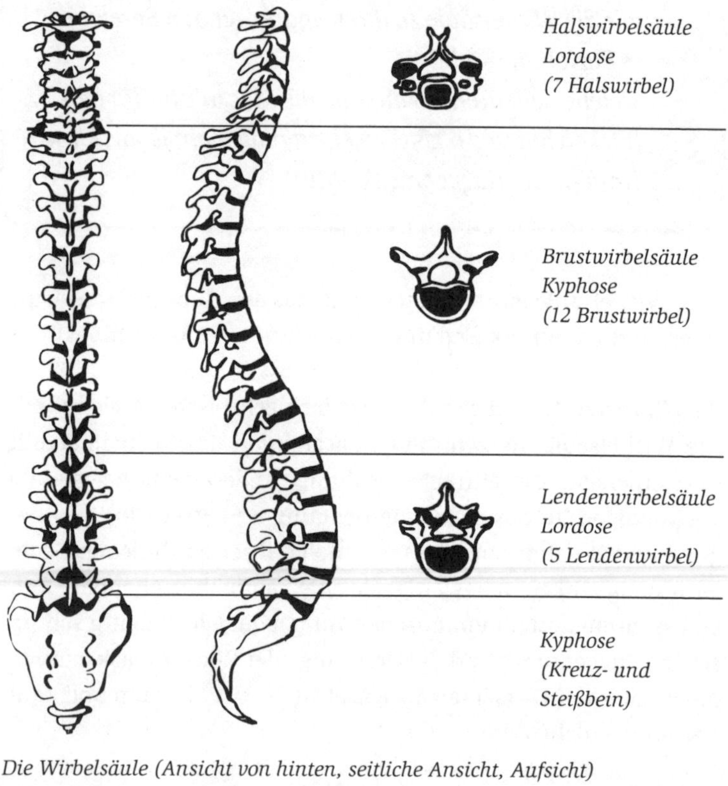

 Die Wirbelsäule (Ansicht von hinten, seitliche Ansicht, Aufsicht)

Durch die unterschiedliche Stellung der Wirbelgelenke in den einzelnen Abschnitten erhält die Wirbelsäule eine *Doppel-S-förmige Schwingung* und kann so Belastungen, Stöße und Verwringungen abfedern und ausgleichen. Die Krümmungen in den jeweiligen Wirbelsäulenabschnitten heißen nach der jeweiligen Krümmungsrichtung entweder *Lordose* (Krümmung nach vorne im Bereich der Halswirbelsäule und der Lendenwirbelsäule) oder *Kyphose* (Krümmung nach hinten in der Brustwirbelsäule). Eine völlig gerade oder nur einfach geschwungene Wirbelsäule würde bei gleichen Belastungen vorzeitig verschleißen oder nicht tolerierbare Kräfte auf angrenzende Strukturen wie Kopf oder Becken weiterleiten.

Ein kurzer Blick in die Evolution

Der Mensch ist das einzige Säugetier, das dauernd aufgerichtet auf zwei Beinen steht und geht. Diese Aufrichtung auf die Hinterbeine vor ca. einer Million Jahren war eines der wohl einschneidendsten Ereignisse in der Vorgeschichte des Menschen, da hierdurch auch die Hände frei für andere Aufgaben wurden. Während die horizontale, nach oben gerundete geformte Wirbelsäule beim Vierfüßler wie bei einer Brücke an zwei Punkten unterstützt wird, ist die Wirbelsäule beim Menschen durch eine vertikale Einstellung gekennzeichnet.

Die aufrechte Haltung ohne Überlastung von Muskeln und Gelenken ist nur möglich, wenn der Körperschwerpunkt senkrecht über der Standfläche und den gestreckten Gelenken liegt. Die Muskeln des Schimpansen können diese Haltung z. B. dauerhaft nicht bewältigen.

Der Körperbau musste etwas verändert werden, um die unteren Extremitäten nicht zu überlasten. Die Hüft- und Kniegelenke konnten gestreckt werden, das Becken wurde umgeformt und es wurde über das Kreuzdarmbeingelenk (Iliosakralgelenk) relativ fest mit der Wirbelsäule verbunden. Infolge der Entlastung

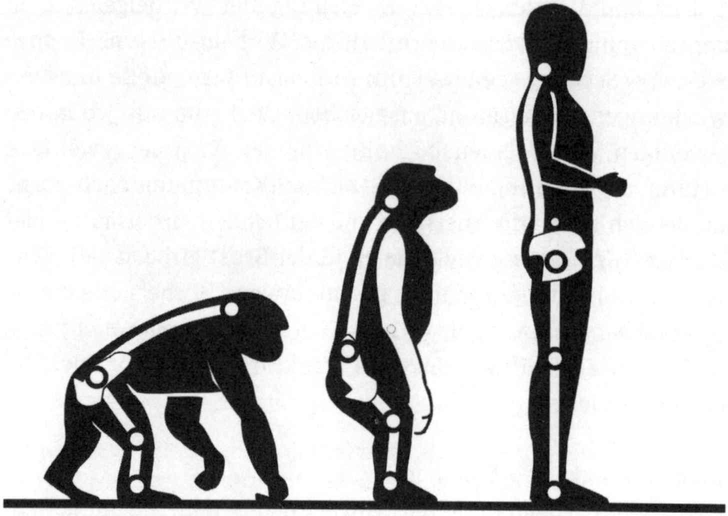

Entwicklung der Wirbelsäule im Rahmen der Evolution (Phylogenese)

des Brustkorbs konnte dieser sich verbreitern und an Tiefe zunehmen, sodass die Wirbelsäule weiter ins Innere des Brustkorbs wanderte. Dadurch kam der Massenschwerpunkt näher an die Wirbelsäule, wodurch sich die aufzubringende Kraft der Rückenmuskeln verringerte.

Es ist schon interessant, dass die stammesgeschichtlichen Entwicklungsschritte sich in ähnlicher Weise bei jedem Kleinkind wiederholen. Der C-bogenförmigen Krümmung im Säuglingsalter folgt eine Streckung der Lendenwirbelsäule nach etwa 13 Monaten. Die Vorwölbung der Hals- und Lendenwirbelsäule beginnt etwa ab dem dritten Lebensjahr, bis die Wirbelsäule etwa zum zehnten Lebensjahr ihre typische S-förmige Schwingung besitzt, als eine Form, die nicht angeboren ist, sondern sich entwickelt.

Die Form der Wirbelsäule

Jetzt wird auch die Form der Wirbelsäule verständlich. Dem Kreuzbein mit seiner nach vorne geneigten schiefen Ebene («lumbosakraler Winkel») musste ein nach vorn gewölbter Abschnitt folgen, um eine bauchwärts gerichtete Kraft der oberen Teilschwerpunkte (schiefer Turm) zu vermeiden. Die Form der Lendenwirbelsäule ist also festgelegt durch die Stellung des Kreuzbeins und die, von den Vierfüßlern bekannte, nach hinten gewölbte Brustwirbelsäule. Die Halswirbelsäule muss durch das obere Ende der Brustkyphose und durch die Lage des Kopfes mit waagrechtem Blick nach vorne wieder nach vorne gekrümmt sein.

Die Wirbelsäule ist von oben nach unten einer zunehmenden Belastung ausgesetzt. Fast die Hälfte des Körpergewichts lastet auf der Lendenwirbelsäule und ruht auf der schiefen Basisplatte des Kreuzbeins, wodurch dort beträchtliche Schubkräfte existieren. Nicht von ungefähr ereignen sich die meisten Bandscheibenprobleme in der unteren Region der Wirbelsäule. Kompensiert werden diese Kräfte durch starke Bandverankerungen, die Zwischenwirbelgelenke und alle Muskelgruppen, die Bewegungssegmente überziehen.

Der Wirbel als Bauelement

Entsprechend der nach unten zunehmenden Last nehmen auch die Wirbel (vertebrae) in ihren Größen nach unten hin zu, ohne dass die Volumina der Knochensubstanz im gleichen Verhältnis zunehmen (Leichtbauweise mit schwammartigem Netzwerk von Knochenbälkchen). Den größten Teil des Wirbels macht der zylinderförmige Wirbelkörper aus. Vom Wirbelkörper geht der nach hinten gerichtete Wirbelbogen ab. Er umschließt das Wirbelloch. Die Gesamtheit aller zylinderförmig übereinander gereihten Wirbellöcher bildet den Wirbelkanal. Dieser knöcherne Kanal bietet Schutz für das darin verlaufende Rückenmark. Durch die seitlich liegenden Zwischenwirbellöcher treten aus dem Wirbelkanal die

Rückenmarksnerven aus, die zum Bauch, zu den Armen und den Beinen ziehen. Rückenschmerzen, die auf einer Irritation der Nervenwurzel beruhen, werden in vielen Fällen richtig diagnostiziert (McGill 2007). Von jedem Wirbel gehen 7 Knochenfortsätze ab. Zwei seitlich liegende paarige Querfortsätze und ein nach hinten gerichteter, fühlbarer Dornfortsatz dienen als Ansatzpunkt und als Hebel für die tiefe Rückenmuskulatur. Jeweils zwei obere und zwei untere Gelenkfortsätze bilden eine gelenkige Verbindung zu den Gelenkfortsätzen des darüber und darunter liegenden Wirbels, das Wirbelgelenk.

Die Wirbelkörper sind auf der Vorder- und Rückseite durch das vordere und hintere Längsband miteinander verbunden, wovon gerade Letzteres gut mit schmerzleitenden Nervenfasern versorgt ist.

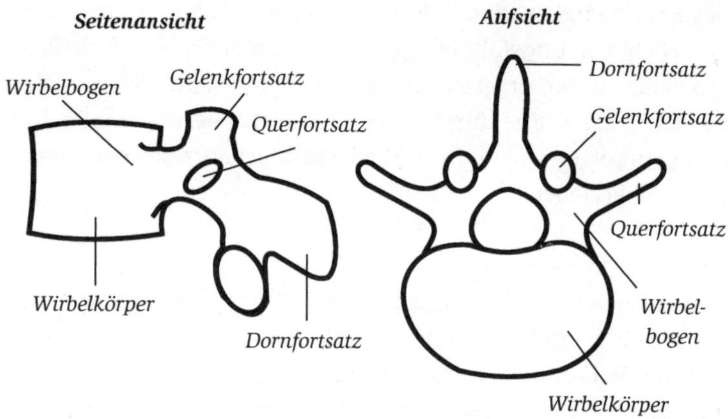

Aufbau eines Wirbels

Das Bewegungssegment

Eine faserknorpelige Zwischenwirbel- oder Bandscheibe bildet mit den sie einschließenden Wirbeln, Bändern, Gelenken und Muskeln die kleinste Funktionseinheit der Wirbelsäule, das Bewegungssegment. Ein einzelnes Bewegungssegment ist nur ge-

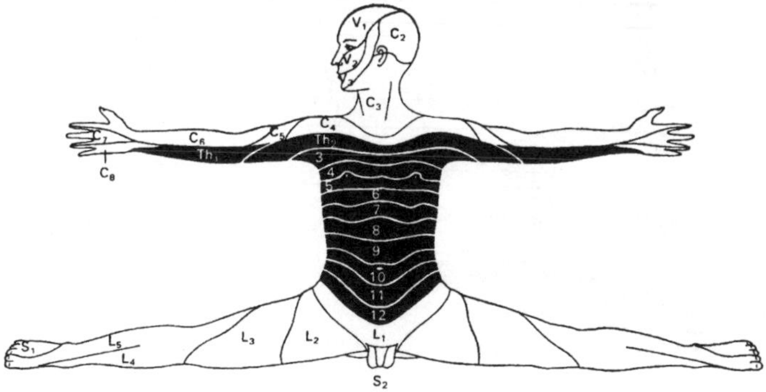

Rückenmarksnerven mit den zugehörigen versorgten Hautarealen

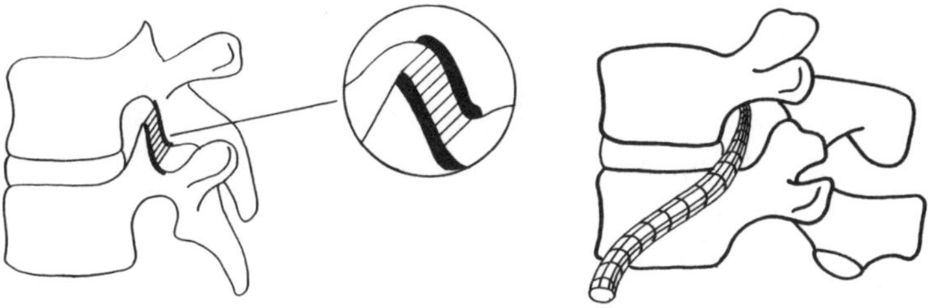

Bewegungssegment mit Wirbelgelenk und Nervenwurzel

ring beweglich. Erst das ideale Zusammenspiel aller Bewegungssegmente ergibt die in den einzelnen Abschnitten unterschiedlich große Wirbelsäulenbeweglichkeit. Der vordere Teil des Bewegungssegments hat eine stützende und eine gewichttragende Funktion, der hintere Abschnitt des Bewegungssegments hat eine steuernde dynamische Funktion. Man kann sich das Bewegungssegment bildlich als Doppelpfeiler mit zwei Säulen vorstellen, die

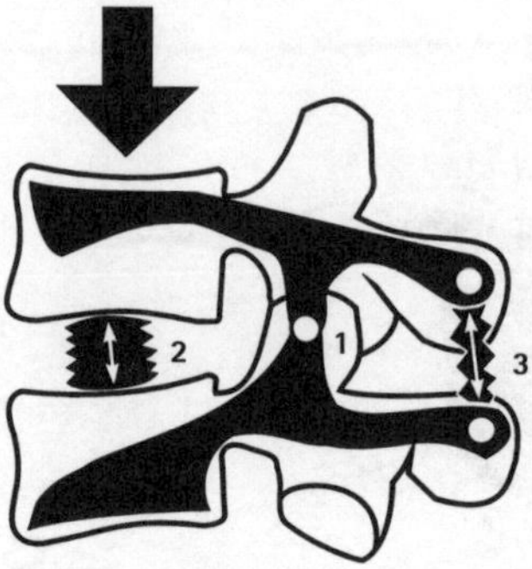

Doppelpfeilerfunktion des Bewegungssegmentes (1) Wirbelkörper, (2) Bandscheibe, (3) Rückenmuskulatur

miteinander in einer Art «Wippmechanismus» funktionell in Verbindung stehen.

Die Bandscheibe

Zwischen den Wirbelkörpern befinden sich die Zwischenwirbel- oder Bandscheiben (mit Ausnahme 1. und 2. Halswirbel sowie Kreuz- und Steißbein). Sie sind fest mit den Abschlussplatten der Wirbelkörper verwachsen. Die Bandscheibe besteht aus einem zwiebelschalenförmig angelegten Faserring aus Faserknorpel, der den zentral gelegenen, weichen und sehr wasserhaltigen Gallertkern umschließt. Aufgrund seines Quelldrucks hat der Gallertkern die Funktion eines Kugellagers.

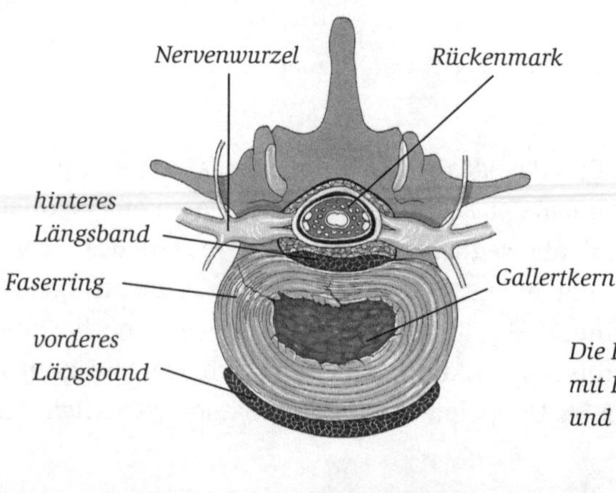

Die Bandscheibe mit Bandscheibenkern und Faserring

Die Bandscheibe als Ganzes hält die Wirbel in einem entsprechend nötigen Abstand und wirkt gleichzeitig als Drehpunkt der Bewegung zwischen zwei benachbarten Wirbelkörpern. Der Faserring steht hingegen unter Zugspannung. Man kann sich das ganze System wie ein Wasserkissen vorstellen. So sind Bandscheiben in der Lage, als Puffer die auf die Wirbelsäule axial einwirkenden Stöße abzudämpfen, Druckkräfte aufzunehmen und sie gleichmäßig über die gesamte Fläche zu verteilen. Die Qualität des Wasserkissens lässt mit den Jahren nach, wenn der Faserring kleine Risse bekommt und gleichzeitig der Innendruck des Kerns durch Wasserverlust abnimmt.

Die Bandscheibe lebt von der Bewegung!

Die Versorgung der Bandscheiben erfolgt nicht über Durchblutung, sondern durch einen Pump- und Saugmechanismus (Osmose und Diffusion), der an wechselnde Druckbelastungen gebunden ist. Optimale Stoffwechselbedingungen werden durch Bewegungen initiiert. *Die Bandscheibe lebt von der Bewegung,* wie übrigens alle am Aufbau der Wirbelsäule beteiligten Gewebe. Ähnlich einem Schwamm wird das Bandscheibengewebe durchsaftet. Bei Belastung, z. B. beim Stehen oder Sitzen, gibt die Band-

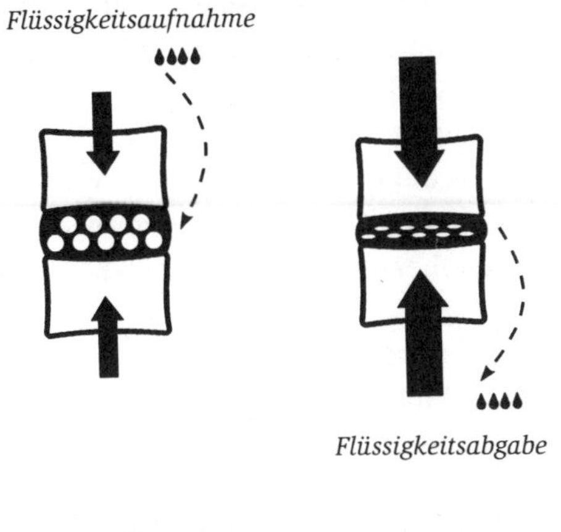

Die Bandscheibe lebt vom Wechsel der Be- und Entlastung – das Schwammprinzip

scheibe Flüssigkeit durch Diffusionsvorgänge an die Umgebung ab, im entlasteten Zustand, z. B. in Rückenlage, saugt sich die Bandscheibe wieder voll. Nach sieben Stunden Bettruhe steigt z. B. der Bandscheibeninnendruck um das Zweieinhalbfache. Das ist auch der Grund, weshalb Sie morgens etwa einen Zentimeter größer sind als abends. Die Größenabnahme bei älteren Menschen und die gleichzeitig auftretenden Elastizitätseinbußen der Wirbelsäule lassen sich unter anderem durch eine verringerte Fähigkeit der Bandscheibe zur Wasseraufnahme erklären – sie trocknet aus und wird dadurch flacher.

Maßnahmen zur Optimierung der Stoffwechselvorgänge und des Pumpmechanismus:

- *Ausdauertraining (Aerobic, Jogging, Walking),*
- *Reduzierung von Rauchen,*
- *Bewegungen (Mobilisation) in alle Richtungen,*
- *speziell für Menschen mit hohen körperlichen Belastungen: mehrmals täglich entlastende Stellungen, z. B. Rückenlage, Extensionsstellung – Kobra, S. 291),*
- *speziell für Menschen mit wenig Bewegung: Ausdauerbelastungen und dosiertes Krafttraining.*

Sind die Stoffwechselvorgänge gestört, kommt es zur Anreicherung mit Stoffwechselendprodukten und einer damit verbundenen Übersäuerung (pH-Wert-Absenkung), was als Folge schon Schmerzwahrnehmungen im Ruhezustand verursachen kann.

Die Beweglichkeit der Wirbelsäulenabschnitte

Durch die Stellung ihrer Gelenkflächen sind die Wirbelgelenke und die Dornfortsätze auch für die unterschiedlichen Bewegungsmöglichkeiten der einzelnen Wirbelsäulenabschnitte verantwortlich. Prinzipiell sind Bewegungen in drei Ebenen möglich: Beugung und Streckung (Flexion und Extension), Seitbeugen (Lateralflexion) und Drehung (Rotation).

Die Halswirbelsäule (HWS) ist aufgrund des 1. und 2. Halswirbels und der schrägen Lage der Wirbelgelenke der beweglichste Abschnitt und gestattet Bewegungen in fast alle Richtungen. Die obere Halswirbelsäule mit ihren zwei Kopfgelenken gestattet hauptsächlich die Nick- und Drehbewegungen (ja und nein), die untere Halswirbelsäule Streckung, Beugung und Drehung sowie Seitbeugung. Durch die Querfortsätze der Halswirbel läuft die Wirbelschlagader, die dem Gehirn Blut zuführt. Das erklärt die Bedeutung einer guten Ausrichtung der Halswirbelsäule.

Die Brustwirbelsäule ist als mittlerer Abschnitt durch die stark nach unten dachziegelartig übereinander liegenden Dornfortsätze, die frontale Orientierung der Wirbelgelenke und durch die Halterung des knöchernen Brustkorbes deutlich stärker fixiert. Beuge- und Streckbewegungen sind weniger gut möglich, Drehbewegungen dafür aber schon.

Die Lendenwirbelsäule kann durch die sagittale Anordnung der Gelenkflächen und Dornfortsätze gut Beuge- und Streckbewegungen, weniger gut allerdings Drehbewegungen ausführen.

	Halswirbelsäule	Brustwirbelsäule	Lendenwirbelsäule	Gesamt
Beugung / Streckung	65 / 40 Grad	35 / 25	50 / 35	150 / 100
Seitneigung	35 Grad je Seite	20	20	75
Drehung	50 Grad je Seite	35	5	90

Bewegungsmöglichkeit der Wirbelsäule (Schünke u. a. 2005)

Die Wirbelsäule ist zwar ein bewegliches Organ, aber nicht dazu angelegt, in den Endstellungen der Gelenke hohe Kraftspitzen aufzunehmen. Jedes lang andauernde Abweichen von der norma-

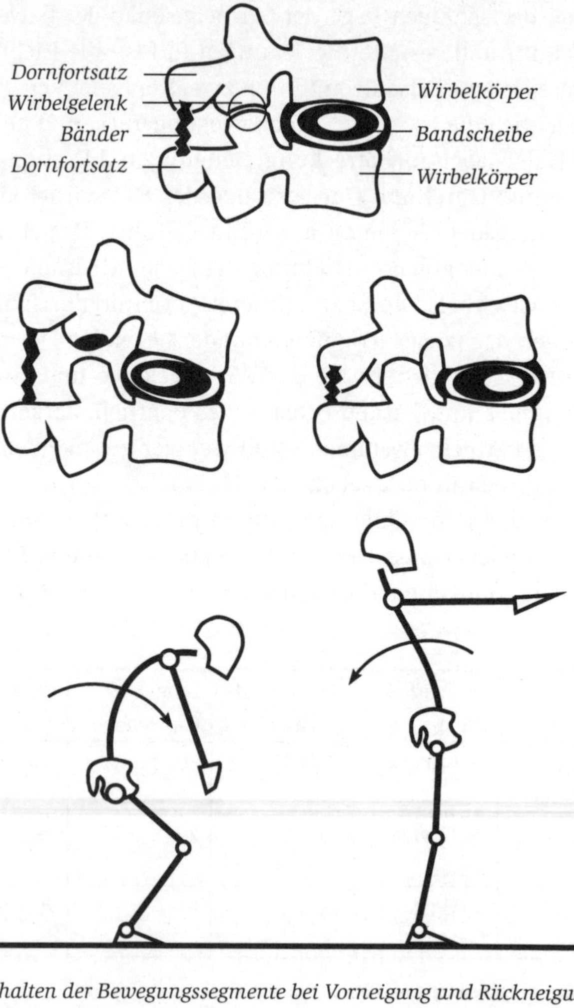

Verhalten der Bewegungssegmente bei Vorneigung und Rückneigung

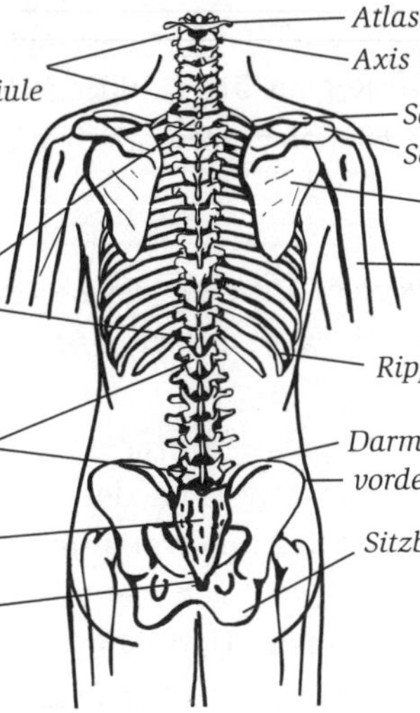

Wirbelsäule mit Becken, Brustkorb und Schultergürtel (Rückansicht)

len Stellung der Wirbelsäule, wie beispielsweise eine übermäßige Hohlkreuzhaltung (Hyperlordose) bei häufigen Arbeiten über dem Kopf, hat zur Folge, dass die empfindlichen Gelenkstrukturen nicht mehr sanft und gleichmäßig belastet werden.

Die Wirbelsäule steht in enger funktioneller Beziehung zu ihren angrenzenden Bereichen. Veränderungen in der Fuß- und Beinstellung wirken sich über die Hüftgelenke und das Becken auf die Lendenwirbelsäule aus, Bewegungen der Arme über den Schultergürtel auf die Hals- und Brustwirbelsäule.

Die Wirbelsäule und das Becken

Das *Becken hat als Basis der Wirbelsäule* und als Verbindungsglied zwischen Rumpf und Beinen eine besondere Bedeutung. Es verankert die Wirbelsäule, ist Ansatz- oder Ursprungspunkt vieler Muskeln und Bänder, stabilisiert den Rumpf bei Bewegungen der Beine und überträgt die Last des Rumpfes beim Stehen oder Gehen über die Keuzdarmbein- und Hüftgelenke auf die Beine. Da sich die Bewegungen des Beckens gleichzeitig auf die Lendenwirbelsäule und die Hüftgelenke übertragen, spricht man auch von der Lenden-Becken-Hüft-Region als funktioneller Einheit. Die Beckenstellung beeinflusst dabei wesentlich die Form der Wirbelsäule (s. S. 123).

Die richtige Balance des Beckens sowie der das Becken stabilisierenden Muskulatur ist die Grundlage für eine aufrechte Körperhaltung.

Da die unteren Gliedmaßen ausschließlich der Fortbewegung dienen, ist der Beckengürtel zur Kraftübertragung wie ein starrer (Becken-)Ring aufgebaut. Er wird gebildet aus den beiden symmetrisch gestalteten Hüftbeinen (Darmbein, Sitzbein und Schambein) und dem Kreuzbein. Die den Beckengürtel bildenden Knochen sind vorne durch die knorpelige Schamfuge, die sogenannte Symphyse verbunden, hinten fest durch die beiden

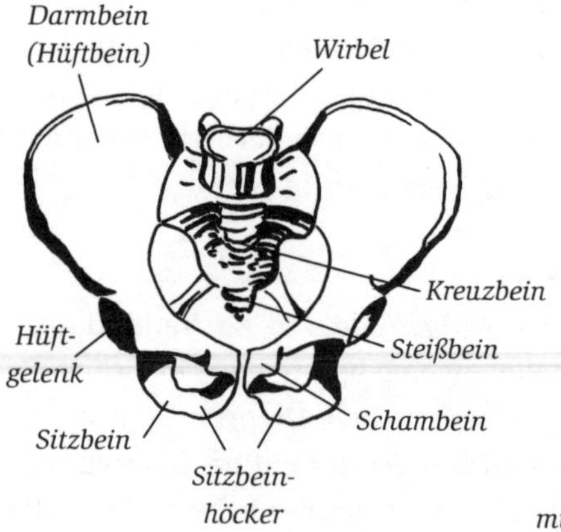

Becken (Vorderansicht)

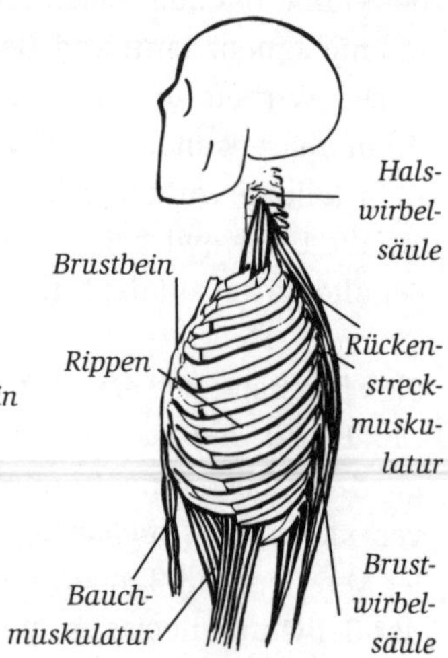

Brustkorb (Seitenansicht)

straffen Kreuzdarmbeingelenke (Iliosakralgelenke), die ein nur geringes Bewegungsausmaß besitzen.

Die Wirbelsäule und der Brustkorb

Der *Brustkorb* stabilisiert den Oberkörper im Bereich der Brustwirbelsäule, schützt den Brust- und Bauchraum und unterstützt die Atmung. Er besteht aus 12 Rippen, die hinten an den Querfortsätzen und am Körper der Brustwirbel ansetzen. Vorne sind die oberen 4–5 Rippen über knorpelige Anteile am Brustbein befestigt, welches wiederum über das Schlüsselbein mit dem Schultergürtel in Verbindung steht.

Die Wirbelsäule und der Schultergürtel

Der *Schultergürtel* ist die Verbindung zwischen Arm und Rumpf. Er wird gebildet aus den beiden Schlüsselbeinen und den Schulterblättern. Das Schlüsselbein ist gelenkig mit dem Schulterblatt und indirekt mit der Wirbelsäule über das Brustbein verbunden, der Oberarm über das Schultergelenk mit dem Schulterblatt. Dieser Aufbau gewährleistet die extrem große und vielseitige Beweglichkeit der Arme und Hände. Der ganze Schultergürtel ist von zahlreichen Muskeln umhüllt und so beweglich aufgehängt. Er sitzt leicht verschiebbar auf dem Brustkorb auf, ähnlich wie ein Reiter auf dem Pferd.

Die Muskulatur

Das passive Bewegungssystem, mit der Wirbelsäule als Achsenorgan ist ein Gerüst aus Knochen, Knorpel und Bindegewebe. Es besitzt eine innere, mechanische, passive Stabilität. Allein ist es allerdings nicht in der Lage, seine Stellung zu halten oder zu verändern. Erst die Muskulatur der Wirbelsäule und angrenzender Gebiete ermöglicht eine aufrechte Haltung entgegen der Schwerkraft (Haltefunktion) und für die zum Leben notwendigen Körperbewegungen (Bewegungsfunktion). Möglich ist die

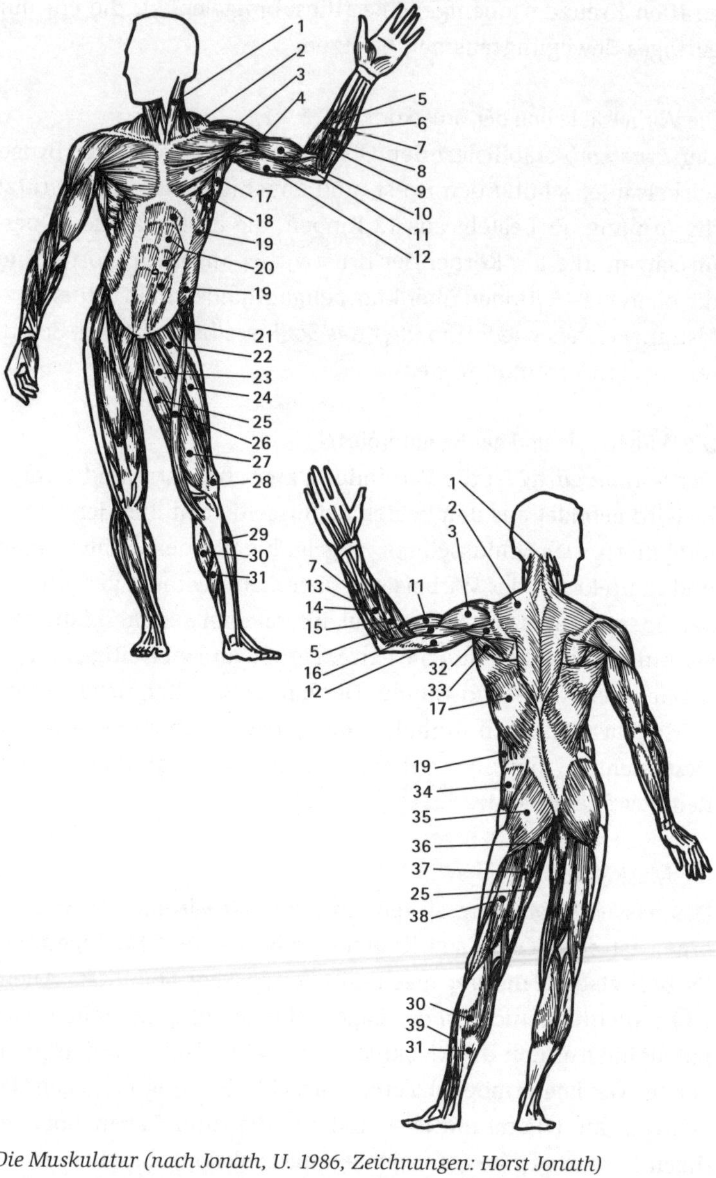

 Die Muskulatur (nach Jonath, U. 1986, Zeichnungen: Horst Jonath)

1 Kopfwender
2 Kapuzenmuskel
3 Deltamuskel
4 Großer Brustmuskel
5 Oberarmspeichenmuskel
6 Radialer Handbeuger
7 Ulnarer Handbeuger
8 Langer Hohlhandmuskel
9 Fingerbeuger
10 Runder Einwärtsdreher
11 Zweiköpfiger Armmuskel
12 Dreiköpfiger Armmuskel
13 Ulnarer Handstrecker
14 Fingerstrecker
15 Langer radialer Handstrecker
16 Armbeuger
17 Breiter Rückenmuskel
18 Vorderer Sägemuskel
19 Äußerer schräger Bauchmuskel
20 Gerader Bauchmuskel
21 Schenkelbindenspanner
22 Kamm-Muskel
23 Langer Schenkelanzieher
24 Vierköpfiger Schenkelmuskel
25 Schlanker Muskel
26 Schneidermuskel
27 Innerer Schenkelmuskel
28 Kniescheibe
29 Vorderer Schienbeinmuskel
30 Zwillingswadenmuskel
31 Schollenmuskel
32 Untergrätenmuskel
33 Großer Rundmuskel
34 Mittlerer Gesäßmuskel
35 Großer Gesäßmuskel
36 Langer Schenkelanzieher
37 Halbsehnenmuskel
38 Zweiköpfiger Schenkelmuskel
39 Langer Wadenbeinmuskel

Umsetzung von Kraft in Bewegung und Stabilität allerdings erst durch ein ausgebildetes neuromuskuläres System, bestehend aus intaktem Nervensystem, ausgebildeter Wahrnehmung und leistungsfähiger Skelettmuskulatur (Einsingbach et al. 1988, Weineck 2004) (s. a. Kap. 4).

Die Muskulatur hat wichtige Funktionen:

- Bewegungen erzeugen: Sie kann sich aktiv verkürzen (kontrahieren), was über ihre direkten und indirekten Ansätze am Skelett Kräfte erzeugt. Die Wirksamkeit, mit der die Muskulatur diese Drehmomente erzeugt, hängt von Faktoren wie Muskelquerschnittsgröße, Hebelarm, Länge und Ausrichtung und Ansteuerung ab.
- Stabilität erhalten: Die Muskulatur ist in der Lage, Kräfte zu verteilen und Stöße zu absorbieren. Sie sorgt durch eine Einschränkung von Bewegung dann auch für Stabilität, was wiederum einen Schutz für die schmerzempfindlichen Strukturen

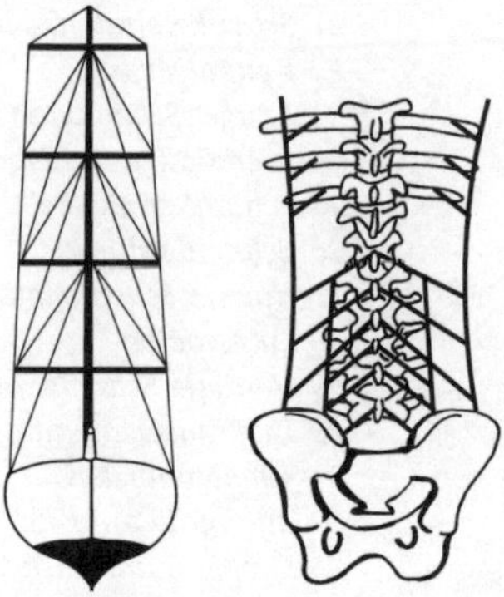

Schiffsmastmodell der Wirbelsäule

der Gelenke und der umliegenden Gewebe, wie Nerven oder Organe bewirkt (s. S. 192).

- Gleichgewicht bewahren: Die Muskulatur kontrolliert ständig das räumliche Verhältnis verschiedener Körperteile zueinander und zur Schwerkraft, was letztlich immer auch ein Ausgleich von Kräften bedeutet.

Die Wirbelsäule kann man mit einem Schiffsmast vergleichen, der über ein ausgeklügeltes Verspannungssystem (Muskulatur) senkrecht im Boden (Becken) verankert ist. Ist das ausgeklügelte Verspannungssystem im Gleichgewicht, ist auch der Mast im Lot. Wird an einer Stelle das System verändert, reguliert sich das ganze System automatisch nach. So wird klar, dass schon leichte Schwankungen des Körpers im Stand zu einer Aktivierung der wirbelsäulenstabilisierenden Rumpfmuskulatur führen, was man sich beim koordinativen Training zunutze macht (s. Übungen, S. 229).

Rückentraining ist mehr als ein Training des Rückens

Aber nicht nur zur Rückenmuskulatur steht die Wirbelsäule in enger Beziehung, sondern über sogenannte Muskelschlingen und Muskelketten auch zur Bauchmuskulatur, zu Muskeln des

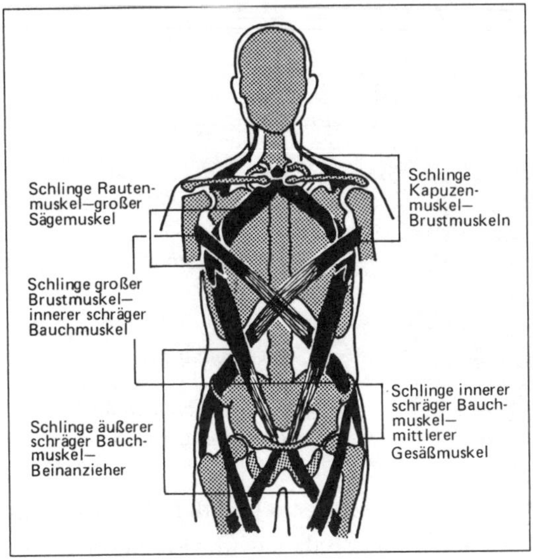

Muskelschlingen (nach Knebel 1985)

Schultergürtels und des Schultergelenks sowie zu Muskeln des Beckengürtels und des Hüftgelenks. Sowohl bei statischen Haltungen wie auch bei dynamischen Bewegungen handelt es sich um sehr komplexe Vorgänge, die nicht nur von einer dosierten Aktivierung einzelner Muskeln abhängen, sondern vielmehr von einem koordinierten Zusammenspiel aller funktionellen Muskelgruppen (Tittel 2003).

Die Strecker- und Beugerschlingen laufen über den ganzen Körper und verdeutlichen das vielfältige, ineinandergreifende Muskelspiel bei der Körperstreckung und -beugung.

Die schrägen Bauchmuskeln sind eingebettet in zwei große Muskeldiagonalen, die sich im Körpermittelpunkt überkreuzen und denen bei allen Seit- und Rotationsbewegungen des Rumpfes eine große Bedeutung zukommt.

Der breite Rückenmuskel bildet gemeinsam mit dem großen Gesäßmuskel der Gegenseite eine wichtige rückwärtige Vergurtung von Wirbelsäule und Becken, deren Stellungen sie wesentlich

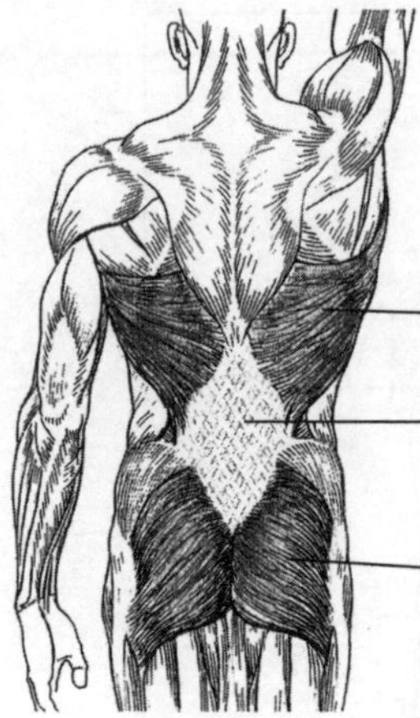

Vergurtung aus breitem Rückenmuskel und Gesäßmuskel

beeinflussen. Sie ermöglichen als «Hüter des labilen Körpergleichgewichtes» (Tittel 1996) neben einer Balance- und Reaktionsfähigkeit auch Geh- und Trittsicherheit und haben als Bestandteil der Streckerkette auch eine wichtige Funktion beim Heben.

Nachfolgend erhalten Sie Kurzbeschreibungen von Muskelgruppen, die Sie im Praxisteil der funktionellen Gymnastik unter dem Stichwort «Lernprogramm» finden (S. 235).

Die Muskulatur des Rumpfes

Rücken- und Bauchmuskulatur steuern nicht nur die Bewegungen des Rumpfes, sie stabilisieren ihn auch in jeder Haltung gegen die Schwerkraft, was gezielte Arm-, Bein- und Kopfbewegungen erst ermöglicht. Allein bei Oberkörperbewegungen müssen etwa 70 Prozent der Körpergesamtmasse kontrolliert und stabilisiert werden.

Die Rückenmuskulatur

Die *autochthone («ortständige») Rückenmuskulatur,* aufgrund ihrer aufrichtenden Funktion auch als Rückenstrecker (Musculus erector spinae) bezeichnet, verläuft als eine Reihe von kurzen,

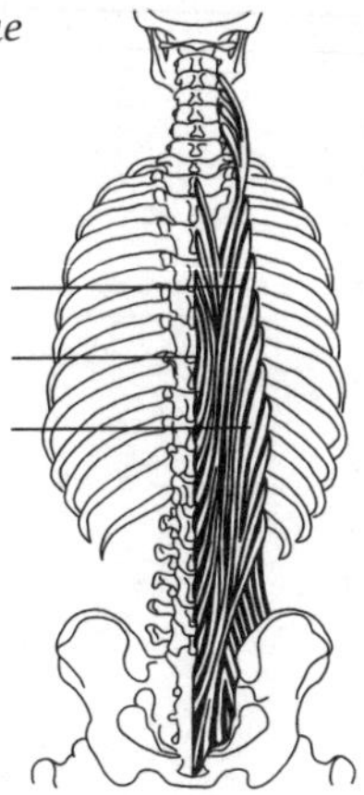

Autochthone Rückenmuskulatur (lange Muskeln, die über mehrere Wirbel vorbeiziehen)

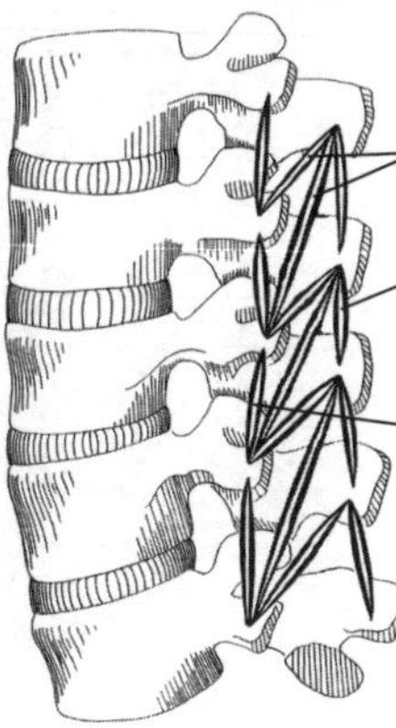

Ausschnitt des komplexen Systems der tiefen Rückenmuskeln

mittellangen und langen Muskelzügen beiderseits entlang der Wirbelsäule vom Steißbein und Becken bis zum Kopf.

Die am tiefsten gelegenen kurzen Rückenmuskeln, die benachbarte Wirbel miteinander verbinden, und die mittellangen Muskeln, die an mehreren Wirbeln vorbeiziehen (z. B. spinales), dienen zur Streckung, zur Seitneigung und zur Drehung einzelner Wirbelsäulensegmente. Sie verlaufen in der Rinne zwischen Dorn- und Querfortsätzen und füllen diese völlig aus.

Der etwas seitlich gelegenere, äußere Trakt der tiefen Rückenmuskulatur besteht aus längeren Muskelzügen, die auch an den Rippen ansetzen (z. B. M. iliocostalis, M. longissimus). Er hat seine Funktion mehr in der globalen Bewegung der Wirbelsäule, wie die Streckung, Seitneigung und Drehung des Rumpfes. Bei hohen äußeren Kräften, z. B. im Sport oder bei körperlicher Arbeit dienen sie auch der Stabilisierung.

In den nach vorne gekrümmten und gleichzeitig auch beweglichsten Abschnitten der Wirbelsäule, im Hals- und Lendenwir-

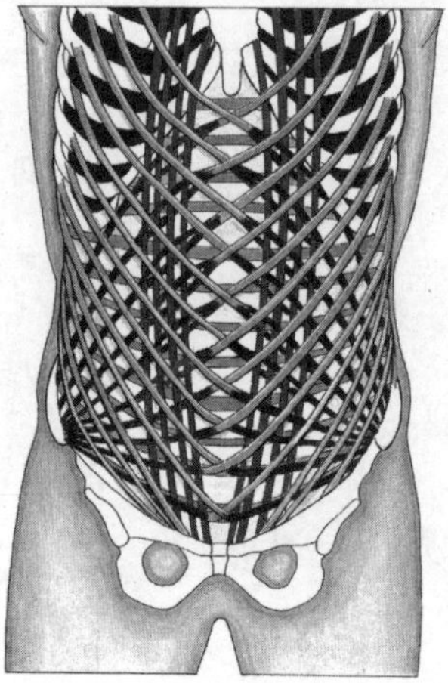

Verspannungssystem Bauchmuskulatur

belsäulenbereich, sind die Muskeln am kräftigsten. Besonders im Hals- und Nackenbereich hat sich ein sehr differenziertes System kleinster Muskeln entwickelt, die zusammen mit den vorderen Halsmuskeln die feingesteuerten Bewegungen des Kopfes ermöglichen.

Die autochthone Rückenmuskulatur wird unterschieden von eher platten, oberflächlich gelegenen Muskelschichten des Rückens, die zumeist auf den Schultergürtel und die Arme wirken und dabei die Wirbelsäule als Widerlager nutzen (s. Muskulatur des Schultergürtels).

Die Bauchmuskulatur

Die *Bauchmuskulatur* setzt sich aus den geraden, den oberflächlichen und etwas tiefer gelegenen schrägen und queren Bauchmuskeln zusammen. Sie umschließt mit den in unterschiedlichen Richtungen laufenden Muskelzügen den gesamten Bauchraum wie ein breiter, korsettartiger Muskelgürtel. Im Vergleich zur stark gegliederten Rückenmuskulatur weist sie mehr flächenhafte Züge auf. Die Bauchmuskeln sind für viele routinemäßige

Alltagsbewegungen des Rumpfes wichtig, sie unterstützen die Atmung, sorgen für eine aufrechte Körperhaltung, stabilisieren und rotieren den Oberkörper und neigen ihn zur Seite. Des Weiteren schützen sie die Unterleibsorgane. Die Bauchmuskeln sind über die Lendenrückenbinde (fascia thoracolumbalis) an der Wirbelsäule verankert und somit an allen Wirbelsäulen- und Ganzkörperbewegungen beteiligt.

Die tiefste Schicht der Bauchwandmuskulatur (M. transversus) verläuft quer. Bei Kontraktion verringert der Muskel den Bauchraum und erhöht so mit anderen Muskeln den Bauchinnendruck.

Das segmentale, lokale Muskelsystem

Während die oberflächlich liegenden, globalen Muskelsysteme mit ihren ein- und mehrgelenkigen Muskeln eher für Bewegungen und für die Erhaltung des Gleichgewichts zuständig sind, können die lokalen Muskelsysteme (quere Bauch- und tiefe Rückenmuskulatur) mit ihren tiefen, kurzen und gelenknahen Muskeln eine kontrollierte Feinsteuerung und damit eine Gelenkstabilisation bewirken. Damit diese lokalen Stabilisatoren die Aufgabe auch erfüllen können, müssen sie vor den globalen Bewegungsmuskeln aktiv sein. Man kann sich das so vorstellen. Mit Heben des Armes (bewirkt durch Brust-, Delta-, Bizeps- und Hakenarmmuskel) wird zur Erhaltung des Gleichgewichts die Rückenmuskulatur aktiv, mit Rückführen des Armes (bewirkt durch Delta-, Breiter Rücken- und Großer Rundmuskel) die Bauchmuskulatur. Unabhängig von der Bewegungsrichtung werden jedoch zuvor die lokalen Stabilisatoren aktiv. Da sich der Körper ständig in Auseinandersetzung mit der Schwerkraft befindet, müssen die Muskeln immer auf sehr geringem Niveau aktiv sein und reduzieren zusammen mit der Gelenkkapsel die auf das Gelenk wirkenden Schwerkräfte.

Bei Rückenschmerzpatienten hat man eine verspätete und reduzierte Aktivierung des queren Bauchmuskels sowie Ab-

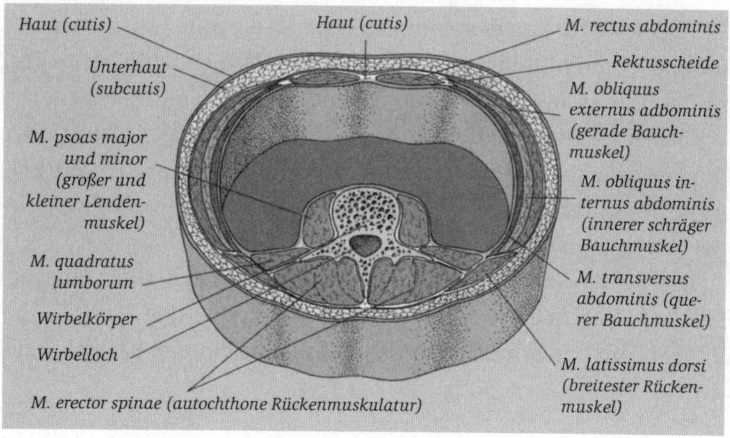

Querschnitt durch den Rumpf im Lendenbereich

bau- und Umbauprozesse der tiefen Rückenmuskeln festgestellt (Richardson 1999). Dadurch geht die Schutzfunktion verloren, was letztlich zu einem Teufelskreis aus erneuter Fehlsteuerung der Muskulatur, Verstärkung oder Wiederauftreten der Rückenschmerzen (Rückfälle) führt. Aktiviert werden diese Muskeln isoliert von den anderen Rumpfmuskeln durch eine langsame, sanfte und länger andauernde Ansteuerung, z. B. durch das Einziehen der unteren Bauchwand (s. Übungen S. 133). Sie können diese Ansteuerung als Grundspannung auch in Alltagsaktivitäten und gymnastische Übungen integrieren.

Abschließend sei erwähnt, dass es wichtig ist, alle Muskelgruppen zu trainieren! Auch eine globale Aktivierung der Bauchmuskeln hat einen bedeutenden stabilisierenden Effekt für die Wirbelsäule. Zudem wechselt die relative Bedeutung einzelner Muskeln für die Wirbelsäulenstabilisation mit der jeweiligen Aufgabe (Grenier 2007, McGill 2007)

Es gibt keine unwichtigen Muskeln!

Unterstützt werden Rücken- und Bauchmuskulatur in ihrer «Korsettfunktion» von Beckenboden und Zwerchfell.

Zusammen mit einem starken Bandapparat dient die Beckenbodenmuskulatur der Verspannung des Beckenrings, indem das Kreuz- und Steißbein fest eingekeilt sind. Sie bilden den muskulären Abschluss des Beckenraums, auf dem die Beckeneingeweide ruhen. Die Beckenbodenmuskulatur (M. levator ani, M. coccygeus) hat zusammen mit der autochthonen Rückenmuskulatur einen Einfluss auf die Stellung des Kreuzbeins und ist zuständig für den Verschluss von Harn- und Darmausgang, was wiederum verständlich macht, warum Funktionsstörungen im Urogenitaltrakt häufig mit Schmerzen im Becken und der Lendenwirbelsäule verbunden sind.

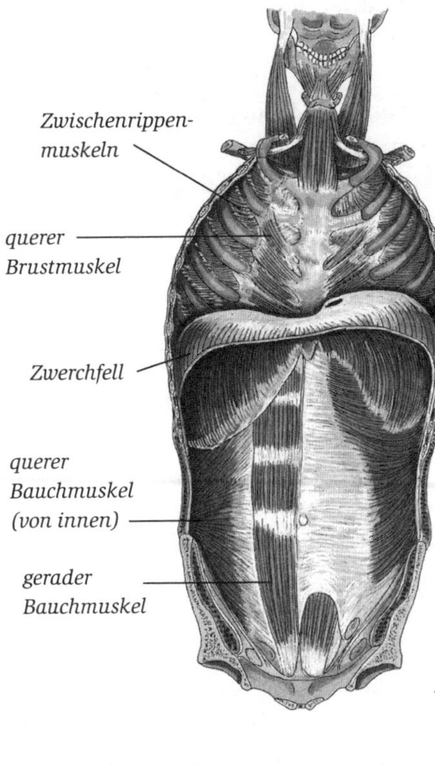

Zwerchfell

Das Zwerchfell (Diaphragma) ist ein großer platter Muskel, der wie eine Kuppel die Brust- von der Bauchhöhle trennt. Er ist der wichtigste Atemmuskel. Durch seine direkte Verbindung zu den ersten vier Lendenwirbelkörpern wirkt er bei Aktion auf die Bewegungssegmente komprimierend (s. S. 192) und damit zusätzlich stabilisierend. Andererseits kann er bei Störungen mit Rückenschmerzen in Verbindung stehen.

Die Muskulatur des Beckengürtels und der Beine

Muskeln, die mit dem Becken und den Lendenwirbeln verbunden sind, kontrollieren zusammen mit dem lokalen Muskelsystem die Stellung des Beckens und der Lendenwirbelsäule.

Die *Gesäßmuskeln* haben die Aufgabe, die Hüfte zu strecken, das Becken aufzurichten (nach hinten zu kippen), es beim Gehen zu stabilisieren, die Oberschenkel nach außen zu rotieren und abzuspreizen.

Der *Lendendarmbeinmuskel* (M. iliopsoas) ist der wichtigste Hüftbeugemuskel. Neben der Stabilisierung der Lendenwirbelsäule durch seine direkte Verbindung mit den Lendenwirbeln bewirkt er das Aufrichten des Oberkörpers aus der Rückenlage und das Nachvornebeugen im Stand.

Die oft bei Fußballern gefürchteten Leistenprobleme hängen oft mit einer Verkürzung der *Schenkelanzieher,* der Adduktoren, zusammen. Sie führen die abgespreizten Oberschenkel heran, drehen bei jeder Vorwärtsbewegung das Bein im Verhältnis zur Hüfte nach außen und unterstützen ab einem bestimmten Winkel (≈ 30 Grad) auch die Hüftbeugung.

Der *vierköpfige Oberschenkelmuskel* (M. quadrizeps femoris) streckt das Bein im Kniegelenk, unterstützt die Hüftbeugung und ist für die richtige Steuerung bzw. Fixation der Kniescheibe verantwortlich. Oft sorgt eine unterschiedliche Leistungsfähigkeit seiner Anteile für Knorpelerkrankungen an der Rückseite der Kniescheibe (Chrondropathia patellae). Aus biomechanischer Sicht ist es wichtig zu erwähnen, dass tiefe Kniebeugen (Winkel zwischen Ober-Unterschenkel ≤ 90 Grad) zusätzliche Belastungen für Kniegelenk und Knorpelstrukturen darstellen. Eine ausreichend starke Beinmuskulatur kann die Wirbelsäule bei Alltagsbewegungen wie z. B. beim richtigen Heben wesentlich entlasten.

An der Oberschenkelrückseite sitzt die sogenannte *Ischiocrurale Muskulatur*, die neben einer Kniebeugung und Hüftstreckung eine Drehung des Unterschenkels bei gebeugtem Knie bewirkt.

Die Muskulatur des Schultergürtels

Das Schulterblatt bedarf aufgrund der geringen knöchernen und bindegewebigen (ligamentären) Fixation einer muskulären Stabilisation. Dafür verantwortlich sind vor allem der Kapuzenmuskel, die Rautenmuskeln, der Schulterblattheber und der vordere Sägemuskel, die vom Kopf, der Hals- und Brustwirbelsäule oder den Rippen zum Schulterblatt verlaufen und den Schultergürtel heben, die Schulterblätter nach innen und vorne ziehen und die Halswirbelsäule stabilisieren (s. S. 53). Sie geben über vier Muskelschlingenpaare dem Schulterblatt seine große Beweglichkeit, die sich auch auf das Bewegungsausmaß des Schultergelenks auswirkt. Sie verhindern darüber hinaus ein Herabziehen der Schultern beim Tragen schwerer Lasten, und sie stabilisieren zusammen mit dem Deltamuskel und dem großen Brustmuskel den Körper beim Stützen.

Der große, außerordentlich kräftige *Brustmuskel* zieht von der Vorderseite des Rumpfes zum Oberarm. Er bewegt den Arm nach vorne (Schwimmen, Boxen), führt ihn seitlich heran (Tennis, Tischtennis), dreht ihn einwärts und stabilisiert das Schultergelenk. Eine häufig anzutreffende Verkürzung des Brustmuskels bei gleichzeitiger Schwäche der Rückenstrecker im Brustwirbelsäulen-Bereich und der Schulterblattfixatoren führt zu der typischen vornübergeneigten Haltung mit nach vorne gezogenen Schultern (Rundrücken).

Rücken und Bewegung

In diesem Kapitel erfahren Sie

- *weshalb Aktivität die beste Strategie bei Rückenschmerzen ist,*
- *wie Sie trotz Schmerzen üben können,*
- *wie Schmerzen entstehen und verarbeitet werden,*
- *wie Ihr Körper auf Belastung reagiert, wie Sie Belastungen steuern können und welche Trainingsprinzipien es gibt.*

Rückenschmerz und Bewegung

Körperliche Aktivität ist das beste Konzept bei der Prävention von Rückenschmerzen. Untersuchungen belegen, dass körperliches Training zu einer Reduzierung von Rückenschmerzen, zur Verbesserung von Körperfunktionen und zur schnelleren Wiederherstellung der Arbeitsfähigkeit führt (Linton 2001, van Tulder et al. 2000, 2003).

Auch körperliche Aktivitäten in der Freizeit (Vuori 2001) scheinen wirksam zu sein.

Bewegungsaktivität ist durch keine andere Tätigkeit zu ersetzen. Deshalb ist es wichtig, dass Sie sich in Ihrem Alltag viel bewegen und Bewegungsmöglichkeiten nutzen, die nicht viel Zeit in Anspruch nehmen wie Treppensteigen, zu Fuß gehen, Rad fahren usw. Wechseln Sie häufiger Ihre Haltungen und bauen Sie einfache Ausgleichsbewegungen wie Räkeln und Strecken ein.

Bewegungsform als Prävention

Ein Training der Rückenmuskulatur, Aerobic mit Kräftigungsübungen, Widerstandstandsübungen und Gerätetraining zeigen alle positive Wirkungen hinsichtlich einer Reduzierung von Schmerzintensität, Schmerzhäufigkeit und Funktionsbeeinträchtigung (Mannion, A. F. et al. 2001). Das entspricht auch der gängigen Erfahrung, dass Menschen mit ganz verschiedenen Bewegungsformen Erfolge erzielen: Die einen mit Fitness- und Krafttraining, die anderen mit Walking, Laufen oder Yoga; denn wichtiger als die Art der Bewegung sind die Regelmäßigkeit und Kontinuität. Prinzipiell wirken alle diese Bewegungsformen positiv auf

- den Stoffwechsel: Durch die Bewegung wird der Gewebe- und Gelenkstoffwechsel aktiviert, was die mit dem Schmerz verbundene Entzündung positiv beeinflusst, die Aktivität der Schmerzrezeptoren verändert und die Reparations- und Regenerationsvorgänge verbessert,
- die Schmerzwahrnehmung: Die Folge von aktiven Übungen ist in den meisten Fällen eine reduzierte Schmerzwahrnehmung. Die Stimulation von Rezeptoren in der Haut, im Muskel und im Gelenk und damit von Hirnstrukturen, die mit Bewegung zusammenhängen, bewirkt eine Hemmung und Unterdrückung der Schmerzweiterleitung. Wohlbekannt ist der Umstand, dass in Extremsituationen Verletzungen auftreten können, ohne dass Schmerzen dabei wahrgenommen werden und eine reflexartige Ruhigstellung eintritt – Überleben hat Vorrang (Zusman, Moog-Egan 2003, Gifford 2000) und
- die Stimmung: Stimmungen wie gute Laune, Ruhe, Entspanntheit, Ärger und Deprimiertheit stehen in Zusammenhang mit wichtigen Körpersystemen (Immun-, Hormon-, Herz-Kreislauf-System). Fitnessübungen fungieren als Stimmungsaufheller und fördern das positive Befinden. Das ist vor allem der Fall, wenn die Bewegungen rhythmisch sind, sie als nicht zu an-

strengend erlebt werden und wenn man mit der eigenen Leistung zufrieden ist (Linten & van Tulder 2001, Brehm & Sygusch 2003).

Daneben wirken koordinative, kräftigende und beweglichkeitsfördernde Bewegungen positiv auf

- die Rückenmuskulatur: Bei Personen mit Rückenschmerzen findet man eine geringere Muskelkraft, eine Reduzierung der Muskelmasse und eine gestörte Koordination (Sensomotorik) der Muskeln. Vermutlich ist aber eher eine reduzierte Kraftausdauer der Rückenstrecker mit Rückenschmerzen verbunden als eine reduzierte Maximalkraft (McGill 2007). Rückenschmerzen sind durch ein gestörtes Verhältnis der Kraftausdauer von Beugung zu Streckung gekennzeichnet (s. S. 223). Übungsformen zur Verbesserung der Leistungsfähigkeit der Rücken- und Rumpfmuskulatur (ab S. 244) beheben diese Defizite oder beugen ihnen vor (Goebel et al. 2005, Richardson et al. 1999, McGill 2001, Mayer & Gatchel 1988),
- die Rumpfbeweglichkeit: Bei Rückenschmerzpatienten findet man häufig eine reduzierte Beweglichkeit der Wirbelsäule. Andererseits ist eine größere Wirbelsäulenbeweglichkeit ebenso assoziiert mit Rückenschmerzen (z. B. bei Instabilität). Übungen zur Muskeldehnung und zur Mobilisation, aber auch ein vielfältiges Bewegungsangebot und ein funktionelles Krafttraining führen zu einer Verbesserung der Beweglichkeit.

Frühwarnsystem Schmerz

Schmerzen sind immer unangenehm und häufig quälend. Sie sind aber eine weise Erfindung der Natur, denn sie warnen vor Gefahren oder potenziellen Schädigungen und lösen Reaktionen aus, die uns vor großem Schaden schützen oder auch den Schaden beheben.

Um Schmerzen zu empfinden, sind potenziell schädigende

(noxische) Reize notwendig, die von Schmerzfühlern (Nozizeptoren) aufgenommen werden und als Schmerzinformation in Form elektrischer Impulse über schmerzleitende Fasern zum Zentralnervensystem weitergeleitet werden. Die Weiterleitung erfolgt in Nervenketten. An den Kontaktstellen, den Synapsen, können auch andere Nerven anschließen. Die Übertragung der Signale in diesen Synapsen erfolgt über chemische Botenstoffe, sogenannte Transmitter, z.B. Adrenalin, Dopamin oder Serotonin.

Es gibt unterschiedliche Schmerzrezeptoren, die auf verschiedene Reize reagieren: auf mechanische (z.B. Druck), auf thermische (z.B. Hitze) und auf chemische (z.B. Säure) Reize. Bei einer Verletzung kommt es zur Einwanderung von Entzündungssubstanzen, welche durch ihre hohe Konzentration nicht nur die entsprechenden Schmerzrezeptoren reizen, sondern auch die Empfindlichkeit gegenüber mechanischen Reizen erhöhen. So können auch leichte Bewegungen Schmerzen auslösen. Hinzu kommt, dass Schmerzreize die umgebende Muskulatur zur Ruhigstellung verspannen, was dauerhaft zur Muskelverhärtung und weiteren (Muskel-)Schmerzen führt. Im Bereich der Wirbelsäule finden sich die Schmerzrezeptoren in der Haut, im Unterhautgewebe, in der Muskulatur, in den Gelenkkapseln der Wirbel- und Iliosakralgelenke, in Bandstrukturen, in den äußeren Schichten der Bandscheibe, in der Knochenhaut (Periost), in der äußeren harten Haut von Rückenmark und Gehirn (Dura Mater), im Fettgewebe und in den Gefäßwänden.

Neben diesen nozizeptiven Schmerzen gibt es Schmerzen, die mit dem Nervensystem zusammenhängen und den eigentlichen Ursprung in einem anderen Bereich haben als dort, wo die Schmerzen tatsächlich empfunden werden. Diese Schmerzen können aus einer Quetschung, einer Kompression (z.B. Ischiassyndrom durch Bandscheibenvorfall, Engpasssyndrom ...), nach einer Durchtrennung (z.B. Amputation), einer Entzündung (z.B. Gürtelrose) oder einer Stoffwechselstörung (z.B. Diabetes mellitus) resultieren.

Aus dieser Sicht ist Schmerz in erster Linie eine Antwort auf die Verletzung von Gewebe, also eine körperliche Reaktion. Wir wissen aber, dass Schmerzen nicht nur individuell und subjektiv sind, sondern durch die Lebenserfahrung geformt werden und von kulturellen Werten, der jeweiligen Situation, der Aufmerksamkeit und von weiteren gedanklichen Aktivitäten beeinflusst werden. Das wird besonders wichtig beim Übergang zu chronischen Schmerzen.

Schmerzen und Gehirn

Impulse müssen im Rückenmark eine Art Relaisstation passieren, bevor sie zum Gehirn weitergeleitet werden. Nur Impulse, die eine bestimmte Reiz- bzw. Schmerzschwelle überschreiten, werden verstärkt und weitergeleitet. Diese Schwelle ist nicht immer gleich hoch und beeinflussbar, z.B. durch Entzündungsstoffe oder auch Schmerzmittel.

Im Gehirn aktivieren die Impulse verschiedene Areale und werden letztlich in einem komplex verschalteten Netzwerk verarbeitet. Das limbische System als Teil des Endhirns liefert emotionale Bewertungen, also Gefühle. Das Stirnhirn verknüpft Signale mit Gedächtnisinhalten und bildet körpereigene Schmerzstoffe, die Schmerzen kontrollieren oder auch unterdrücken. Bei akuten Verletzungen mit Gewebeschädigungen spürt der Mensch Schmerzen. Diese biologische Schutzfunktion sorgt dafür, dass der Schmerzort ruhiggestellt wird und das Gewebe heilen kann. Schon bei der Weiterleitung im Rückenmark können Schmerzreize auch von mechanischen Reizen moduliert werden, was erklärt, weshalb Bewegung häufig die Schmerzen verringert (s. Veränderung der Schmerzwahrnehmung).

Übrigens erfolgt die Verarbeitung im Gehirn, das Denken und Fühlen, ebenfalls über elektrische Impulse. Das erklärt, weshalb Schmerzen das Denken beeinflussen und umgekehrt Gedanken und Gefühle über Verspannung der Muskulatur zu Schmerzen führen. Eine aufrechte Haltung kann beispielsweise das Selbstbewusstsein fördern und die dabei auftretenden positiven Gedanken die Schmerzen hemmen.

Bewegung trotz Schmerzen?

Auch wenn noch leichte Schmerzen vorhanden sind, ist es wichtig, behutsam mit einer dosierten Aktivität zu beginnen, vor allem im schmerzfreien Bereich. Diese Empfehlungen sind relativ neu, denn vor Jahren wurde bei akuten Rückenschmerzen empfohlen, erst mit Bewegung zu beginnen, wenn die Schmerzen praktisch verschwunden waren. Das ist häufig auch der Glaube von Patienten, die durch eine Ruhigstellung in der ersten akuten Schmerzphase ja tatsächlich eine Linderung erreichen. Doch eine länger andauernde Ruhigstellung ist für den Heilungsprozess kontraproduktiv (s. S. 18).

In der Akutphase sind kurz andauernde Schmerzen während eines Trainingsprogramms normale Begleiterscheinungen, länger andauernde Schmerzen geben allerdings Hinweise auf einen pathologischen Zustand und sollten untersucht werden.

Bewegung bei chronischen Schmerzen

Chronische Schmerzen haben ihre eigentliche Schutzfunktion verloren. Bei anhaltenden intensiven Schmerzen existiert ein dauerhafter Zustrom von Schmerzreizen.

Dieser führt zu chemischen Veränderungen der Nervenverschaltungen, was sie empfindlicher für die Übertragung macht. Mit diesem «Lernvorgang» einher geht auch die Entstehung neuer Verbindungen. Letztlich folgen daraus eine Schmerzverstärkung und zunehmend schmerzhafte Verspannungen. Selbst leichte Reize, die normalerweise im Rückenmark unterdrückt würden, werden jetzt zum Gehirn durchgeschaltet.

Diese Veränderungen sind vermutlich substanziell an der Entstehung und Aufrechterhaltung eines sogenannten Schmerzgedächtnisses beteiligt und werden deshalb als Grundlage der Chronifizierung von Schmerzen angesehen. Zudem führt der Lernvorgang dazu, dass eine unangenehme Erfahrung mit dem Gefühl Angst verbunden wird und damit ein «negativer Stress» entsteht. Die Patienten meiden folglich alle Situationen, in denen sie schon einmal Schmerzen gehabt haben, was oft auch verhindert, dass sie Dinge tun, die ihnen Freude bereiten.

Schmerzen sind beeinflussbar

Dieser Prozess ist umkehrbar, wenn es gelingt, diese Vermeidungshaltung durch stufenweises Training aufzugeben. Das Gehirn kann neue Erfahrungen lernen. Es kann lernen, chronische Schmerzen zu verändern und zu kontrollieren, vielleicht sogar zu vergessen. Auch wenn Menschen die «chronischen» Schmerzen nicht ganz verlieren, so steigt die Leistungsfähigkeit, Bewegung wird als freudvoller erlebt und aktivitätsbezogene Schmerzen werden geringer bewertet. Die Konfrontation mit einer gefürchteten Aktivität (Glaube: «Bewegung schadet und vermehrt die Schmerzen») kann auf geistiger Ebene dem Menschen den Glauben in seine eigenen Fähigkeiten zurückgeben und damit schädlichen Gedanken der Hilflosigkeit («Die Schmerzen lassen nie nach» oder «Die Schmerzen ruinieren mein Leben») entgegensteuern. Die Äußerungen von Patienten wie auf Seite 21 f. sind Zeichen dieser wiedergewonnenen Selbstwirksamkeit. Es ist spannend zu beobachten, wie schwer chronifizierte Schmerzpatienten im bewegten Spiel ihre Schmerzen vergessen und damit den ersten Schritt tun, die Angst vor der Aktivität zu verlieren, von der sie Schmerzen erwarten.

Belastung, Anpassung und Belastbarkeit

Auch wenn noch nicht geklärt ist, welche Bewegungsformen zur Prävention von Rückenschmerzen am effektivsten sind und wie hoch genau die Dosis dafür sein muss (Vuori 2001), weiß man

Ich kann auch anders denken!
(Prof. Dr. Frank Hänsel)

Die Wahrnehmung von Schmerzen ist nicht nur beeinflusst durch den Grad der Verletzung, sondern auch durch die subjektive Bewertung der Umstände und der Bedeutung der Schmerzen (Woher kommen sie? Sind sie bedrohlich? Gibt es eine Heilung? Wie sieht eine Heilung aus?). Sobald der Mensch die Schmerzen als Signal für etwas Bedrohliches interpretiert, wird der Schmerz viel intensiver und überwältigender. Entdeckt er, dass der Schmerz auf eine harmlose Ursache zurückzuführen ist, klingt der Schmerz ab und wird kaum mehr empfunden.

Gerade bei chronischen und unspezifischen Rückenschmerzen bleibt auch nach der genauen und verständlichen Aufklärung durch den Arzt ein Rest an Ungewissheit. Dies ist ein guter Nährboden für das sogenannte Katastrophendenken, in der die negativen Konsequenzen einer Situation übertrieben werden, die eigene Hilflosigkeit im Vordergrund steht und insgesamt Schwarzmalerei vorherrscht. Typische Gedanken sind «Was ist, wenn es schlimmer wird» oder «Ich weiß nicht, wie ich das aushalten soll». Ein inneres Zwiegespräch mit uns selbst führen wir – bewusst oder unbewusst – fast ständig. Wir tadeln uns, wenn wir einen Fehler gemacht haben, wir ermuntern uns zu etwas oder wir loben uns für unsere Leistungen. Auch wenn wir Schmerzen haben, gehen uns eben bestimmte Gedanken durch den Kopf, und zwar andere, als wenn es uns gutgeht. Und das beeinflusst, wie wir uns fühlen und was wir tun. Schon aus der Antike ist diese Erkenntnis überliefert. Von dem altgriechischen Stoiker Epiktet stammt der folgende

Satz: «Nicht die Dinge selbst sind es, die uns bewegen, sondern unsere Ansichten davon». Und genau das zeigen die Ergebnisse aus der Forschung. Das Schmerzempfinden, die Bewältigung von unspezifischen Rückenschmerzen, aber auch das Risiko, überhaupt Rückenschmerzen längerfristig (chronisch) zu haben, wird durch die Art der subjektiven Bewertung beeinflusst. Dabei spielen die drei Faktoren *Stress* (s. S. 17, 99), *Katastrophisieren* (s. o.) und das *Furcht-Vermeidungsdenken* eine wichtige Rolle.

Beim Furcht-Vermeidungsdenken steht die Überzeugung im Mittelpunkt, dass körperliche Aktivitäten und Belastungen zu vermeiden sind. Diese Überzeugung entsteht dadurch, dass Aktivitäten oftmals mehr Schmerzen auslösen und durch eine erhöhte Aufmerksamkeit diese überinterpretiert und überbewertet werden. Das hat ein Schon- und Vermeidungsverhalten zur Folge, welches wiederum in einer Art «Teufelskreislauf» zur Chronifizierung von Rückenschmerzen beiträgt.

Eines ist klar: Sich vorzunehmen, ab jetzt anders zu denken, funktioniert meist so einfach nicht. Gerade bei Schmerzen oder Stress tauchen die «alten» Ängste und das, was man «ja immer schon wusste», wieder auf und bestimmen unsere subjektiven Bewertungen. Das nennt man den Änderungswiderstand von subjektiven Bewertungen. Besser man wappnet sich für den Ernstfall und übt neue Bewertungen, so wie ein Wettkämpfer ja auch trainiert, bevor er in den Wettkampf geht. Hierzu zwei Möglichkeiten:

Sammeln Sie alternative Gedanken und überlegen sich dann, ob Sie von diesen Gedanken wirklich überzeugt sind, sie ernst nehmen und nicht nur als guten Ratschlag abtun. Was halten Sie beispielsweise von dem Gedanken «Rückenschmerzen sind wie graue Haare, fast jeder bekommt sie und meist gehen sie auch von alleine wieder weg»? Wenn Sie sich davon überzeugen, dass andere das nicht nur so sagen, sondern ernst meinen, können Sie das vielleicht ebenfalls ernst nehmen – auch wenn Sie dann einmal Rückenschmerzen haben? Vielleicht hilft es ja auch, wenn Sie sich bewusst machen, dass wissenschaftliche Ergebnisse die Aussagen bestätigen (s. a. Kapitel 1).

Sie können alternative Gedanken auch systematisch entwickeln, ausprobieren und mit der folgenden Anleitung zum «anders denken» üben (sozusagen, bevor es in den Wettkampf geht). Suchen Sie einen bestimmten Gedanken, eine subjektive Bewertung, und stellen Sie sich a) eine Prozentfrage und beantworten diese, b) eine Möglichkeitsfrage und beantworten diese, und c) suchen Sie eine Analogie, um verschiedene subjektive Bewertungen und ihre emotionalen Konsequenzen gegenüberzustellen. Angenommen, Sie haben den Gedanken: «Wenn ich Rückenschmerzen habe, bin ich am Boden zerstört.» Die Prozentfrage lautet: Wie viele von 100 Menschen wären am Boden zerstört, wenn sie Rückenschmerzen hätten? Die Möglichkeitsfrage lautet: Wie könnte man noch reagieren? Wie kann es sein, dass es nicht 100 Prozent sind? Die Analogiebildung könnte lauten: Sie hören nachts ein Geräusch und meinen, es ist ein Dieb. Wie anders würden Sie sich fühlen, wenn Sie dächten, es sei eine klappernde Tür?

doch sehr viel über die Wirkung einzelner Bewegungsformen auf die Körperstrukturen. Die Anpassungserscheinungen erfolgen dabei stufenweise:

- Zuerst reagiert der Organismus mit sogenannten funktionellen Anpassungen und erzielt beispielsweise eine Leistungssteigerung über eine Ökonomisierung der Bewegung. Das ist z. B. der Fall, wenn Sie mit Übungen beginnen und schon nach einigen Wochen merken, dass Ihnen die Übungen leichterfallen.
- Eine Zunahme der Belastung, d. h. der Intensität, der Dauer oder der Häufigkeit, führt zu entsprechenden Wachstumsvorgängen und zu strukturellen Veränderungen in allen beteiligten Strukturen. Umfangsorientierte Ausdauerbelastungen verbessern eher die Ausdauerleistungsfähigkeit, intensitätsbezogene Kraftbelastungen eher die Kraftleistungsfähigkeit.

Die Anpassungseffekte an ein Trainingsprogramm fallen dabei je nach Erbanlagen unterschiedlich aus.

Wie hoch sollte eine Belastung sein?

Vereinfachend lässt sich sagen, dass die Ursache für eine Schädigung häufig in einem Missverhältnis von Belastung und Belastbarkeit liegt.

Belastung zu schwach	gezielte Regeneration oder Wiedereinstieg nach Verletzung oder langer Pause, auf Dauer Abnahme der Leistungsfähigkeit und strukturelle Degeneration.
Belastung leicht	Anregung und Erhalt der körperlichen Funktion.
Belastung mittel bis stark (überschwellige Reize)	Positive körperliche Anpassung und erhöhte Funktionsbereitschaft.
Belastung zu stark	Übertraining, strukturelle Schädigung (Verletzung), Abnahme der Leistungsfähigkeit

Zusammenhang von Belastungshöhe und Wirkung

Sind die Reize zu schwach, d. h. unter einer minimalen Intensitätsschwelle, bleiben sie wirkungslos oder haben gar abbauenden Charakter. Solche unterschwelligen Belastungen dienen allerdings nach einer Verletzung oder Krankheit zur Wundheilung oder zum Wiedereinstieg ins Training. Das ist der Fall, wenn Sie noch akute leichte Rückenschmerzen haben. Auch bei ganz untrainierten Personen können diese Intensitäten schon zu nachweisbaren Kraftsteigerungen führen. Koordinative Übungen wie z. B. die Ansteuerung der lokalen wirbelsäulensichernden Muskeln (s. S. 133) bedürfen ebenfalls nur einer geringen Intensität.

Sind die Belastungen zu stark, z. B. beim Umzug, Hausbau oder Übertraining, oder dauerhaft ungünstig, z. B. einseitige Belastung oder Zwangshaltungen, kommt es zu einer Überlastung. Die Adaptionsfähigkeit des Organismus ist dann überfordert. Schmerz (z. B. Muskelkater), eine reduzierte Kraftleistung und eine immer ungenauere Bewegungsausführung sind Zeichen von muskulärer Ermüdung und Überlastung.

Um positive Anpassungserscheinungen und somit eine Leistungssteigerung hervorzurufen, sind wiederholte, den Voraussetzungen angepasste Trainingsreize notwendig, die den Organismus fordern, aber nicht überfordern.

Die Belastung richtig steuern!

Mit den folgenden Möglichkeiten können Sie die Intensität Ihres Gesundheitstrainings selbständig so steuern, dass Sie sich auf der einen Seite nicht überlasten, auf der anderen Seite aber auch nicht zu wenig intensiv trainieren:

- dem subjektiven Empfinden (bei allen Bewegungsformen),
- der Atmung (bei allen Bewegungsformen),
- den Wiederholungszahlen und der Zeitdauer (vor allem bei gymnastischen Übungen),
- der Messung der Pulsfrequenz (vor allem bei ausdauernden Belastungen).

Subjektives Belastungsempfinden

Das subjektive Belastungsempfinden ist im Grunde das wichtigste Steuerungselement für die Belastungsintensität. Voraussetzung ist allerdings, dass Sie Ihre Körpersignale mindestens ein wenig kennen und Sie sich selbst nicht durch zu hohe Leistungsanfor-

Befindlichkeitsskala	
06	Überhaupt keine Anstrengung
07	Extrem leicht
08	
09	
10	
11	Leicht
12	
13	Etwas schwer (etwas anstrengend)
14	
15	Schwer (anstrengend)
16	
17	Sehr schwer
18	
19	Extrem schwer
20	Größtmögliche Anstrengung

Borg-Skala zur subjektiven Selbsteinschätzung (Borg, 1962). Die Belastungshöhe für ein gesundheitsorientiertes Bewegungstraining ist grau unterlegt.

derungen unter Druck setzen. Leicht wird dadurch die eigene Belastung als zu niedrig eingeschätzt, und Sie überlasten sich. Das ist z. B. bei vielen Laufanfängern der Fall. Sie sollten sich bei Ihrer sportlichen Betätigung so anstrengen, dass Sie die Belastung als mittel bis etwas schwer empfinden. Sie haben dann das Gefühl, dass Sie nicht bis an die Grenze gegangen sind und durchaus noch etwas länger oder intensiver hätten trainieren können. Auf der Befindlichkeitsskala nach Borg signalisieren die Werte 11 – 14 in der Regel Ihren optimalen Trainingsbereich.

In der Regel sollten beim Üben Schmerzen nur kurzzeitig auftreten, was eher mit einer Verspannung oder Dehnung der Muskulatur zusammenhängt. Schmerzen, die im Gelenk auftreten, sollten vom Arzt abgeklärt werden.

Atmung

Die Atmung wird wie der Puls ebenfalls über das Stoffwechselgeschehen gesteuert und reagiert schnell auf eine Belastungserhöhung. «Laufen ohne zu Schnaufen» oder «sich während der Belastung noch unterhalten zu können» sind die einfachsten Empfehlungen, vor allem bei Ausdauerbelastungen. Bei gymnastischen Übungen sollten Sie gleichmäßig atmen, indem Sie leise die Wiederholungen mitzählen oder hörbar ausatmen, vor allem in den Belastungsphasen.

Wiederholungszahlen und Zeitdauer (bei gymnastischen Übungen)

Krafttraining steuern Sie am einfachsten über die Wiederholungszahl bzw. die Haltezeit. Prinzipiell sind die Wiederholungszahlen umso geringer, je höher die Intensität ist, z. B. bei langen Hebeln, hohen Gewichten und Widerständen.

Im Muskelaufbautraining sollten Sie etwa 6–12 Wiederholungen praktisch ausführen können, im Kraftausdauertraining 15–30 Wiederholungen (ungefähr 40–60 Sekunden Übungsdauer) (Greiwing 2006). Danach sollten Sie sich in der Muskulatur müde fühlen. Wirkungsvoll sind bei Dehnübungen wenige Wiederholungen, eine kurze Dehnzeit (10–20 Sek.) und eigenständiges Dehnen (Wydra / Glück 2004).

Die Messung der Pulsfrequenz

Zur Bestimmung und Steuerung der Kreislaufbelastung, z. B. beim Walking oder beim Laufen, ist die Pulsmessung das gebräuchlichste und praktikabelste Verfahren. Für Gesundheits-

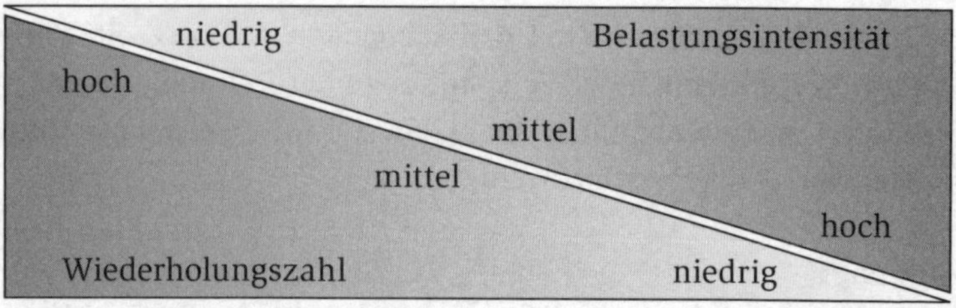

Zusammenhang zwischen Belastungsintensität und Wiederholungszahl beim Krafttraining. Je höher die Intensität, desto geringer sind die Wiederholungszahlen.

sportler werden bei Ausdauerbelastungen Intensitäten zwischen 60 und 85 Prozent der maximalen Herzfrequenz empfohlen (etwa 220 minus Lebensalter) (s. a. S. 330).

Welchen Umfang sollte ein Training haben?

Erfolgreiche Trainingsprogramme dauern in der Regel über mehrere Wochen und Monate und beinhalten ein bis zwei Trainingseinheiten pro Woche. Es gibt aber auch Hinweise, dass Rückenübungen dann am hilfreichsten sind, wenn sie täglich durchgeführt werden. Dabei sehen die Programme sehr unterschiedlich aus, sowohl hinsichtlich der Inhalte als auch der Dauer. Es gibt Programme, die mit Aufwärmen, Koordinationsschulung, Kräftigung, Mobilisation und Entspannung 60–90 Minuten in Anspruch nehmen (Kellet 1991, Kempf 2007), andere Programme mit wenigen Übungen 20–30 Minuten (Gundewall et al. 1993).

Achten Sie auf Pausen!

Jedes Training führt zu einer Störung des inneren, dynamischen Gleichgewichtes. Es kommt z. B. aufgrund der Energieausschöpfung, der Anhäufung der Stoffwechselprodukte und der Störung des Nervensystems zur einer vorübergehenden Abnahme des Leistungsniveaus. Über eine muskuläre Ermüdung tritt meist

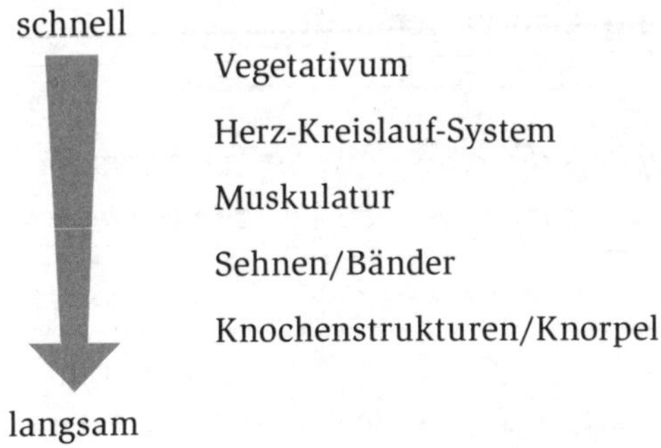

Verschiedene Organsysteme brauchen unterschiedliche Regenerationszeiten und reagieren unterschiedlich schnell mit ihrer Anpassung.

eine zentrale Ermüdung ein, die den Organismus sinnvollerweise vor Überlastung schützt. In der anschließenden Erholungsphase regeneriert sich der Organismus, die Energiespeicher werden wieder aufgefüllt, die Stoffwechselprodukte abgebaut und das Ausgangsniveau wird wieder erreicht. Es kommt sogar zu einer Erhöhung der Leistungsfähigkeit über das Ausgangsniveau hinaus. Der Organismus passt sich an, um zukünftige ähnliche Leistungsanforderungen besser bewältigen zu können. Generell gilt, dass eine Regenerationszeit umso länger sein soll, je anstrengender vorher die Belastung war.

Übrigens reagieren die einzelnen Strukturen des Organismus unterschiedlich schnell auf Belastungen: Während der Stoffwechsel und das Herz-Kreislauf-System recht schnell reagieren, benötigt die Muskulatur Wochen bis Monate, Sehnen, Bänder oder gar Knochen mehrere Monate für positive Anpassungen. Aus diesem Grund ist es wichtig, dass Sie Ihren Körper langsam an Belastungen gewöhnen und lange durchhalten.

Verhaltensänderung leichter gemacht

> › *In diesem Kapitel erfahren Sie, wie Sie durch verschiedene Maßnahmen Ihr gewohntes Verhalten verändern können.*

«Gesagt ist nicht gehört, gehört ist nicht verstanden, verstanden ist nicht einverstanden, einverstanden ist nicht angewandt, angewendet ist noch lange nicht beibehalten», so beschreibt Konrad Lorenz die Schwierigkeit, Informationen in dauerhaftes Verhalten umzusetzen.

Der Mensch ist ein Gewohnheitstier. Die Änderung eingeschliffener Verhaltensweisen oder gar des Lebensstils ist mit einigem Aufwand verbunden und dauert erfahrungsgemäß oft einige Monate. Sie haben die erste Hürde schon genommen, indem Sie sich mit der Problematik beschäftigen und sich informieren. Im nächsten Schritt dürfen Sie, vorausgesetzt Sie wollen natürlich, ausprobieren und anwenden. Sie sammeln erste Erfahrungen und vergleichen diese mit den Erwartungen. Jetzt kommt die schwierigste Phase: Stabilisieren und Beibehalten. Man weiß, dass die meisten Teilnehmer von Gesundheitsprogrammen nach sechs bis zwölf Monaten wieder in ihr altes Risikoverhalten zurückfallen.

Der schwierige Weg zur Verhaltensänderung: Beschäftigen – Ausprobieren – Anwenden – Stabilisieren – Beibehalten

Haben Sie sich entschlossen, zukünftig aktiv etwas für Ihren Rücken zu tun und sich rückenfreundlicher zu verhalten, können Ihnen folgende «psychologische» Strategien dabei helfen. Sie fördern dadurch *Eigenschaften oder Prozesse*, die Ihre Handlungsweisen, z. B. ein positives Sport- und Bewegungsverhalten, günstig beeinflussen können.

Doch erwarten Sie keine Wunderdinge von sich selbst! Versuchen Sie zu Beginn nicht, alles auf einmal ändern zu wollen.

Beobachten Sie sich selbst

Auf dem Weg zur Verhaltensänderung hat sich die Selbstbeobachtung (self-monitoring) oder Selbstwahrnehmung (s. S. 110) als sehr hilfreich erwiesen. Die Reflexion der eigenen Situation, das Feststellen des «Ist-Zustandes» ist meist der Anfang von Änderungen. Hier können Sie sich viele Fragen stellen, z. B. Welche Situationen belasten Sie? Wann treten Ihre Beschwerden in der Regel auf? Was tut Ihnen gut? Wie oft heben Sie im Alltag mit krummem Rücken? Sind Sie längere Zeit in einer gleichen Haltung? Notieren Sie über einige Tage hinweg die Häufigkeit dieses Bewegungsablaufes und wie oft Sie daran gedacht haben, die entsprechende Handlung besser auszuführen! Sie werden dadurch die eigenen Fortschritte besser erkennen und bemerken, dass sich dadurch Verhaltensweisen positiv verändern. Das motiviert Sie zusätzlich, an der Sache zu bleiben. Fangen Sie damit am besten gleich an, indem Sie sich Notizen über Ihr Verhalten machen. Dazu eignet sich beispielsweise ein Selbstbeobachtungsbogen (s. S. 80), in dem Sie die Durchführung bestimmter Verhaltensweisen, z. B. auch Ihre täglichen Bewegungs- und Trainingszeiten markieren.

Die Selbstbeobachtung hat aber noch einen anderen Vorteil. Rückenschule bedeutet nämlich auch eine langfristige Veränderung der Lebensgewohnheiten, nicht nur das Erlernen einzelner günstiger Bewegungsabläufe oder Übungen. Wie zahlreiche Studien zeigen, führt die systematische Selbstbeobachtung zu einer Verbesserung der sogenannten Compliance, d. h. der Befolgung von entsprechenden therapeutischen bzw. präventiven Maßnahmen.

Selbstbeobachtungsbogen

Wochentag	Sitzen	Stehen	Bücken	Heben	Tragen	Bewe-gung	Gym-nastik
Montag							
Dienstag							
Mittwoch							
Donnerstag							
Freitag							
Samstag							
Sonntag							

Selbstbeobachtungsbogen «Sitzen»

Wochentag	Wie lange sitzen Sie?	Worauf sitzen Sie?	Bei welcher Gelegenheit?	Welche Fehler bemerken Sie?	Wie reagieren Sie?
Montag					
Dienstag					
Mittwoch					
Donnerstag					
Freitag					
Samstag					
Sonntag					

Veränderung beginnt im Kopf

Die Einsicht ist eine notwendige Voraussetzung zur Änderung des eigenen Verhaltens. Für den Bewusstseinsbildungs- und Entscheidungsprozess ist es wichtig, den Sinn einer rückenfreundlichen und gesunden Lebensweise zu erkennen.

Was erwarten Sie von sich? Wer den Hafen nicht kennt, in den er segeln will, für den ist kein Wind ein günstiger, sagt Seneca. Klären Sie also zuerst, was Sie durch die Rückenschule erreichen wollen und welche Erwartungen Sie damit verbinden. Ergänzen Sie die Tabelle durch eigene Erwartungen.

Ich möchte …, ich erwarte durch die Rückenschule …	Ja	Nein
… Rückenbeschwerden vorzubeugen.	■	■
… die Häufigkeit von Schmerzepisoden zu reduzieren.	■	■
… Rückenschmerzen zu reduzieren.	■	■
… rückenfreundliches Verhalten zu erlernen.	■	■
… meinen Rücken zu stärken.	■	■
… meine Körperhaltung zu verbessern.	■	■
… mehr über den Rücken zu wissen.	■	■
… etwas gegen meine Verspannungen zu tun.	■	■
… einseitigen Haltungen entgegenzuwirken.	■	■
… Belastungen zu reduzieren und Entspannung zu lernen.	■	■
… meine Arbeitsfähigkeit wieder herzustellen.	■	■
… bewusster meinen Körper zu erleben.	■	■
… wieder langsam an Bewegung mich heranzutasten.	■	■
…	■	■
…	■	■
…	■	■

Setzen Sie sich erreichbare Ziele

Formulieren Sie passend zu Ihren Erwartungen realistische und erreichbare Ziele, die Ihren Fähigkeiten und Möglichkeiten entsprechen. So werden die meisten chronischen Rückenschmerzpatienten zwar nicht schmerzfrei, doch durch die gesteigerte Leistungsfähigkeit werden viele alltägliche und sportliche Tätigkeiten wieder möglich, und die Erfahrungen zeigen, dass diese Menschen auch mit ihren Schmerzen gut leben können. Wählen

Sie einen realistischen Zeitrahmen zur Erreichung Ihrer Ziele und denken Sie daran, wie lange es gedauert hat, bis Sie Ihren jetzigen Zustand erreicht haben.

Ziele sollten SMART sein: Spezifisch, Messbar, Attraktiv, Realistisch, Terminiert

Wählen Sie den Weg der kleinen Schritte

Überfordern Sie sich nicht, indem Sie Ihre Ziele zu hoch setzen. Beispielsweise scheitern die meisten Laufanfänger deshalb, weil Sie zu Beginn viel zu schnell und viel zu viel laufen und damit ihren Körper überfordern. Ähnliches gilt beim Krafttraining, wenn mit zu hohen Gewichten oder Widerständen und zu langen Hebeln trainiert wird. Auf dem Weg zu Ihrem Ziel gibt es in der Regel mehrere Etappen. Setzen Sie sich also überschaubare Zwischenziele, die Sie messen können und die einen Anfangs- und Endpunkt haben, z. B. im kommenden Quartal einen Rückenkurs zu besuchen oder ein Ausdauertraining zu beginnen und den Umfang in den nächsten vier Wochen auf 20 Minuten am Stück zu steigern. Sie können Ihren Vorsatz auch nur tageweise fassen, z. B. beim Heben eines schweren Gegenstandes in die Knie zu gehen oder beim Telefonieren aufzustehen, oder zunächst auf einen Lebens- und Verhaltensbereich begrenzen, z. B. die nächste Woche mit dem Rad zur Arbeit zu fahren. Der Erfolg wird Sie dann zusätzlich motivieren, weiter am Ball zu bleiben.

Übung: Notieren Sie nachfolgend Ihre persönlichen Zwischenziele!

Machen Sie sich ein Bild von Ihrem Ziel

Stellen Sie sich nun möglichst lebendig und bildhaft vor, wie es sich anfühlt, das Ziel erreicht zu haben. Günstig ist dies vor allem im Zustand der Entspannung (s. S. 341). Stellen Sie sich bitte auch vor, was Sie gern machen würden, wenn Sie das Ziel erreicht haben, z. B.: «Ich würde gern eine Bergwanderung in den Dolomiten machen, wenn ich mich leistungsfähiger fühle.»

Starten statt warten

Auch die längste Reise beginnt immer mit dem ersten Schritt, sagt ein chinesisches Sprichwort. Sollten Sie jetzt einen Vorsatz gebildet haben, z. B. mit einem Rückentraining zu beginnen, dann fangen Sie am besten gleich damit an, diesen Vorsatz umzusetzen. Setzen Sie Ihren guten Vorsatz zügig in die Tat um. Beginnen Sie mit einem Maßnahmenplan.

Gehen Sie planmäßig vor

Jetzt gilt es festzulegen, wie Sie Ihre Ziele oder Zwischenziele erreichen wollen. Wollen Sie beispielsweise einen Rückenschulkurs besuchen, müssen Sie sich über die Möglichkeiten an Ihrem Ort informieren. Sportvereine, Krankenkassen oder Praxen bieten über das Internet, Aushänge, Broschüren, Anzeigen entsprechende Kurse an. Rückenkurse haben den Vorteil, dass Sie zu einem festen Termin Übungen und Wissen vermittelt bekommen und Sie jederzeit bei Ihrem Kursleiter nachfragen können. Sie können mit Hilfe des Buches auch selbständig mit einem Übungsprogramm beginnen.

Übung: Was sind Ihre Maßnahmen, um Ihre Zwischenziele oder Ziele zu erreichen?

Schärfen Sie Ihre Sinne

Vielen Menschen ist das Bewusstsein für den eigenen Körper verloren gegangen. Die Folge davon ist ein gestörtes Verhältnis zum eigenen Körper, die Fehlinterpretation körperlicher Signale und das Nichterkennen unökonomischer Bewegungsabläufe. Lernen Sie Ihren Körper durch die im Buch beschriebenen Übungen wieder näher kennen und richten Sie Ihre Aufmerksamkeit bewusst nach innen. Seien Sie nicht enttäuscht, wenn Sie zu Beginn nicht viel spüren – auch das Üben der Sinne benötigt Zeit.

Glauben Sie an sich

Resignieren Sie nicht, wenn Sie etwas nicht gleich beherrschen oder wenn sich nicht sofort eine Besserung einstellt. Ein eingerostetes Scharnier funktioniert auch nicht sofort, wenn Sie daran rütteln. Sie müssen es schon mehrmals schmieren und bewegen und evtl. sogar einmal mit einem Hammer daraufhauen. Eingerostete Strukturen in Ihrem Körper brauchen Zeit. Wenn sie nach längerer Ruhezeit wieder bewegt werden, kann ein chronischer Schmerz sogar erst zunehmen, bevor er nach einer gewissen Zeit deutlich abnimmt.

Werfen Sie nicht nach den ersten Schwierigkeiten das Handtuch!

Geben Sie nicht schon gleich bei den ersten Schwierigkeiten Ihre guten Vorsätze auf. Schwierigkeiten sind kleine Hindernisse auf dem Weg zum Ziel. Man kann sie vielleicht vorher schon einkalkulieren, es gibt aber eben auch solche, die unvorhergesehen auftreten. Dafür gibt es folgenden Weg zur Lösung:

1. Kurze Standortanalyse durchführen. Schreiben Sie auf, welche Schwierigkeiten Sie daran hindern, gewollte Handlungen durchzuführen.
2. Überlegen Sie, am besten wieder schriftlich, welche drei Lösungsmöglichkeiten oder Bewältigungsstrategien Ihnen helfen, das Problem / Hindernisse zu überwinden. Machen Sie aus Problemen Ziele. (Welche Lösungswege gibt es? – s. S. 85)
3. Dann wählen Sie die Ihrer Meinung nach günstigste Lösung aus. Bewerten Sie die Lösungswege mit Vor- und Nachteilen.

Sie sollten auch kein schlechtes Gewissen haben, wenn Sie einmal Ihre Vorsätze nicht verwirklicht haben. Akzeptieren Sie die Tatsache und versuchen Sie es auf ein Neues. Jeder neue Anfang zählt!

Belohnen Sie sich selbst

Ist es Ihnen gelungen, einen guten Vorsatz in die Tat umzusetzen, haben Sie allen Grund, stolz auf sich zu sein. Belohnen Sie sich mit angenehmen Dingen.

Damit belohne ich mich, wenn ich mein Ziel erreicht habe:

....

Problembeispiel	Konkrete Lösungsmöglichkeiten
Ich kann mich nicht aufraffen, nach der Arbeit zu trainieren.	**1. Ich trainiere vor der Arbeit. 2. Ich verabrede mich mit Freunden. 3. Ich trainiere immer zur gleichen Zeit in der Woche. 4. Ich halte mir den Trainingstermin frei von anderen Verpflichtungen. 5. Ich packe meine Tasche vor der Arbeit und fahre direkt danach dorthin.**

Optimieren Sie Ihre Verhältnisse und schaffen Sie Bewegungsgelegenheiten

Sie werden feststellen, dass sich schon durch eine Verbesserung der äußeren Umgebung das eigene Verhalten positiv verändern lässt. So wirkt sich allein schon das Hochstellen des Telefons auf ein Stehpult oder eine erhöhte Arbeitsplatte positiv auf Ihr Bewegungsverhalten aus. Sie sorgen damit gleichsam von selbst für den dynamischen Wechsel von Stehen und Sitzen.

Nutzen Sie feste Zeiten im Tagesablauf

Eine gute Strategie, sich den Eingewöhnungsprozess zu erleichtern, ist es, die Aktivitäten fest in den Tagesablauf einzuplanen oder auch mit anderen Personen gemeinsam auszuprobieren. Legen Sie z. B. eine Uhrzeit für Ihre tägliche Gymnastik fest. Feste

Rückentrainingsgruppen und Verabredungen mit Freunden sind eine zusätzliche Verpflichtung, die Ihnen helfen, den inneren «Schweinehund» zu überwinden.

Benutzen Sie Erinnerungshilfen

Erinnerung ist die Voraussetzung für die Dauerhaftigkeit einer Verhaltensänderung. Das Aufhängen von Informationsmaterial, z. B. eines Rückenplakates, die Information von Kollegen und Familienmitgliedern und die ergonomische Gestaltung des Arbeitsplatzes bieten schon im Vorfeld die Möglichkeit, das Bewegungsverhalten positiv zu beeinflussen. Ein kleiner roter Klebepunkt erinnert Sie als Signalpunkt immer an ein bestimmtes Verhalten. Ein Massage-Igel auf dem Schreibtisch stimuliert Sie zur Massage Ihres Nackens oder Ihrer Fußsohlen.

Lernen Sie mit Hirn, Herz und Hand

Dahinter steht ganz einfach die Erkenntnis, dass Sie sich Dinge am besten dann merken können, wenn der ganze Mensch am Lernvorgang beteiligt ist. So sollten Sie beispielsweise die praktischen Übungen nicht nur lesen und die Bilder betrachten, sondern gleich ausprobieren und wahrnehmen, was Sie dabei fühlen.

Seien Sie selbst Vorbild

Versuchen Sie, Ihr «neues Verhalten» positiv nach außen zu tragen, und bringen Sie sich in ihrer sozialen Umgebung selbst als Modell ein. Ihre Kinder werden Sie nachahmen und Ihre Kollegen Sie ansprechen, auch wenn sie zu Beginn vielleicht etwas lächeln.

Übung macht den Meister

Es bedarf einer langen und intensiven Übungszeit, damit Bewegungen verinnerlicht werden und ökonomisch ablaufen. Eine sehr wirkungsvolle Methode zum Erlernen, Verbessern oder Festigen eines komplexen Bewegungsablaufes ist das *mentale*

Training. Es handelt sich dabei um ein intensives gedankliches Vorstellen eines Bewegungsablaufes, ohne dass dieser tatsächlich ausgeführt wird. Die Bewegung läuft dabei bildhaft in Zeitlupe vor Ihrem geistigen Auge ab.

Die Rückenschule bei orthopädischen Erkrankungen

(Dr. med. Jürgen Fischer)

Meist führen erst bestehende Wirbelsäulenbeschwerden den Patienten in die Rückenschule. Da es ein Ziel der Rückenschule ist, Belastungsspitzen für die Wirbelsäule zu vermeiden, chronische Belastungen zu reduzieren und Entlastungshaltungen zu erlernen, gibt es nur ganz wenige grundsätzliche, absolute Kontraindikationen zur Teilnahme am Rückenschulkurs. Ausgeschlossen werden sollten Patienten mit schweren Erkrankungen der Wirbelsäule oder anderen schwerwiegenden Allgemeinerkrankungen. Bei folgenden Symptomen sollte vor Beginn der Rückenschule eine ärztliche Untersuchung erfolgen:

- Rückenschmerzen, die in ein Bein ausstrahlen und sich beim Husten oder Niesen verstärken.
- Gefühlsstörungen, Taubheitsgefühle oder Kribbeln im Bein sowie Störungen der Muskelfunktionen.
- Heftige Erschütterungsschmerzen der Wirbelsäule.
- Nach Operation im Bereich des Hüft- und Kniegelenkes, insbesondere nach künstlichen Gelenken, ist zuvor das Einverständnis des behandelnden Arztes notwendig.
- Nach Bandscheibenoperationen sind minimale Schonzeiten einzuhalten:
  - Nach operativen Bandscheibenentfernungen (Nukleotomien) sollte nicht vor Ablauf von 12 Wochen nach der Operation an einem Rückenschulkurs teilgenommen werden.

- Nach sogenannten percutanen Nukleotomien oder transcutanen Nukleotomien (Bandscheibenstanzungen, Absaugungen, Laserverdampfungen) oder nach mikrochirurgischen Eingriffen ist eine Karenzzeit von mindestens sechs Wochen einzuhalten.
- Hat sich ein Patient einer wirbelsäulenversteifenden Operation unterziehen müssen, so ist in allen Fällen die Erlaubnis des behandelnden Arztes zur Teilnahme am Rückenschulkurs einzuholen.

  Zu betonen ist, dass es sich hierbei um Mindestzeiten handelt und dass in Zweifelsfällen der behandelnde Arzt zurate zu ziehen ist. Das Gleiche gilt bei akuten entzündlichen Prozessen, akuten Beschwerden am Bewegungsapparat und nicht abgeklärten chronischen Beschwerden.

Bei den übrigen folgenden Wirbelsäulenerkrankungen stellt die Rückenschule eine ausgezeichnete Möglichkeit dar, um Belastungen der Wirbelsäule zu reduzieren und damit krankheitsbedingte Beschwerden zu verringern.

Orthopädisch relevante Erkrankungen sind einerseits in den Gelenken, andererseits in der Wirbelsäule denkbar.

Für das Verständnis der folgenden Ausführungen scheint es uns wichtig zu sein, teilweise einzelne anatomische Zusammenhänge kurz zu wiederholen.

Wirbelsäulenerkrankungen

Der Schmerz ist immer ein Signal dafür, dass eine relevante Störung vorliegt. Zu Beginn akut, kann der Schmerz, bleibt er über längere Zeit bestehen, chronisch werden. Rückenschmerzen können viele Ursachen haben, überwiegend werden Rückenschmerzen durch Störungen des Bewegungssegmentes hervorgerufen. Hierbei unterscheiden wir einerseits anlage- und wachstumsbedingte Störungen und andererseits Störungen durch Alterungsvorgänge im Bereich der Bandscheibe, des Wirbelkörpers und der Wirbelgelenke oder Veränderungen durch äußere Einflüsse, die häufig zum Verlust der Beweglichkeit der Funktionseinheit und zu bewegungsabhängigen Schmerzen führen.

Erkrankungen der Bandscheibe

Die Bandscheibe liegt als Pufferkissen zwischen zwei Wirbelkörpern. Sie besteht im Zentrum aus einem weich-elastischen Gallertkern und ist umgeben von zwiebelschalenartigen Faser- und Knorpelschichten. Der Gallertkern im Zentrum federt Druckbelastungen ab und verteilt die Druckbelastungen auf die gesamte Bandscheibe, ähnlich einem Wasserbett. Je höher der Wassergehalt der Bandscheibe, desto größer ist der Quellungsdruck und umso besser können Belastungen abgefedert werden. Die Bandscheibe wird nicht durch Blutgefäße ernährt. Durch einen ständigen Wechsel von Belastung und Entlastung wird das Bandscheibengewebe durchsaftet, ähnlich einem Schwamm, der im Wasser zusammengepresst und wieder losgelassen wird. Der Wechsel von Belastung und Entlastung ist somit unabdingbare Voraussetzung zum Erhalt der Ernährung und des Quellungsdruckes der Bandscheibe. Eine kontinuierliche Druckerhöhung durch Belastung führt zum Verlust des Wassergehaltes und zum zunehmenden Verlust der Elastizität. Momentane Belastungen der Bandscheibe sind unschädlich. Die ständige Fehlhaltung, z. B. eine beruflich bedingte verstärkte Rundrückenhaltung, führt zu einer ungleichmäßigen Druckbelastung auf die Vorderkante der Bandscheibe. Der weiche Gallertkern im Zentrum wird nach hinten verlegt und es kommt zu einer Belastung der zwiebelschalenförmigen Randfasern. Er wölbt sich in Richtung Rückenmark vor, was als Bandscheiben-Protrusio (Vorwölbung) bezeichnet wird. Eine Bandscheibenvorwölbung ist eine physiologische Reaktion auf Belastung, die sich unter Entlastung wieder zurückbildet.

Bilden sich jedoch zunehmende Risse im äußeren Faserring der Bandscheibe und hält dieser dem Belastungsdruck nicht mehr stand, kann er zerreißen, wobei Teile des Gallertkerns meist nach hinten aus dem Faserring herausgequetscht werden (Bandscheibenvorfall). Der Bandscheibenvorfall führt durch Bedrängung des Rückenmarks oder eines Nervenbündels zu Rückenschmerzen. Diese können akut auftreten (Hexenschuss) oder schleichend zunehmenden Charakter besitzen (Lumbago).

98 Prozent aller Bandscheibenvorfälle finden sich in den unteren beiden Bewegungssegmenten zwischen 4. und 5. Lendenwirbelkörper sowie zwischen 5. Lendenwirbelkörper und dem Kreuzbein. In Abhängigkeit von der Art und Schwere der Bandscheibenschädigung treten verschiedene Symptome auf.

Bei geringer Beeinträchtigung des Rückenmarks oder der Nervenwurzel stehen meist umschriebene tiefsitzende Rückenschmerzen mit Ausstrahlung in eine oder beide Gesäßhälften im Vordergrund. Bei einer Zunahme der Bandscheibenvorwölbung kommt es zu ziehenden, in das Bein ausstrahlenden Beschwerden, die sich bei Husten oder Niesen verstärken. Eine zunehmende Quetschung des Rückenmarks führt zu Störungen der Nervenfunktion, die sich in einer umschriebenen Gefühlsstörung, einem

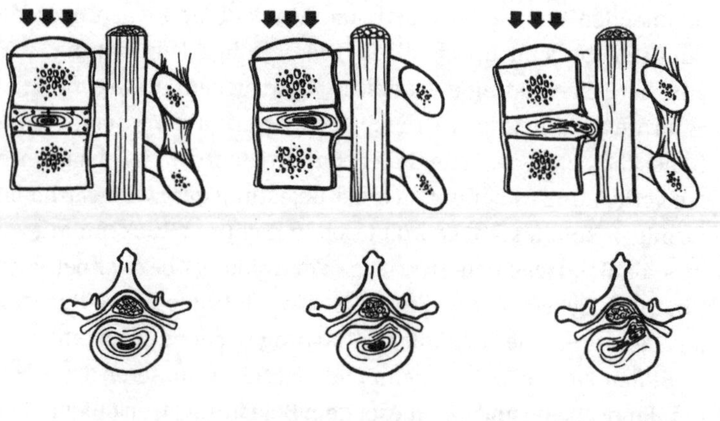

Reflexverlust oder einer Lähmung bemerkbar machen. Bei einer Schädigung der Bandscheibe kommt es zu einer Gefühlsstörung im Bereich der Unterschenkelvorderseite sowie im Fußrückenbereich. Lähmungserscheinungen zeigen sich beim Anheben der Großzehe sowie beim Gehen auf der Ferse mit angehobenem Fuß.

Bei einer Schädigung der Bandscheibe zwischen 5. Lendenwirbel und 1. Kreuzbein kommt es zu einer Gefühlsstörung im Bereich der Ober- und Unterschenkelaußenseite, die einen Verlauf ähnlich einem Generalstreifen an den Hosen aufweist. Gleichzeitig kommt es zum Verlust des Achillessehnenreflexes sowie zu einer Störung der Fußsenkermuskeln. Der Patient kann nur eingeschränkt oder nicht mehr auf den Zehenspitzen gehen. Die Behandlungen sind abhängig von Art und Ausmaß der Bandscheibenschädigung. In den überwiegenden Fällen sind sie nicht operativ. Bei leichten Störungen können durch geeignete medikamentöse und physiotherapeutische Methoden eine fortschreitende Störung des Rückenmarks vermieden und die Rückenschmerzen beherrscht werden. Günstig ist eine kurzfristige entlastende und schmerzarme Lagerung, z. B. die Stufenbettlagerung.

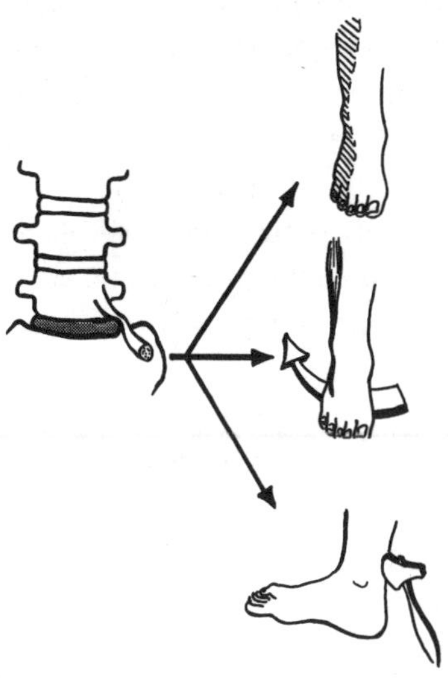

Sobald die Schmerzen zurückgegangen sind, wird frühzeitig eine Mobilisation des Patienten angestrebt. Langdauernde Ruhigstellungen oder Bettphasen sind nicht mehr gebräuchlich. Sie sind nur für die akute, extrem schmerzhafte Frühphase angezeigt. Wenn sich durch konservative Maßnahmen keine Besserung der Beschwerden erreichen lässt oder es zu fortschreitenden neurologischen Ausfällen kommt, müssen operative Maßnahmen (klassische, perkutane oder mikrochirurgische Nukleotomie) in Erwägung gezogen werden.

Im Bereich der Halswirbelsäule ist durch die bandscheibenoperationbedingte Lockerung und Überbeweglichkeit in der überwiegenden Zahl der Fälle eine Stabilisationsoperation erforderlich. Hierzu wird eine Versteifung der benachbarten Wirbelkörper (Spondylodese) auf verschiedenen operativen Wegen angestrebt. Im Bereich der Lendenwirbelsäule kann ein Ersatz der entfernten Bandscheibe durch eine künstliche Bandscheibe erfolgen. Von Vorteil ist hier, dass der Zwischenwirbelraum nicht höhengemindert wird und weiterhin als funktionsfähiges Bewegungssegment erhalten werden kann. Nachteilig ist, dass es zu Lockerungen der künstlichen Bandscheibe und damit zu Folgeoperationen kommen kann.

Durch keine Behandlungsform wird eine gesunde Bandscheibe hergestellt, sondern nur das krankhaft veränderte Bandscheibengewebe entfernt und der Nerv oder das Rückenmark vom schädlichen Druck befreit. Die Belastungs- und Bewegungsfähigkeit dieses Segmentes wird hierdurch dauerhaft herabgesetzt. Als ursächlich für einen Bandscheibenvorfall wurde jahrzehntelang eine ständige mechanische Fehl- oder Überbelastung angesehen. Dieses ausschließlich mechanistische Modell wurde mittlerweile durch ein multiäthiologisches psychodynamisches Erklärungsmodell ersetzt.

So können einerseits wiederholte mechanische Fehl- oder Überlastungen zu einer Schädigung der Bandscheibe führen, andererseits bewirken Stress, Hektik, psychologisch dauerhaft belastende Situationen eine langfristige Erhöhung der muskulären Spannung im Rückenbereich und können hierdurch Bandscheibenvorfälle auslösen. Schwere akute seelische Belastungen, sogenannte Aktualkonflikte wie der Tod eines Angehörigen, Gefährdung des

Arbeitsplatzes oder Trennung vom Partner sind dann häufig der letzte Auslöser des Bandscheibenvorfalls. Retrospektive Analysen von Patienten mit Bandscheibenvorfällen zeigen, dass oft mehrere Faktoren vorliegen und erst in der Summe den Bandscheibenschaden erklären.

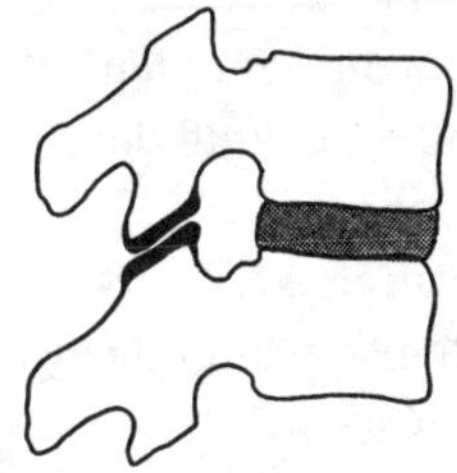

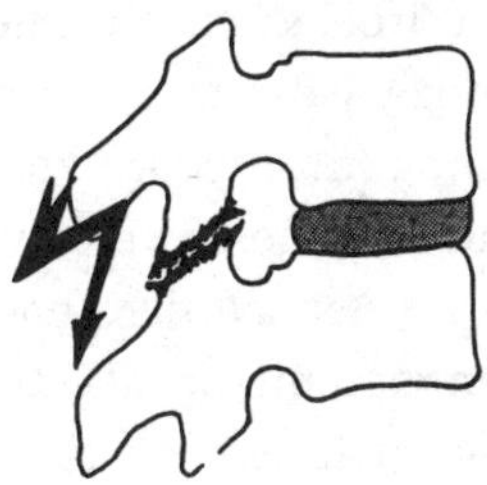

Wirbelgelenksarthrose

Wirbelgelenke stellen eine miniaturisierte Form der großen Gelenke an Armen und Beinen dar. Sie ermöglichen Bewegungen in bestimmten Richtungen. Während die Halswirbelsäule ausgedehnte Bewegungen in vier Richtungen erlaubt, ist in der Lendenwirbelsäule nur eine Beugung und Streckung möglich. Durch ständige Über- oder Fehlbelastungen, z.B. durch chronische Hohlkreuzbelastung, Höhenminderung der Bandscheibe oder vermehrtes Gelenkspiel bei Bandscheibenlockerung erhöht sich der Druck auf den Wirbelgelenkknorpel und nutzt diesen schneller ab. Es kommt zur Entwicklung eines vorzeitigen Verschleißes, sodass sich im Spätbild das Bild einer typischen Arthrose, die Wirbelgelenksarthrose (Spondylarthrose) entwickelt. Durch die degenerativ bedingte Höhenabnahme der Bandscheibe nähern sich die benachbarten Wirbel einander an, und die Zwischenwirbelgelenke werden vermehrt und unphysiologisch belastet. Die fixierenden Bänder, die auf den ursprünglichen Abstand der Wirbelknochen bemessen sind, lockern sich zunehmend, mit der Konsequenz einer Gefügelockerung. Diese äußert sich in lokalen Rückenschmerzen mit sogenannter pseudoradikulärer Ausstrahlung, die sich im Vergleich zum radikulären Schmerz (s.o.

Bandscheibenvorfall) eher diffus, großflächig und nicht an ein Segment gebunden äußert. Typisch ist auch die zunehmende morgendliche Steifigkeit und Beschwerdebesserung nach einer Einlaufphase.

Durch kleine Nervenmessfühler in den Gelenken wird die Gelenkschädigung registriert und als Schmerz dem Gehirn gemeldet. Gleichzeitig wird zum Schutz des Wirbelgelenkes die Spannung der Rückenhaltemuskeln erhöht. Hierdurch wird zunächst das Wirbelgelenk entlastet und die Bewegungsbelastung der Wirbelbogengelenke eingeschränkt. Eine dauerhafte Spannungserhöhung führt jedoch zu Muskelhärten (Myogelosen), die zu den häufigsten Beschwerdeursachen im Schulter-Nacken-Bereich sowie im Bereich der Lendenwirbelsäule zählen. Die Muskulatur kann man hierbei als strangförmige Verhärtungszone tasten; sie ist meist äußerst druckschmerzhaft.

Der Spannungszustand der Muskulatur wird erheblich von der psychischen Verfassung des Menschen beeinflusst, insbesondere Stresssituationen, Alltagsprobleme sowie aggressive Verhaltensweisen erhöhen den Spannungszustand der Muskulatur und können so zu einer Verstärkung der Rückenschmerzen führen. Wie bei großen, von Arthrose betroffenen Gelenken kommt es zu belastungsabhängigen Beschwerden, schmerzhaften Einschränkungen der Beweglichkeit, zunehmender Steifheit sowie Anlaufschmerzen. Darüber hinaus entwickeln sich an den Wirbelkörperkanten Knochenfortsätze (Spondylosis deformans), die ein erhebliches Ausmaß annehmen können.

Zur Schmerzlinderung ist es notwendig, die gesteigerte Muskelspannung sowie Muskelhärten durch Massagen, Wärmepackungen und geeignete Medikamente zu beseitigen. Eine dauerhafte Beschwerdeminderung kann jedoch nur durch eine verminderte Belastung, durch Vermeidung von Fehlbelastungen und durch eine Änderung der Verhaltensweisen erreicht werden (Rückenschule).

Seltene Wirbelsäulenerkrankungen

Wirbelsäulenfehlstellungen

Unter Haltungsfehlern werden alle von der Norm abweichenden Wirbelsäulenhaltungen zusammengefasst, die vom Patienten bewusst ausgeglichen werden können. Im Gegensatz hierzu sind Wirbelsäulenfehlstellungen durch strukturelle Veränderungen verursacht. Eine Vielzahl von Erkrankungen (angeborene Wirbelsäulenfehlbildungen, Unfälle, Entzündungen, Lähmungen etc.) führen zu Wirbelsäulenverkrümmungen oder zur Änderung der harmonischen Schwingung der Wirbelsäule. Ebenso vielfältig wie die Ursachen sind die therapeutischen Möglichkeiten. Während geringe Verkrümmungen durch physiotherapeutische Übungen behandelt werden, bedürfen stärkere Veränderungen der Korsettbehandlung und schwerste Formen der operativen Begradigung und Versteifung.

- Morbus Scheuermann: Eine der häufigsten Störungen der harmonischen Schwingung der Wirbelsäule manifestiert sich im jugendlichen Alter. Es kommt hierbei zu einer Zunahme der Vorwärtsneigung der Brustwirbelsäule (Morbus Scheuermann), was zu einer Formstörung – ähnlich dem im höheren Alter auftretenden Witwenbuckel – führt. Die Patienten klagen über belastungsabhängige Beschwerden im Bereich der Wirbelsäule mit Häufung am Übergang von Brust- zu Lendenwirbelsäule. Die Scheuermann'sche Erkrankung wird, von Ausnahmen abgesehen, physiotherapeutisch behandelt. Berufe, in denen schwer gehoben oder schwer getragen wird sowie in ständig vornübergeneigter Haltung gearbeitet werden muss, sind ungünstig.
- Skoliosen: Unter Skoliosen versteht man strukturelle Seitverbiegungen der Wirbelsäule mit Verdrehung der Wirbelkörper gegeneinander. Im Unterschied zu Haltungsschwächen können Skoliosen aktiv nicht vollständig ausgeglichen werden. Je nach

Ursache der Skoliose schreitet sie während der Wachstumsphase mehr oder weniger stark fort. Skoliosen können vielfältige Ursachen haben, die Ursache der häufigsten Skolioseform, der idiopathischen Skoliose, ist ungeklärt. Wirbelsäulenverbiegungen sind gut zu erkennen, wenn sich der Patient vornüberbeugt. Auf der konvexen Seite bildet sich im Bereich der Brustwirbelsäule der sogenannte Rippenbuckel, im Bereich der Lendenwirbelsäule der Lendenwulst. Die Therapie richtet sich vornehmlich nach dem Ausmaß der Verkrümmung. Bei leichten Verkrümmungen kann man ausschließlich durch sportliche Aktivität sowie eine physiotherapeutische Übungsbehandlung vorgehen. Durch die Kräftigung der Rumpfmuskulatur wird einer Zunahme der Verkrümmung entgegengewirkt.

- Wirbelgleiten (Spondylolisthesis): Beim Wirbelgleiten gleitet der oberhalb gelegene Wirbel über den unteren nach vorne (bauchwärts), was aufgrund eines Defektes in den hinteren Verankerungsanteilen der Wirbel möglich wird. Am häufigsten ist hiervon der 5., seltener der 4. Lendenwirbelkörper betroffen. In Einzelfällen kann das Verschieben zum vollständigen Abkippen des oberen Lendenwirbelkörpers führen. Typisch sind hartnäckige, tiefsitzende Kreuzschmerzen, insbesondere bei stärkerer Beanspruchung. Klinisch imponiert häufig eine verstärkte Lordosierung (Hohlkreuzbildung). Auch bei der Spondylolisthesis versucht man die Rücken- und Bauchmuskulatur zu kräftigen, sowie physiotherapeutisch das häufig vorhandene Hohlkreuz zu beeinflussen und dadurch den Gleitvorgang zu verringern bzw. aufzuhalten.

Entzündungen

Seltene Ursache von Rückenbeschwerden sind Entzündungen der Wirbelsäule. Hierbei unterscheidet man grundsätzlich eitrige, d.h. durch Bakterien bedingte und tuberkulöse Entzündungen sowie nichteitrige Entzündungen, z.B. bei einem rheumatischen

Leiden. Führendes Beschwerdesymptom ist der heftig umschriebene Rückenschmerz. Der betroffene Wirbelsäulenabschnitt ist außerordentlich erschütterungs- und klopfempfindlich. Entzündliche Erkrankungen der Wirbelsäule können innerhalb kürzester Zeit zur schweren Schädigung des statischen Aufbaus der Wirbelsäule führen und bedürfen daher meist einer intensiven stationären Behandlung. Teils wird eine operative Versteifung des Wirbelsäulenabschnittes notwendig.

Wirbelsäulenverletzungen

Insbesondere durch die zunehmende Motorisierung der Bevölkerung nimmt in den letzten Jahren die Zahl der Wirbelsäulenverletzungen zu. Bei geringen Schädigungen kommt es zur Störung des normalen Bewegungsspieles der Wirbelsäule durch Schädigung der Rückenmuskulatur sowie der Bänderstrukturen. Bei schweren Verletzungen kommt es zu Brüchen der Wirbelknochen, die in der überwiegenden Zahl der Fälle keine dauerhafte Schädigung der Wirbelsäule bedingen und unter geeigneter Behandlung folgenfrei ausheilen. Dramatische Symptome sind bei Zerstörung der Wirbelsäulenstabilität zu erwarten. Hierdurch können empfindliche Rückenmarksgewebe sowie die Nervenwurzeln geschädigt werden, was im schlimmsten Fall eine Querschnittslähmung zur Folge hat. Bei ausgeprägten Störungen der Wirbelsäulenstabilität ist eine operative Behandlung nicht zu umgehen.

Stoffwechselerkrankungen

Die Knochen des Körpers sind außerordentlich anpassungsfähig. Eine vermehrte Belastung eines Knochens führt zur Zunahme der Knochenfestigkeit. Auch die Wirbelsäulenknochen passen sich dem alltäglichen Belastungsniveau in ihrer Festigkeit an. Im jugendlichen und frühen Erwachsenenalter liegt der Gipfel der körperlichen Aktivität. Hier wird auch die größte Knochenfestigkeit gefunden. Mit zunehmendem Alter verliert der Knochen an

Tragfähigkeit, und bei krankhafter Minderung der Knochendichte (Osteoporose) kann es bereits unter alltäglichen Belastungen zu Wirbelkörperbrüchen kommen.

Darüber hinaus können hormonelle Erkrankungen sowie Störungen des Vitaminhaushaltes den Knochen in seiner Tragfähigkeit beeinträchtigen. Die Patienten klagen über frühzeitige Ermüdung der Rückenmuskulatur, insbesondere gegen Nachmittag. Es bestehen meist generalisierte Skelettschmerzen. Bei einer weiteren Abnahme der Knochentragfähigkeit kommt es zu umschriebenen Wirbelkörperverformungen, die zu lokalisierten Schmerzen und zu einer Größenabnahme des Patienten führen. Gleichzeitig nimmt die Brustwirbelkrümmung zu.

Vitaminmangelerscheinungen und Hormonstörungen müssen medikamentös ausgeglichen werden. Selten werden operative Maßnahmen notwendig, bei der wesentlich häufigeren Form des altersbedingten Knochenschwunds stehen zum einen die medikamentöse Behandlung, zum anderen jedoch die krankengymnastische Behandlung im Vordergrund. Die verminderte Belastbarkeit der Wirbelsäule zwingt den Patienten, seine Verhaltensweisen zu ändern und hierdurch eine Überbeanspruchung des Rückens zu vermeiden (Rückenschule). Er muss lernen, bei allen Körperhaltungen und Tätigkeiten des täglichen Lebens eine Überbelastung der Wirbelsäule zu vermeiden.

Die Rückenschule und Rückenschmerz aus psychologischer Sicht

(Prof. Dr. Hans Steiner)

Auf der Suche nach den Ursachen von Rückenschmerzen ist nicht zu übersehen, dass neben den vererbten, somatischen Schwächen und veränderten Bewegungs- und Belastungsfaktoren, die sich aus einer veränderten zivilisatorischen Umwelt heraus entwickelt haben, auch psychologische bzw. psychosomatische Einflussfaktoren in hohem Maße mitverantwortlich sind. Unter psychosomatischen Beschwerden verstehen wir real empfundene organische Schmerzen, deren Verursachung allerdings primär im psychologischen Bereich gesehen wird (Beispiel: Ärger, der zu Kopfschmerzen führt). In einer Untersuchung an 100 Rückenpatienten einer orthopädischen Klinik wurde festgestellt, dass 62 Prozent der Patienten ein überdurchschnittliches Leistungsbewusstsein aufwiesen, 71 Prozent angaben, ihre Schwäche nicht vor anderen Menschen zeigen zu können, 66 Prozent sich als «hart im Nehmen» bezeichneten und nur 11 Prozent einer schweren körperlichen und 29 Prozent einer stehenden Tätigkeit mit stärkerer Belastung nachgingen. Die Ergebnisse lassen «eine starke Einseitigkeit, insbesondere für den Bereich der Leistung» erkennen. Auffallend ist der schwache Bezug zur körperlichen Belastung, der auch in vielen anderen Untersuchungen festgestellt wurde.

Der gezeigte Zusammenhang zeichnet ein Bild des von Rückenschmerzen geplagten modernen Arbeitsmenschen, welches gekennzeichnet ist von übermäßigem Arbeitseifer, Ruhelosigkeit, ständigem Aktivsein, mangelnder Genussfähigkeit, Unsicherheit, Angewiesenheit auf Lob und Anerkennung usw.

Offensichtlich sind es die psychischen Belastungen, häufig zum Stichwort «Stress» zusammengefasst, die in einem mittelbaren Zusammenhang zum Vorhandensein von Rückenschmerzen stehen. Im psychischen Bereich sind sie gekennzeichnet von Faktoren wie Leistungs- und Erfolgsdruck, Angst vor Fehlern und Versagen bis hin zu existenziellen Bedrohungen; aber auch sozialen Spannungen, Konflikten oder Konkurrenzsituationen am Arbeitsplatz. Der negative Dauerstress führt oftmals zu einer sukzessiven Veränderung der Persönlichkeit, die gekennzeichnet ist von Ängsten und Depressionen. Vor allem depressive Neigungen gehen mit Krankheiten und Beschwerden im Bereich der oberen Wirbelsäule einher. Von allen beteiligten Muskelgruppen reagiert offensichtlich der Trapezmuskel am stärksten auf psychische Zustände. Er wird als einer der wichtigsten «psychischen Erfolgsmuskeln» bezeichnet. Gebärden des Schauderns, Kopfeinziehens, Achselzuckens usw. unterliegen seiner Funktion.

Überforderung

Wie aber lässt sich eine unmittelbare Verbindung von Psyche und lokalen, physiologisch nachweisbaren Schmerzen herstellen?

Genauer betrachtet sind es verschiedene Auswirkungen des «Dauerdrucks», die sich in ihrer Gesamtheit sowohl in leichteren Schmerzen summieren als auch für die massiven Erkrankungen verantwortlich gemacht werden können:

- eine mangelnde Durchblutung aufgrund der erhöhten Spannungszustände der Rückenmuskulatur und, daraus abgeleitet,
- Müdigkeits- und Schwächezustände, die zu einem diffusen, oft andauernden Unwohlsein im Rücken führen,
- besondere muskuläre Verhärtungen im Übergangsbereich zwischen Lenden- und Kreuzbeinwirbel, die leicht Schmerzen hervorrufen,
- Einschränkungen der osmotischen Stoffwechselversorgung der Bandscheibe durch Dauerdruck und damit die Gefahr der Verengung der Zwischenwirbelräume bzw. des Einquetschens von Nervensträngen, die seitlich aus den Wirbeln austreten (Ischiasbeschwerden).

Die auch bei Ischiasbeschwerden häufig zu beobachtenden Begleiterscheinungen wie abnorme Ermüdbarkeit, Schweregefühl, Durchblutungsstörungen und Störungen der Hauttemperatur werden unter anderem auf die «intime» Verbindung des sympathischen Grenzstrangs mit dem dorsalen Spinalnerv im Rückenmark zurückgeführt. Der Sympathikus ist bekanntermaßen für die Aktivierungs- und Hemmungsvorgänge annähernd aller inneren Organe zuständig. Sein «Sitz» ist im Rückenmark, wobei die einzelnen Nervenstränge jeweils zwischen den Wirbeln austreten. Er wird auch der Leistungsnerv genannt, da er für die rasche Mobilisierung von Energie im Körper sorgt, wenn eine entsprechende Aufgabe ansteht bzw. Situation zu bewältigen ist: beispielsweise durch Freisetzen der Stresshormone Adrenalin und Noradrenalin, die wiederum Einfluss auf muskuläre Spannungs- und Entspannungszustände haben.

Unterforderung

Doch nicht nur ein Übermaß an Spannung und Druck führt zu schmerzhaften oder degenerativen Veränderungen im Bereich der Wirbelsäule, sondern auch das entsprechende Untermaß. Auch die Ursachen können in denselben gesellschaftlichen Veränderungen bzw. in den täglichen Anforderungen des Arbeits- und Privatlebens gesucht werden. Dort etwa, wo Angst und Druck nicht Auflehnung und Aggression erzeugt, sondern Hemmung, Resignation oder Regression. Auf die Gefühls- oder vegetative Ebene übertragen, dominiert bei jenem Menschentyp eine regressive Grundhaltung, die gekennzeichnet ist von Passivität und damit Spannungslosigkeit. Kein Wunder, wird er doch ohnehin von unserer technisierten Umwelt mehr und mehr in dieses Verhaltensmuster gedrängt.

Im schlimmsten Fall greifen Überforderung und Unterforderung ineinander: hier die psychische Überreiztheit, da der völlige Bewegungsmangel. Sie befruchten sich wechselseitig. Die verschiedenen Gefühle und Stimmungsbilder, die daraus entspringen, werden typischerweise mit Betäubungsstrategien bekämpft. Vermehrtes Essen und Trinken, Nikotin und Alkohol tun dann ein Übriges, um die Belastung auf den Körper und den Rücken durch Übergewicht zu vermehren.

Rückenschmerz – ein ganzheitliches Problem

Tatsache ist, dass wir gut beraten sind, Rückenschmerzen als Symptom für eine ganze Verkettung von Missverhältnissen zu begreifen: Der Rücken ist die Schwachstelle, die uns am frühesten und auch am nachhaltigsten auf die Störungen in unserer Verhaltenskette aufmerksam macht! Durch Schmerzen, die anfangs als unbequem, dann verstärkt störend und schließlich als stark belastend empfunden werden.

Der Rücken prägt die Haltung eines Menschen. Doch Haltung ist mehr als eine statische Größe. Sie ist der wahrnehmbare Ausdruck des Inneren eines Menschen. Haltung ist das Ergebnis eines vitalen Gesamtprogrammes, welchem die Aufgabe zukommt, den gesamten Organismus aufrechtzuerhalten, im physischen und psychischen Sinne. Ihr obliegt einer Haltefunktion, in der sie nicht nur auf die Festigkeit der Knochen-, Sehnen- und Muskelstruktur, sondern auch auf die innere Spannungsfähigkeit und das Selbstbewusstsein des Menschen angewiesen ist. Wie schwer ist es oft für ihn, sich trotz existenzieller Sorgen aufrecht, offen und optimistisch zu halten oder sich nach Schicksalsschlägen wieder aufzurichten. Ihr obliegt auch eine Ausgleichsfunktion, in der sie elastische Eigenschaften benötigt, um Unebenheiten zu schlucken und mit Beweglichkeit den Anforderungen des Alltags zu begegnen.

In dem polaren Wechselbezug von Stütze und Ausgleich spiegelt sich das Regelprinzip der biologischen Dynamik wider: Spannung und Entspannung wechseln sich ab wie Belastung und Entlastung, Anstrengung und Erholung – immer im engen Kontakt mit den Anforderungen von außen und den Möglichkeiten des Innern, diesen Wechsel aufrechtzuerhalten. Der Rücken signalisiert uns in seiner Haltung die Antwort, ob er bereit ist, den Befehlen zu gehorchen oder sie zu verweigern, ob er sich mit Angst, mit Widerwillen oder bereitwillig beugt, ob er sich auflehnt oder verweigert.

Wie wir ihn dabei am pfleglichsten zu behandeln haben, lässt sich am eindrucksvollsten an der Versorgungs- und Zustandslage der Bandscheibe bemessen. Denn gerade sie verdeutlicht das dynamische Regelprinzip und seine Grenzen. Wird sie unter zu starken oder Dauerdruck gestellt, so bricht sie, ermüdet oder zeigt Verschleiß. Bleibt sie aber in einem ausgewogenen Wechselverhältnis von Druck und Entlastung, so ist sie in der Lage, dem Rücken und somit dem ganzen Menschen Festigkeit und Beweglichkeit zugleich zu erhalten – bis ins hohe Alter hinein.

Bewegung und Entspannung

Bewegungsarmut und körperliche Trägheit auf der einen, psychische Überreiztheit auf der anderen Seite wurden als die beiden zentralen Ursachen für das symptomatische Entstehen der Rückenschmerzen genannt. Sie sind die beiden Pole im Teufelskreis, der sich über die Zeit hinweg zur Teufelsspirale entwickeln kann.

Wenn wir nach Möglichkeiten suchen, Rückenschmerzen zu mildern oder gar zu beseitigen, so kommt es in erster Linie darauf an, den Kreislauf zu unterbrechen. Unser Ansatz greift auf Verhaltensweisen zurück, welche

- die Energien des Organismus selbst mobilisieren und neu regulieren (nicht von außen zugeführt),
- die Selbstverantwortung und damit das eigene Verhalten und Üben in den Vordergrund stellen,
- einen möglichst ganzheitlichen Ansatz verfolgen, auch innerhalb der Teilbereiche (Bewegung, Entspannung) möglichst

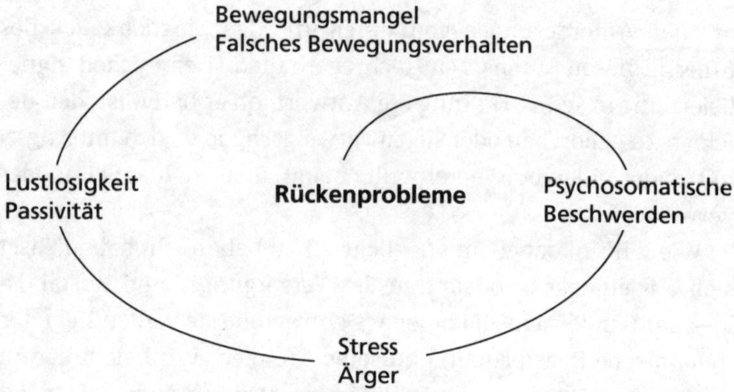

Beispiel: Entwicklungsspirale «Rückenschmerz»

den ganzen Menschen ansprechen – mit Gefühl und Verstand, individuell und in der Gruppe usw.,

- immer die Verbindung zur Außenwelt, sprich: tägliche Anwendbarkeit des Geübten, berücksichtigen.

Für die Gestaltung eines Bewegungsangebotes muss dies zur Folge haben, dass Übungen danach ausgewählt sind, von dem Betroffenen selbständig und möglichst zu Hause oder in anderen «Alltagssituationen» angewendet werden zu können.

Neben den zentralen Funktionen der Übungen, z. B. Kräftigung oder Dehnung bestimmter Muskelgruppen, sollten sie Elemente enthalten, die den Menschen «öffnen» für andere Bereiche seines Körpers (Arme, Beine), z. B. über neue Bewegungsarten (Sport), über seine natürliche Umgebung (Natur, Wasser) oder über andere Menschen (Gymnastikgruppe). Sie sollten neue oder längst verschüttete sensorische Erlebnisse und Wahrnehmungen erwecken, die zur Verbesserung der gesamten vitalen Grundstimmung führen – etwa über Bewegungsspiele in der Rückenschule, die meist mit viel Lachen, Zurufen und spontanen Äußerungen einhergehen.

 Für den Entspannungsteil entstehen Konsequenzen, die verdeutlichen, dass mit Entspannung mehr zu erreichen ist als die Rückenmuskulatur zu entkrampfen und zu lösen.

Zum Ersten verfügen wir über sehr unterschiedliche organische Zugänge, uns zu entspannen:

In der Rückenschule sollten stets die muskulären Zugänge bzw. Ansätze im Vordergrund stehen. Daneben aber lassen sich beispielsweise die Sinnesorgane in exzellenter Weise mit einbeziehen: das Gehör durch Entspannungsmusik, die taktilen Empfindungen durch Bewegungsmassagen (Tennisball, Klopfmassagen), das Auge durch eine beruhigende farbliche Umgebung usw. Auch die entspannende Atmung kann eigenständig eingesetzt werden oder eine muskuläre Entspannung vertiefend ergänzen.

Zum Zweiten sollte die Entspannung zur Veränderung einer inneren Grundhaltung führen. Dazu muss sie zunächst Erlebnisse in der Rückenschule vermitteln, die wir im Sinne eines vertieften Entspannungszustands verstehen wollen. Es hat zum Ziel, nicht nur den Körper, sondern auch das Denken und Fühlen in ruhige Bahnen zu lenken. Es soll eine andere Qualität beinhalten, die aus dem Körper ins Erleben und dann ins Bewusstsein dringt (und von dort wieder zurück): Ruhe als Inbegriff eines ganzheitlichen, d. h. körperlichen und seelischen Wohlbefindens in der Phase der Entspannung. Die Bereitschaft zu Verhaltenskonsequenzen erhöht sich in dem Maße, wie diese Situationen dazu anregen, das tägliche, oft von Aktivismus und Stress geprägte Verhalten auf seine gesundheitlichen Konsequenzen zu überdenken und zu überprüfen. Die Entspannungssituation bietet aber nicht nur Anlass und Anregung, sie bietet auch den praktischen Vergleich zwischen der gewohnten Anspannung und der möglichen Entspannung. In der realen Anwendung versprechen beide Konzepte, Bewegung und Entspannung, Erfolg – analog der Polarität von Bewegungsmangel und psychischer Überreiztheit, die für die Entstehung von Rückenschmerzen verantwortlich gemacht wird.

Für den Aufbau des Programms bedeutet dies, dass Bewegung und Entspannung in eine komplementäre Beziehung gesetzt werden. Jedes Element besitzt seine funktionale Eigenständigkeit, ergänzt aber jeweils den Gegenpol zum übergeordneten Ganzen.

Gehen wir modellhaft von einer verspannten Muskulatur aus, so lässt sich das Prinzip leicht erklären: Ein verspannter Muskel ist gekennzeichnet von einem hohen Dauertonus. Das heißt, er wird durch ständige Nervenimpulse daran gehindert, sich zu lösen (d. h. zu strecken). Mit andere Worten: Der Bewegungsspielraum ist eingeschränkt, die Bewegungsamplituden sind entsprechend flach.

Das Prinzip der Dynamisierung durch Bewegung und Entspannung beruht auf dem Ziel, den Dauertonus «aufzubrechen». In der Bewegungspraxis kann dies beispielsweise erfolgen, indem ein Muskel erst kontrahiert und dann gedehnt bzw. gestreckt wird. Da ein Dauertonus aber auch von psychischen Zuständen, z. B. Angst, oder psychosomatischen Beschwerden, z. B. Schmerzen, abhängig ist, liegt es nahe, auch im psychischen Bereich der Entspannung anzusetzen. Jede Form geistiger Entspannung zeigt daher auch muskuläre Auswirkungen (s. autogenes Training).

Das ganzheitlich angelegte Bewegungs- und Entspannungskonzept zeigt zudem synergetische Effekte, denn durch Spaß und Spiel im Bewegungsprogramm werden ebenso Verkrampfungen und Verspannungen gelöst wie durch Rhythmus und Schwung. Dabei werden Ängste und Hemmungen im Umgang mit dem eigenen Körper und anderen Personen ab- und Selbstbewusstsein aufgebaut.

Das Umgehen mit Rückenschmerzen

Wer unter Rückenschmerzen leidet, erinnert sich oftmals recht deutlich an die Zeit, als zum ersten Mal ein deutliches Ziehen, ein dumpfer oder konkreter Schmerz im Kreuz auftrat. Oft steht dieses Ereignis auch im Zusammenhang mit einer bestimmten körperlichen Betätigung: bei der Gartenarbeit, beim Hausbau oder einem Umzug. Schmerzen im Nacken werden häufig zuerst als Kopfschmerzen identifiziert, bis die genaue Quelle lokalisiert wird. Man könnte in solchen Fällen von einem Initialerlebnis reden. Doch selten entsteht daraus eine Initialzündung, die zum Handeln führt.

Eine gängige Ursache findet sich in der Einstellung, dass Rückenschmerzen heute als eine Begleiterscheinung, als ein notwendiges Übel im Alltag betrachtet und toleriert werden. Eine zweite geht auf die Ansicht zurück, dass die Schmerzbehandlung eine medizinische Aufgabe sei, die spätestens mit dem Arztbesuch einsetzt. Eine dritte ist zweifellos die menschliche Schwäche der Bequemlichkeit. Und letztlich spielt auch das mangelnde Wissen über die komplexen Wechselbeziehungen von Rückenschmerzen und Alltags- bzw. Berufsverhalten sowie die praktischen Möglichkeiten, ihnen entgegenzusteuern, eine Rolle.

Sind die Voraussetzungen gegeben, an einer Rückenschule teilzunehmen, so kommt es in erster Linie darauf an, den ersten Schritt zu tun. In der Regel ist er der entscheidende, der zweite und die nachfolgenden Schritte ergeben sich dann beinahe zwangsläufig.

Wir empfehlen dem/der Betroffenen als Starthilfe, sich mit jemandem zusammenzutun und gemeinsam einen Kurs zu besuchen.

Für viele Rückenkursteilnehmer ist der Besuch einer Rückenschule nach langer Zeit wieder der erste Kontakt mit einem Bewegungsprogramm. Nicht selten ist der Kontakt zu den Empfindungen des eigenen Körpers bis auf ein klägliches Maß zurückgeschrumpft. Er wurde vernachlässigt, da er scheinbar kaum mehr nötig war, um die wichtigsten Anforderungen im Beruf und Alltag zu erfüllen.

Gerade für diesen Personenkreis bietet das Körpererleben in Rückenschulen die Chance, zu einer Einstellungsänderung zu kommen. Sie wird in dem Maße realistisch, wie sich mit dem äußeren Erleben auch im Inneren etwas bewegt; wie empfunden wird, dass der ganze Körper, nicht nur das Kreuz, mit Wohlbefinden reagiert, dass sich auch innere Verkrampfungen beim Spiel und der Entspannung lösen, dass dabei neue Kontakte zu anderen Teilnehmern geknüpft, Gefühle und Gedanken um ein gemeinsames Thema ausgetauscht werden usw. Eine Rückenschule kann – in Einklang mit den Zielen der Karlsruher Rückenschule – gerade für diejenigen die Türen öffnen, deren Erfahrungen und Erlebnisse zu weiteren Verhaltensänderungen führen.

Da das Gesundheitsbewusstsein auch im außermedizinischen Bereich in breite Bevölkerungsschichten eingedrungen ist, kann der Funke von der Teilnahme an einer Rückenschule rascher auf andere Angebote, z. B. durch den Sport oder andere Freizeitbeschäftigungen, überspringen. Wenn es um die Gesundheit geht, sind Spaß und Freude, zielgerichtetes Engagement, offene und freie Gefühle sowie das Erleben von Geselligkeit und Gemeinsamkeit die wichtigsten Motive zur Erhaltung der gesundheitlichen Stabilität – vorausgesetzt, wir stützen uns auf ein ganzheitliches Gesundheitsverständnis.

Körperwahrnehmung

In diesem Kapitel

- *können Sie Erfahrungen mit dem eigenen Körper machen, die über das funktionelle Körperverständnis hinausgehen,*
- *erleben Sie Haltung und Bewegung als Ausdruck der Gesamtpersönlichkeit,*
- *erhöht sich die Sensibilität für körperliche Vorgänge und damit die Fähigkeit, Zustände und Veränderungen im Körper selbst zu erkennen, zuzuordnen und zu verbessern,*
- *erlangen Sie die Fähigkeit, Ihre Verhaltensweisen qualitativ zu verbessern, z. B. zwischen rückenfreundlichen und rückenbelastenden Bewegungen zu unterscheiden und sie einer (rücken)gesunden Lebensweise anzupassen.*

Unsere Antennen zur Wahrnehmung von Krankheitssymptomen und zur Analyse möglicher Ursachen sind gut ausgeprägt. Dennoch haben viele Menschen ein schlecht ausgeprägtes Körperbewusstsein, was sich in einem gestörten Verhältnis zum eigenen Körper, der Nichtbeachtung oder Fehlinterpretation körperlicher Signale (Vorboten) und dem Nichterkennen unökonomisch oder ungünstig ablaufender Bewegungen niederschlägt. Körperwahrnehmungsübungen werden häufig belächelt, da sie scheinbar wenig intensiv sind, also nichts bringen. Hierzu ist anzumerken, dass eine feinkoordinierte Bewegungssteuerung genau über die Prozesse Wahrnehmen, Verarbeiten und Ändern abläuft, dass

Wahrnehmungsprozesse in allen Bewegungsabläufen eine große Rolle spielen und dass Selbsterfahrung und Körperbewusstsein damit die Grundlage für Veränderungen sind.

Bewegungslernen, Achtsamkeit und Sensibilität

Wie lernen wir Bewegungen?

Bewegungen werden durch Nachahmung oder durch Ausprobieren gelernt. Gerade zu Beginn eines motorischen Lernprozesses sind die optischen und verbalen Informationsanteile besonders wichtig. Deshalb werden erste Bewegungsvorstellungen oft durch (Vor-)Bilder, Filme oder Anweisungen vermittelt. Die Informationen werden in die entsprechenden Gehirnzentren geleitet, mit bekannten Bewegungsmustern verglichen und zu Bewegungsentwürfen weiterverarbeitet. Danach erfolgt die Muskelaktivierung mit der eigentlichen Bewegungsausführung. Diese wiederum gibt eine Rückmeldung über die Bewegung mit anschließendem Soll-Ist-Wert-Vergleich (War die Bewegung so wie vorgestellt?) und entsprechendem Korrekturimpuls an die Muskulatur. Bei diesem Feedback-Prozess spielt zunehmend mehr der Muskel- und Gleichgewichtssinn (kinästhetische Wahrnehmung) eine Rolle. Alle weiteren Versuche bauen auf den Erfahrungen auf, die durch vorangegangene Versuche gesammelt wurden. Wollen Sie also Ihre Bewegungen erfühlen oder sich neue Bewegungsmuster aneignen, korrigieren, optimieren und automatisieren, brauchen Sie eine ausgeprägte Wahrnehmung.

Grobform, Feinform, Automatisierung einer Bewegung

Zu Beginn werden neue Bewegungsabläufe meist in einer *Grobform* beherrscht, was sich in einer eckigen, unsicheren und nicht so flüssigen Übungsdurchführung äußert. Ein höherer energetischer Aufwand führt dabei schneller zur Ermüdung. Der

Übergang zur Phase der *Feinform* ist bei häufigerem Üben dann fließend. Der Bewegungsablauf ist jetzt flüssiger und besser koordiniert, er benötigt weniger Energie und Konzentration. Automatisierte Bewegungen sind so fließend und ökonomisch, dass sie auch in ermüdetem Zustand noch (fast) identisch ablaufen und kaum Aufmerksamkeit erfordern.

Umlernen einer Bewegung

Für die Steuerung einer automatisierten Bewegung liegt innerhalb unseres Gehirns ein genaues Muster in Form einer Bewegungsschleife vor, die dann bei dem entsprechenden Bewegungsvorgang abgerufen wird. Umlernen bedeutet jetzt das Anlegen eines ähnlichen, nahezu identischen, aber trotzdem neuen Bewegungsmusters. Verbesserte körperliche Voraussetzungen schaffen bessere Bedingungen für die Bewegungsausführung. So führt beispielsweise ein sensomotorisches Training (s. S. 229) zu einer verbesserten Wahrnehmung, einer damit verbundenen besseren sensorischen Rückmeldung aus der Peripherie, und diese wiederum ermöglicht eine bessere Ansteuerung der Muskulatur, wodurch die Fähigkeit zur aktiven Gelenkstabilisierung optimiert wird (Bruhn 2003).

Ich-Bild, Wahrnehmung und Bewegung

«Ein jeder bewegt sich, empfindet, denkt, spricht auf die ihm ganz eigentümliche Weise, dem Bild entsprechend, das er im Lauf seines Lebens von sich gebildet hat. Um die Art und Weise seines Tuns zu ändern, muss er das Bild von sich ändern, das er in sich trägt. Eine Änderung in der Dynamik unseres Tuns ist gleichbedeutend mit einer Änderung in unserem Ich-Bild, einer Änderung in der Art unserer Beweggründe und mit der Mobilisierung aller betroffenen Teile unseres Körpers. Das Ich-Bild besteht aus vier Teilen, die an jedem Tun beteiligt sind: Bewegung, Sinnesempfindung, Gefühl und Denken.» (Feldenkrais 1978, 31)

Wie wir schon gesehen haben, setzt Verhaltensänderung komplexe Lernprozesse voraus, die neben dem reinen Bewegungslernen auch Wahrnehmungen, Befindlichkeiten, Werteordnungen und Denkprozesse mit berücksichtigen müssen.

Sensomotorik als Grundlage für Wahrnehmung und Bewegung

Reize werden von Sensoren aufgenommen und an das Zentrale Nervensystem (Rückenmark und Gehirn) weitergeleitet. Dort werden sie verarbeitet und meist mit einer Muskelaktivität (Bewegung oder Ruhehaltung) beantwortet.

Der Rücken als Wahrnehmungsorgan

Den Rücken nehmen wir überwiegend mit dem Tastsinn und dem Muskelsinn wahr. Auch wenn die Haut des Rückens nicht so dicht mit Sinneszellen besetzt ist wie z. B. die der Handflächen, können Sie mit dem Rücken doch sehr gut Druck, Schmerz, Wärme und Kälte spüren. Um sich mit geschlossenen Augen ein Bild Ihres Rückens oder Ihrer Haltung zu machen, gibt Ihnen der Muskelsinn die Informationen über Widerstände und Muskelspannungen, Gewichtsverlagerungen und Gewichtsverschiebungen, die Körperlage im Raum und die Stellung der Muskeln zueinander. Dieser Muskelsinn ist wichtig, um Spannungen in der Muskulatur (z. B. Hals-Nacken, Rücken) und damit auch von Rückenschmerzen wahrzunehmen (s. a. Teufelskreis, S. 19).

Bewusstheit durch Bewegung

Bewusstheit durch Bewegung ist eines der Ziele, die Moshe Feldenkrais mit seiner Arbeit erreichen wollte. Handeln ist gleich Bewegung und eine Handlung wird bewusster, wenn die Bewegung bewusster wird. Für Feldenkrais sind Alltagsbewegungen deshalb wichtig, da sich gerade hier aus vielerlei Gründen unökonomische oder sogar schädliche Verhaltensweisen einschleichen. Um eine gewohnheitsmäßig falsche Haltung oder Bewegung berichtigen zu können, gilt es zunächst, den Fehler zu erkennen und wie er sich in Tätigkeiten äußert; danach, die Erkenntnis so anzuwenden, dass die Bewegung zukünftig neu und nicht der Gewohnheit gemäß ausgeführt wird. Wenn man Gewohnheiten ändern möchte, so kann man sich also auf das Gefühl allein nicht verlassen. Bewusste Arbeit ist notwendig, bis die richtige Haltung sich als normal anfühlt und selbst zur neuen Gewohnheit wird, stellt Feldenkrais fest.

Spannungsgleichgewicht finden

Eutonie ist nach Gerd Alexander ein westlicher Weg zur Erfahrung der körperlich-geistigen Einheit des Menschen. Sie (eu = wohl, harmonisch; tonos = Spannung) nutzt die Erfahrung, dass eine vertiefte Aufmerksamkeitslenkung auf bestimmte Körperteile den Mukeltonus so verändern kann, dass ein Ausgleich und eine Harmonisierung der Spannungen, eine sogenannte «Wohlspannung», in den angesprochenen Körperteilen entsteht, um neben einem optimalen Spannungsgleichgewicht auch die «Eutonie der Gesamtpersönlichkeit» zu erreichen.

Körperwahrnehmung – die Übungen

Die nachfolgenden praktischen Übungen haben die Intention, Ihnen beim Entdecken und Kennenlernen Ihres Körpers behilflich zu sein und eine veränderte oder erweiterte Wahrnehmungsfähigkeit zu entwickeln. Sie werden später erkennen, dass sich bestimmte Bewegungsformen und Haltungen wie z. B. die Stellung der Beine, des Beckens oder des Schultergürtels in Ihrem gesamten Alltagsverhalten immer wiederfinden. Lassen Sie sich Zeit beim Üben und versuchen Sie die Übungen aufmerksam durchzuführen. Es gibt bei den Übungen kein «falsch» und kein «richtig». Probieren Sie die Übungen auch im Alltag aus.

Sie können die Übungen auch gerne wiederholen und werden immer wieder neue Erfahrungen dabei machen.

Möglichkeiten der Selbstkontrolle: Wenn Sie sich ein Bild von Ihrem Körper oder Ihren Bewegungen machen wollen, können Sie das nur über Ihre Sinne. Eine gute Möglichkeit bietet sich Ihnen durch die Beobachtung (Sehsinn) im Spiegel oder in einer Videoaufzeichnung. Berührung (Tastsinn) als Rückmeldung können Sie erzeugen durch einen Partner/-in, indem Sie sich einen Stab an den Rücken halten, ganz an eine Wand setzen oder auf den Rücken legen und die Veränderungen des Körpers taktil über die Berührungspunkte wahrnehmen. Sie können auch die gespreizten Hände an Bauch und Brust halten und daran Veränderungen beobachten.

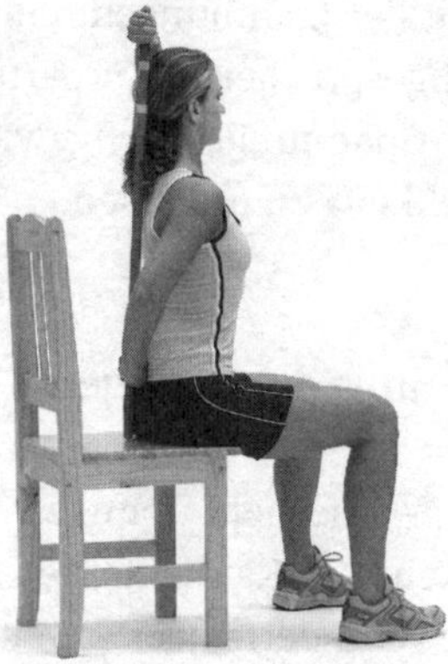

Machen Sie sich ein Bild Ihres Rückens

Die nachfolgenden Übungen helfen Ihnen, sich ein Bild von Ihrem Rücken zu machen.

«Sich anschauen»

Ziel: Visuelles Bild des Körpers machen

Betrachten Sie sich im Spiegel von vorne, von der Seite, und ggf. mit Zusatzspiegel von hinten. Dabei können Sie sich an verschiedenen Beobachtungskriterien orientieren, die bei einer Haltungsbeurteilung eine Rolle spielen:

Von vorne / hinten gesehen
Kopf: gerade, gedreht oder zur Seite geneigt?
Schultern: auf gleicher Höhe?
Becken: gleiche Höhe, gedreht?
Wirbelsäule: eine Linie Mitte Kopf bis Mitte Steißbein
Beine: Gerade, X-Bein oder O-Bein?
Fuß: Ein- ausgedreht, innen / außen geknickt?

Von der Seite gesehen
Kinn: herangezogen, nach vorne geschoben?
Schultern: mittig, hängen nach vorne?
Brustkorb: aufgerichtet oder gebeugt?
Wirbelsäule: normal, rund, hohlrund, flach
Becken: nach vorne / hinten gekippt?
Knie: gebeugt, durchgedrückt?
Füße: Quergewölbe zu sehen?

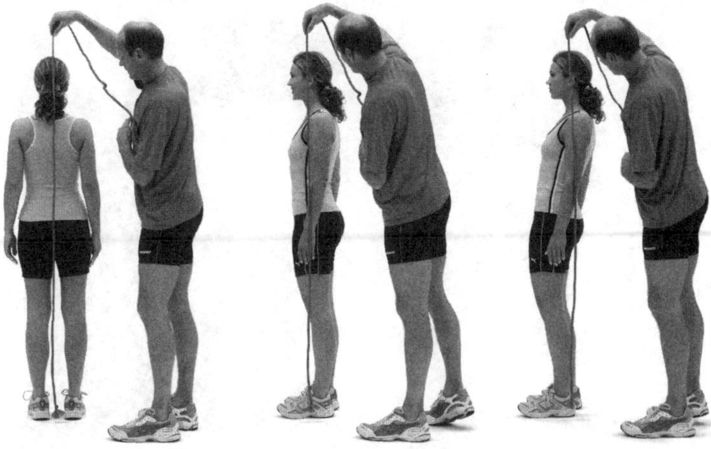

«Ertasten der Wirbelsäule»

Ziel: Fühlen und Erspüren der Wirbelsäule und angrenzender Gebiete

Fahren Sie in leichter Vorwärtsbeugung mit Ihren Fingern langsam die Wirbelsäule vom Hinterhaupt beginnend nach unten und spüren Sie die gratförmige Erhöhung der knöchernen Dornfortsätze. Schmale Menschen können auch die Querfortsätze des ersten Halswirbels direkt unter dem sogenannten Warzenfortsatz des Schläfenbeins ertasten.

Versuchen Sie als Nächstes die Dornfortsätze Ihres Partners/Partnerin im Stehen oder Liegen zu ertasten. Bekleben Sie die Dornfortsätze mit Klebepunkten oder kennzeichnen Sie diese mit einem wasserlöslichen Stift. Schauen Sie sich den Rücken und die Wirbelsäulenform im Stehen einfach einmal an. Interessant ist es zu beobachten, wie sich die Punkte verändern, wenn sich der Partner bewegt.

Ertasten Sie nun die angrenzenden Körperteile wie die Beckenkämme (oberer Rand des Beckens), die Sitzbeinhöcker (Knochen, auf denen Sie sitzen, s. a. S. 48), den Brustkorb und den Schultergürtel. Spüren Sie beispielsweise, worauf Sie sitzen?

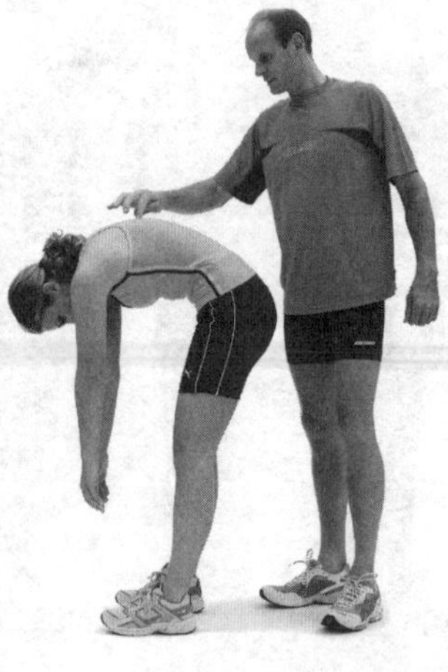

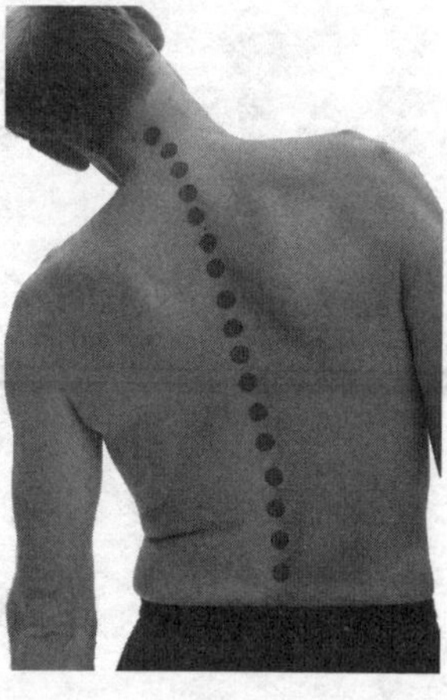

Inneres Bild der Wirbelsäule

Ziel: Wahrnehmen der Wirbelsäule über Tast- und Muskelsinn

Sie liegen entspannt in bequemer Rückenlage und erfühlen nacheinander an welchen Stellen die Wirbelsäule und Ihr Rücken am Boden aufliegen und wo Hohlräume existieren. Überprüfen Sie Ihr Gefühl, indem Sie mit einer Hand an bzw. unter die Wirbelsäule fassen.

Spüren Sie die Wölbung im Bereich der Hals- und Lendenwirbelsäule? Das ist die sogenannte Hals- oder Lendenlordose. Die Brustwirbelsäule liegt durch ihre Wölbung nach hinten deutlich stärker auf.

Wenn Sie eine gestreckte Rückenlage als schmerzhaft oder unangenehm empfinden, kann es daran liegen, dass in dieser Lage eine verkürzte Hüftbeugemuskulatur das Becken nach vorne kippt und die Wirbelsäule in ein «Hohlkreuz» zieht.

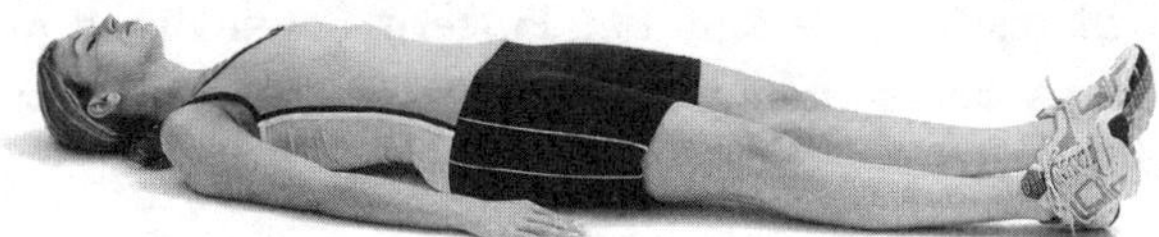

Analyse kleiner Körperbewegungen
Ziel: Erfahren der Wirkung kleiner Bewegungen

Ihr Körper ist kein statisches Gebilde. Durch das Bewegungssystem werden vielfältige Bewegungsformen möglich, die zur Durchführung des Alltagslebens notwendig sind. Versuchen Sie nun einzelne Körperteile wie Fuß, Hand, Bein und Arm langsam nach rechts und links zu bewegen und den Bewegungsumfang wahrzunehmen. Spüren Sie danach Unterschiede zwischen den bewegten und nicht bewegten Körperteilen?

Rückenspiele mit Partner/
Buchstaben schreiben und Druckpunkte spüren
Ziel: Den Rücken als sensibles Wahrnehmungsorgan erleben

Ein Partner legt sich auf den Bauch. Schreiben Sie mit einem Finger einen Buchstaben oder eine Zahl auf den Rücken, den die liegende Person zu erraten versucht. In einer Variante drücken Sie mit einer gewissen Anzahl von Fingern auf den Rücken. Ihr Partner versucht zu erfühlen, wie viele Druckpunkte es tatsächlich sind. Versuchen Sie mit Ihren Händen auf dem Rücken Ihres Partners das Wetter darzustellen, z.B. Schnee durch sanftes Berühren mit den Fingern, Regen durch festes, schnelleres Berühren mit den Fingern, Sonne durch Ausstreichen usw. Sie können auch wieder ein Ratespiel daraus machen.

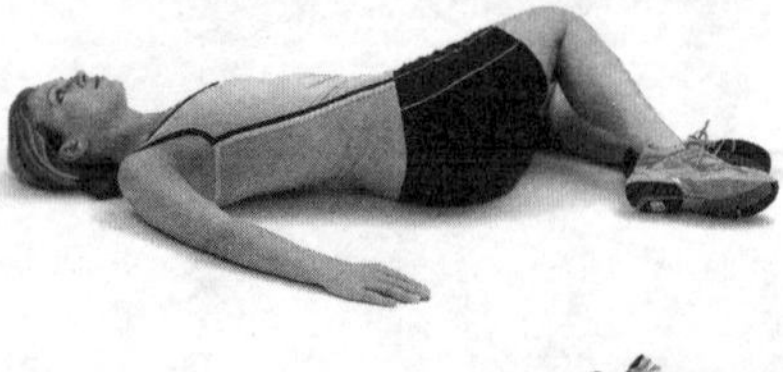

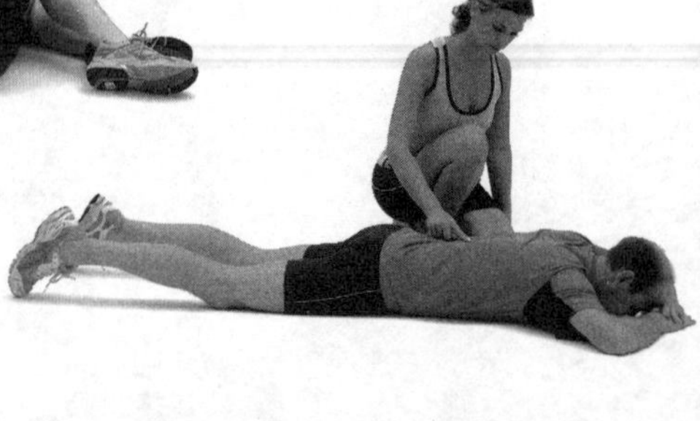

Rücken an Rücken

Ziel: Den Rücken als sensibles Wahrnehmungsorgan erleben

Setzen Sie sich mit ihrem Partner Rücken an Rücken. Wie fühlt sich der Rücken ihres Partners an? Spüren Sie Wärme, spüren Sie die Kontaktstellen? Bewegen Sie für einige Minuten gemeinsam ihre Rücken und spüren Sie die Bewegungsmöglichkeiten. Lösen Sie einen Spaltbreit die Rücken voneinander und fühlen Sie, ob Sie auch ohne direkten Kontakt mit ihrem Partner noch verbunden sind.

Modell stehen

Ziel: Schulung des Muskelsinns

Ihr Partner nimmt eine beliebige Haltung ein. Sie versuchen mit geschlossenen Augen die Haltung und besonders die Form der Wirbelsäule zu ertasten und die Haltung möglichst genau nachzuahmen. Dann öffnen Sie die Augen, und es wird verglichen.

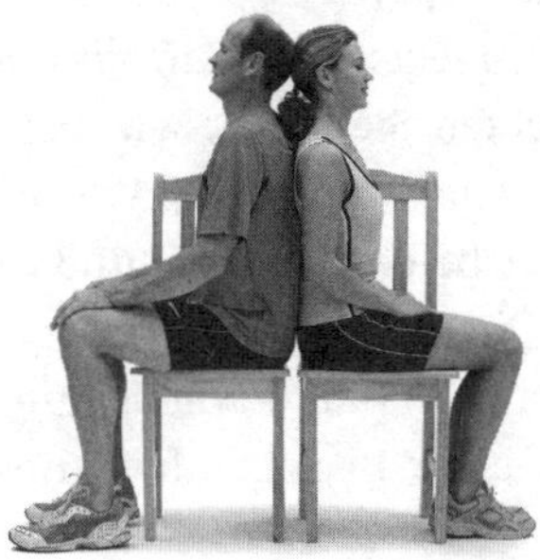

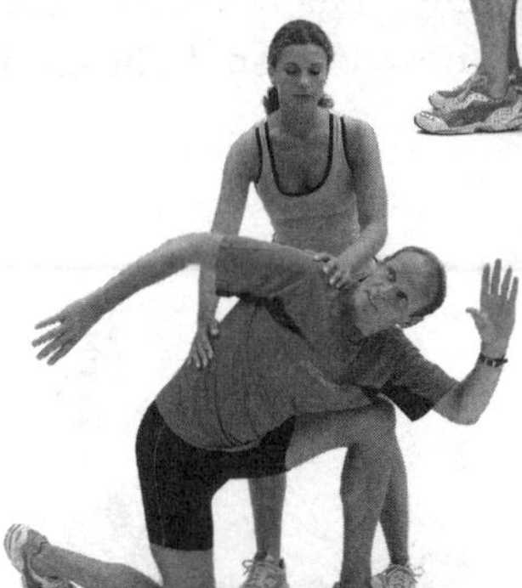

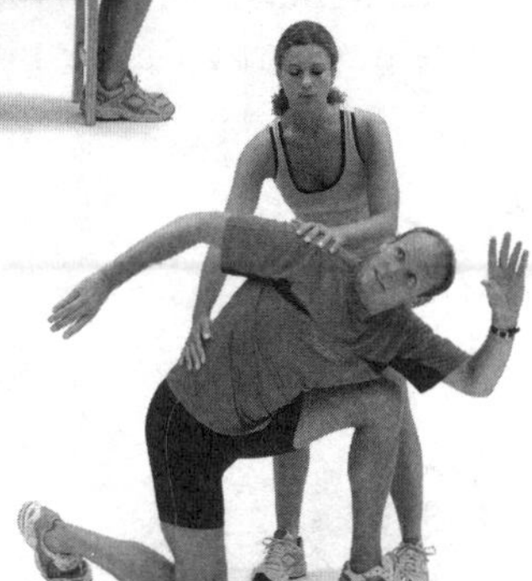

Die Wirbelsäule und ihre direkte Verbindung zu Becken, Brustkorb und Schultergürtel

Die Übungen sollen Ihnen zeigen, wie Bewegungen der Arme, der Beine, des Beckens, des Brustkorbs und des Schultergürtels einen direkten Einfluss auf die Wirbelsäule haben und damit die Stellung der Wirbelsäule sowie der Haltung verändern. Sie können diese Bewegungen auch dazu nutzen, durch sanftes Hin und Herbewegen die Durchblutung in den bewegten Regionen zu fördern und damit Verspannungen zu lösen, schonend das Bewegungsausmaß zu vergrößern und Bewegungen wieder einzuschleifen. Ihnen werden diese Bewegungen, sei es zur Stabilisation oder Mobilisation immer wieder begegnen.

Beine, Becken und Wirbelsäule
Ziel: Wirkung von Beinbewegungen auf das Becken und die Wirbelsäule erspüren

Winkeln Sie im Liegen ein Bein an und führen es an Ihren Rumpf. Beobachten Sie dabei, wie sich die Auflagefläche im Bereich der Lendenwirbelsäule (LWS) verändert.

Beugen Sie jetzt beide Beine an und bewegen Sie die Beine langsam zum Oberkörper. Sie müssten jetzt noch deutlicher den Kontakt der LWS zum Boden spüren. Das Anwinkeln der Beine führt zu einer Beckenaufrichtung (Becken dreht nach

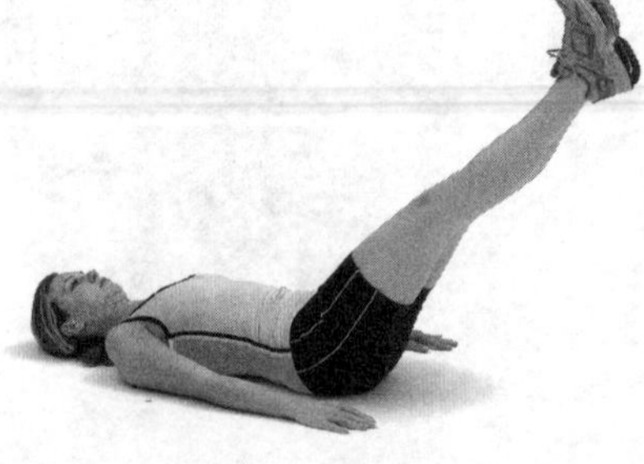

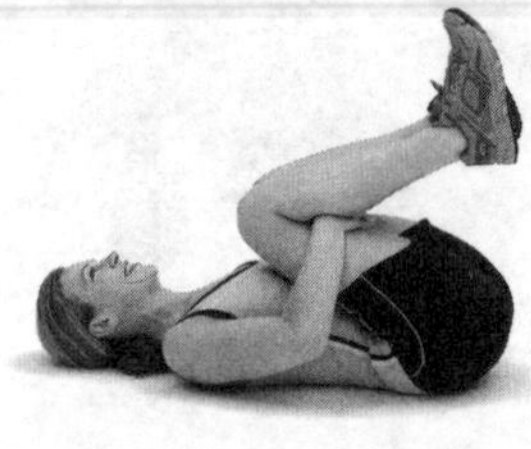

hinten) und über die Verbindung des Kreuzdarmbein-Gelenks zu einer Streckung der Lendenwirbelsäule, was ähnlich der Stufenlagerung zu einer Entlastung führt und von den meisten Menschen als sehr wohltuend empfunden wird.
Umgekehrt können Sie leicht spüren, wie das Becken nach vorne kippt und die Lendenwirbelsäule in eine verstärkte Wölbung (Lordose) zieht, wenn Sie die Beine strecken oder im Stehen oder in der Bauchlage ein Bein nach hinten führen.

Arme, Schultern und Wirbelsäule
Ziel: Wirkung von Armbewegungen auf das Becken und die Wirbelsäule erspüren

Führen Sie in Rückenlage die gestreckten Arme über den Kopf nach hinten. Je nach Schulterbeweglichkeit wird jetzt der Brustkorb mehr oder weniger nach oben gezogen, was zu einer Verstärkung der Wölbung in der Lendenwirbelsäule führt. Führen Sie die Übung auch im Stehen durch. Vielleicht bemerken Sie, dass sich ab einer gewissen Armhöhe zunehmend der Brustkorb hebt und die Lendenwirbelsäule in eine Hohlkreuzstellung ausweicht. Jetzt wird Ihnen klar, dass Überkopfarbeit zu einer vermehrten Belastung der Lendenwirbelsäule (meist Wirbelgelenke) führen kann.

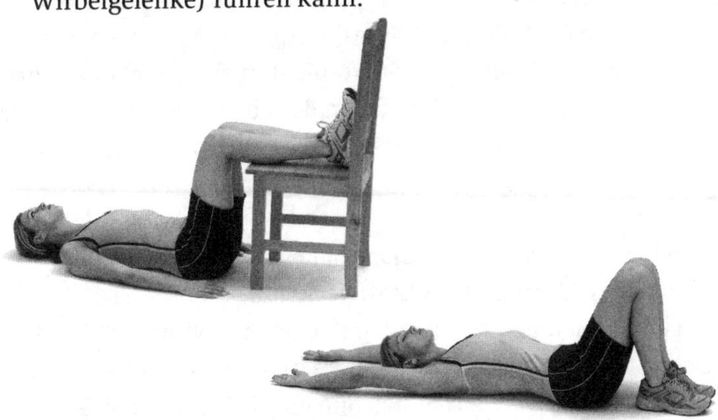

Das Einmaleins der aufrechten Haltung

Die nachfolgenden Übungen sollen Ihnen die Wahrnehmung der wichtigsten Haltungselemente vermitteln, die zur Einnahme einer physiologischen aufrechten Haltung wichtig sind. Das Becken ist dabei die Basis der Wirbelsäule. Eine gute Beckenkoordination ist die Voraussetzung für eine gute Stabilisationsfähigkeit der Lendenwirbelsäule.

Beckenkippung in der Seitenlage
Ziel: Erfahren der Beckenbewegungen und ihrer Wirkungen in belastungsarmer Ausgangsstellung und Mobilisation der Lendenwirbelsäule

Winkeln Sie in der Seitenlage die Beine etwa 45 Grad an und legen Sie ein Handtuch unter die Taille. Neigen oder kippen Sie in kleinen, langsamen Bewegungsausschlägen das Becken 30 Sekunden lang nach vorne und nach hinten.

Legen Sie eine Hand an den Unterbauch, die andere an die Lendenwirbelsäule. Schieben Sie abwechselnd mit Ihrem Bauch die dort aufliegende Hand nach vorne bzw. mit der Hand den Bauch wieder nach hinten. Spüren Sie die Bewegungen Ihrer Wirbelsäule? Im Kreuz spüren Sie beim Vorkippen des Beckens eine leichte Aushöhlung (Lordosierung), die auch nach oben in die Brustwirbelsäule weiterläuft und dort zur Streckung führt. Beim Zurückdrehen spüren Sie in der Lendenwirbelsäule eher eine Bewegung in Richtung Rundung (Kyphosierung).

Beckenuhr
Ziel: Erfahren der Beckenbewegungen und ihre Wirkungen, Anregung des Atems und des Stoffwechsels

Legen Sie sich bequem auf den Rücken und winkeln Sie beide Beine leicht an, sodass der untere Teil des Rückens auf dem Boden aufliegt. Stellen Sie sich nun eine Uhr vor, die sich genau

in Ihrem Becken befindet. Die Ziffer 12 ist am Steißbein, die Ziffer 6 an der Lendenwirbelsäule, die Ziffern 3 und 9 befinden sich jeweils an den Beckenseiten.
Bewegen Sie nun behutsam das Becken von der Ziffer 12 zur 6 und zurück. Wiederholen Sie diese Bewegung mehrmals, wobei Sie die Bewegung mit dem Atemrhythmus verbinden können – zur 12 einatmen, zur 6 ausatmen. Machen Sie sich diese Bewegung bewusst und nehmen Sie wahr, wie sich die Stellung der Wirbelsäule bzw. der Beine verändert.
Erweitern Sie die Übung, indem Sie das Becken auch zwischen anderen Ziffern hin und her bewegen, z. B. zwischen den Ziffern 3 und 9, den Ziffern 4 und 11, usw. Zum Schluss lassen Sie den Uhrzeiger langsam kreisen. Atmen Sie Ihren eigenen Rhythmus. Danach nehmen Sie wahr, wie sich Ihr Becken jetzt anfühlt. Spüren Sie dort eine Belebung? Was verändert sich in der Atmung?
Stellen Sie sich nun ein Zifferblatt unter Ihrem Hinterkopf vor und wiederholen Sie die sanften Kipp- und Kreisbewegungen mit Ihrem Kopf. Wandern Sie noch einmal zu den Bewegungen Ihres Beckens zurück und spüren Sie die Auswirkungen der Beckenbewegungen auf den Kopf.

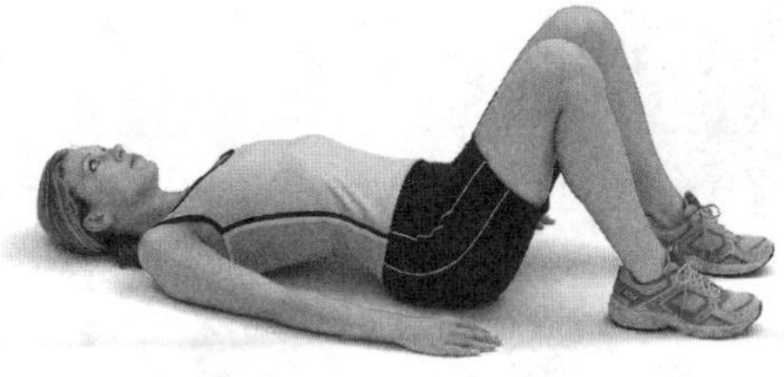

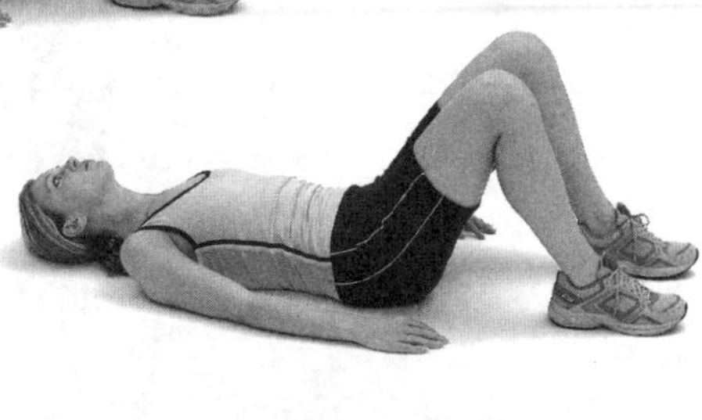

Beckenkippung im Sitzen
Ziel: Erfahren der Beckenkippung im Sitzen und ihrer Wirkung

Setzen Sie sich auf die vordere Hälfte eines Stuhles und spreizen Sie leicht die Beine.

Fassen Sie mit den Händen jeweils rechts und links an den Beckenkamm und kippen Sie das Becken nach vorne (mit der Vorstellung, ein Wasserbecken auszuschütten oder ein Hohlkreuz zu machen) und nach hinten (Vorstellung Wasserbecken volllaufen zu lassen). Wie fühlen sich die beiden Positionen an? Konnten Sie feststellen, dass sich Ihr Oberkörper beim Nachvornekippen des Beckens aufrichtet und dass Sie beim Zurückkippen des Beckens in sich zusammensinken? Zur Unterstützung der Beckenkippung können Sie die Hände auf die Knie legen und sie sich zu den Knien hinziehen bzw. sich von den Knien wegschieben.

Nehmen Sie anschließend den Atem in den verschiedenen Körperpositionen wahr? Können Sie das deutlich größere Atemvolumen spüren, wenn das Becken nach vorne gekippt ist?

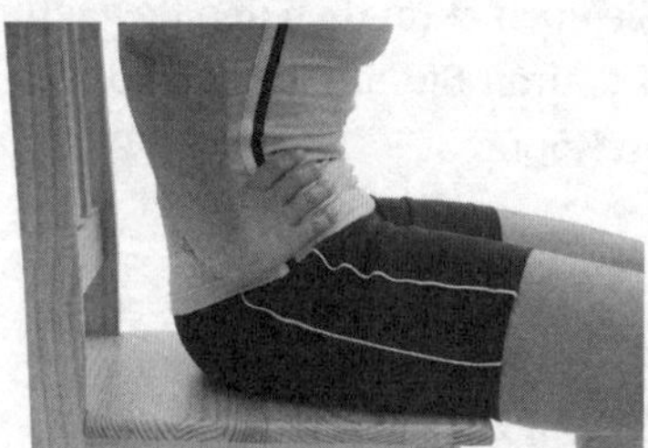

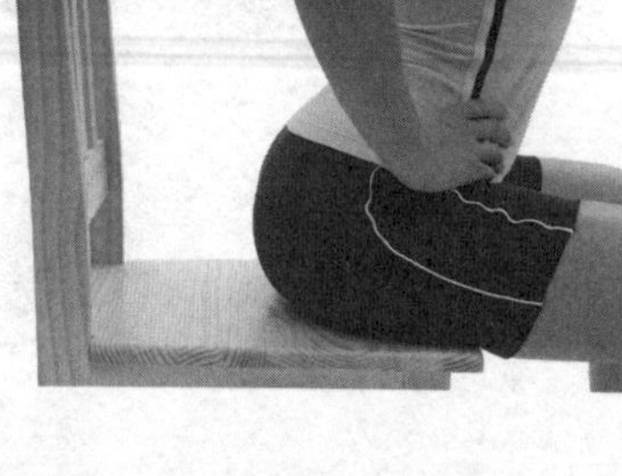

Seitbeugung und Drehung des Beckens
Ziel: Erfahren weiterer Beckenbewegungen und ihrer Wirkung auf die Wirbelsäule

Führen Sie noch weitere Beckenbewegungen durch und spüren Sie die kleinen Bewegungen am Übergang Becken und Wirbelsäule. Heben und senken Sie im Sitzen oder Stehen eine Beckenseite. Neben der Spannung der Taillenmuskulatur (viereckiger Lendenmuskel) spüren Sie eine Seitbeugung der Lendenwirbelsäule.

Schieben Sie im Sitzen abwechselnd das rechte und das linke Knie nach vorne. Beide Übungen dienen zur Mobilisation der Lendenwirbelsäule und des Kreuzdarmbeingelenks.

Lassen Sie das Becken anschließend nach rechts und nach links kreisen («Bandscheibenmassage»). Besonders gut gelingt diese Übung auf einem Fitnessball.

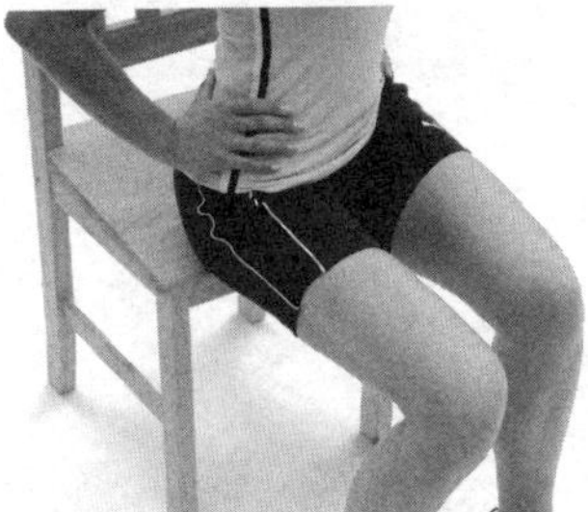

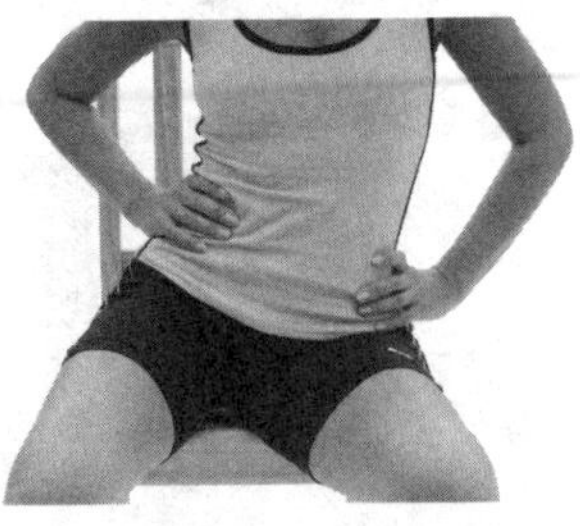

Stellung des Brustkorbs

Ziel: Erfahren der Brustkorbbewegungen und ihrer Wirkungen

Sicher konnten Sie wahrnehmen, dass sich bei der Beckenkippung nach vorne gleichzeitig der Brustkorb, d. h. die Rippen heben, was an der weiterlaufenden Bewegung in die Brustwirbelsäule und deren direkter Verbindung mit den Rippen liegt. Sie können deshalb umgekehrt durch die Stellung des Brustkorbs auch die Stellung der Lendenwirbelsäule beeinflussen.
Heben und senken Sie im Wechsel Ihren Brustkorb, indem Sie einen Finger mit dem Brustbein wegschieben bzw. umgekehrt mit dem Finger das Brustbein wegschieben. Stellen Sie sich vor, Sie ziehen Ihr Brustbein an einem seidenen Faden nach vorne und oben oder Sie zeigen stolz eine gewonnene Medaille.
Machen Sie sich diesen Vorgang bewusst, indem Sie eine Hand auf den Unterbauch, die andere Hand auf das Brustbein legen und den Abstand zwischen den Händen beobachten.

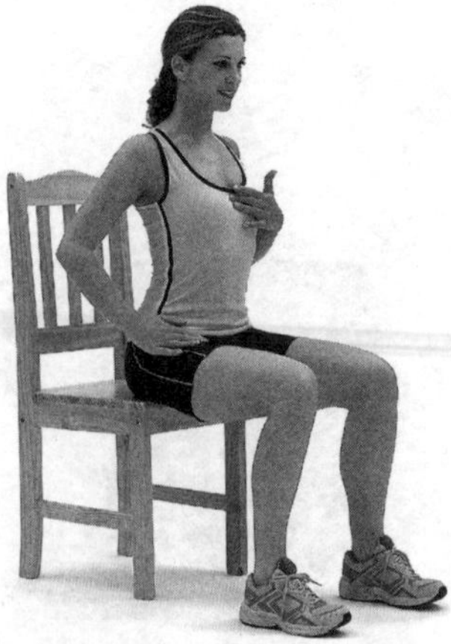

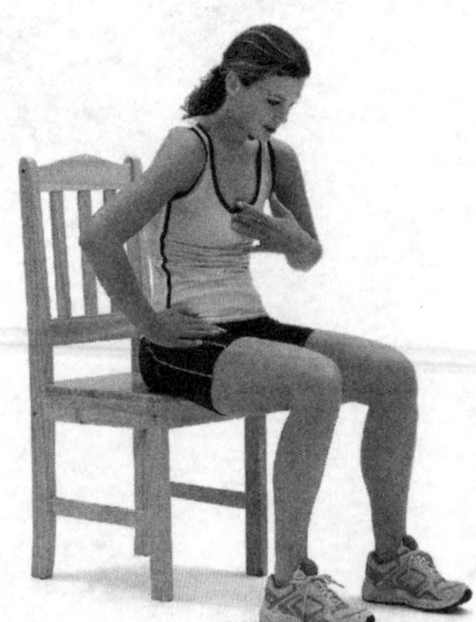

Streckung der Halswirbelsäule

Ziel: Erfahren der Halswirbelsäulenstreckung und Dehnung der oberen Nackenmuskeln

Wenn Sie Ihr Brustbein heben, strecken sich in der Regel schon Ihr Nacken und damit Ihre Halswirbelsäule. Haben Sie das bemerkt? Machen Sie sich diese Streckung bewusster. Schieben Sie dazu den (Hinter-)Kopf leicht nach oben und ziehen Sie Ihr Kinn etwas heran (oder drücken Sie mit einem Finger dagegen). Stellen Sie sich dabei vor, «Sie machen ein Doppelkinn», «Sie strecken Ihren Nacken in die Länge» oder «Sie möchten ein Parfüm riechen, das sich auf Ihrem Hals befindet». Hier spüren Sie schon eine leichte Dehnspannung an den oberen tiefen Nackenmuskeln. Schieben Sie als Kontrast Ihr Kinn nach vorne.

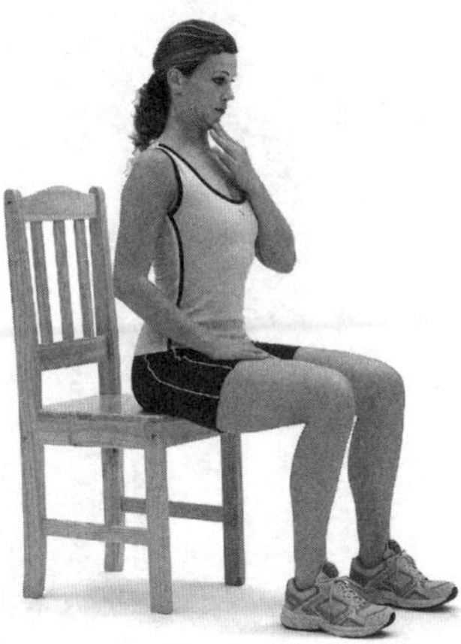

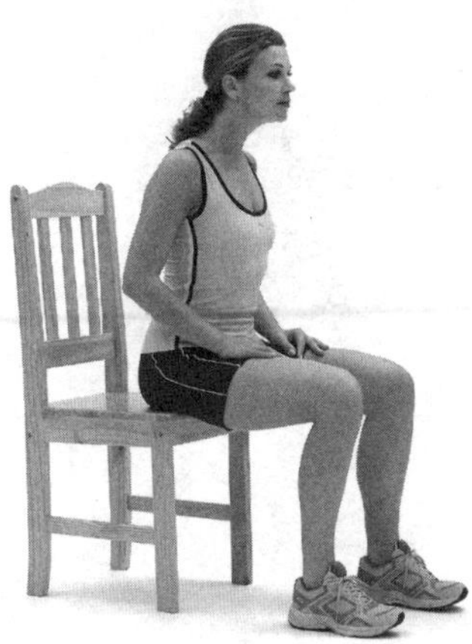

Wahrnehmung der Schulterposition
Ziel: Erfahren unterschiedlicher Schulterpositionen und Mobilisation des Schultergürtels

Ziehen Sie in aufrechter Haltung Ihre Schultern hoch in Richtung Ohren, halten Sie dort einen Moment die Spannung und lassen die Schultern wieder nach unten sinken. Ziehen Sie danach Ihre Schulterblätter nach hinten unten Richtung Kreuzbein und lösen Sie wieder die Spannung. Wiederholen Sie die Übungen einige Male, bis Sie spüren, dass Ihre Schultern locker und entspannt in mittlerer Position auf dem Brustkorb aufliegen, gleich einem Reiter, der fest in seinem Sattel sitzt.

Bewegen Sie Ihre Schulterblätter nach hinten. Spüren Sie die Spannung in der oberflächlichen Rückenmuskulatur und die Streckung in der Brustwirbelsäule.

Bewegen Sie die Schulterblätter und die Arme nach vorne. Spüren die die Dehnung in der Schulterblattmuskulatur.

Sind Sie mit den Übungen etwas vertraut, versuchen Sie die gleichen Übungen im Stehen. Beugen Sie dazu etwas Ihre Beine.

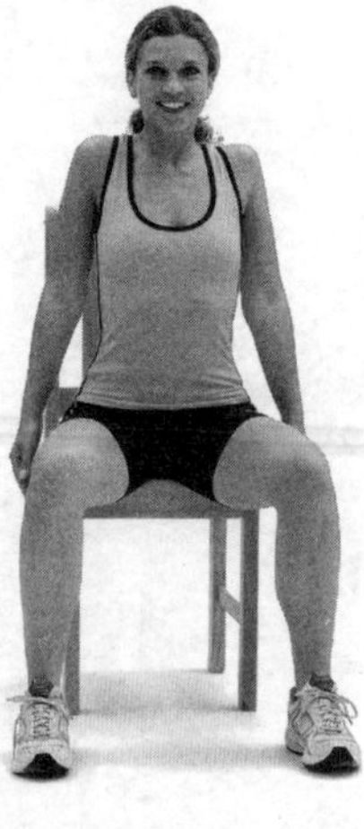

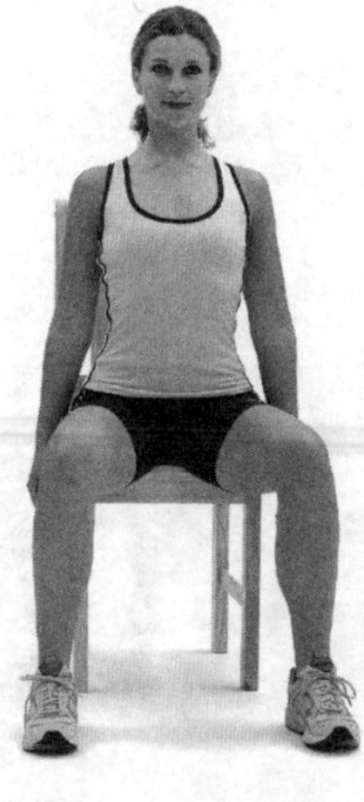

Bewegungen der Wirbelsäule

Die nachfolgenden Übungen machen Sie nun mit den Bewegungsmöglichkeiten der Wirbelsäule vertraut und dienen Ihnen dabei gleichzeitig auch als Grundlage zahlreicher Mobilisations- und Kräftigungsübungen, die Sie im späteren Übungsprogramm finden.

«Katzenbuckel – Pferderücken»

Ziel: Mobilisation der Wirbelsäule mit geringer Belastung

Gehen Sie in den Vierfüßlerstand. Katzenbuckel: Runden Sie nun die Wirbelsäule «Wirbel für Wirbel» nach oben (ohne Kraftanstrengung, da hohe «intradiskale» Druckwerte in der Bandscheibe entstehen können, Rohlmann 2001). Anschließend senken Sie die Wirbelsäule wieder nach unten. Pferderücken: Wenn Ihnen diese Bewegung keine Schmerzen bereitet, lassen Sie die Wirbelsäule ganz durchhängen.

Versuchen Sie nun beim Nachobenstrecken der Wirbelsäule den Kopf zu heben und nach oben zu schauen. Beim Durchhängen der Wirbelsäule senken Sie den Kopf und schauen Sie nach unten. Spüren Sie, wie ungewohnt sich diese Bewegungen anfühlen, obwohl Sie die erste Haltung, um 90 Grad gedreht, häufig beim Sitzen beobachten können.

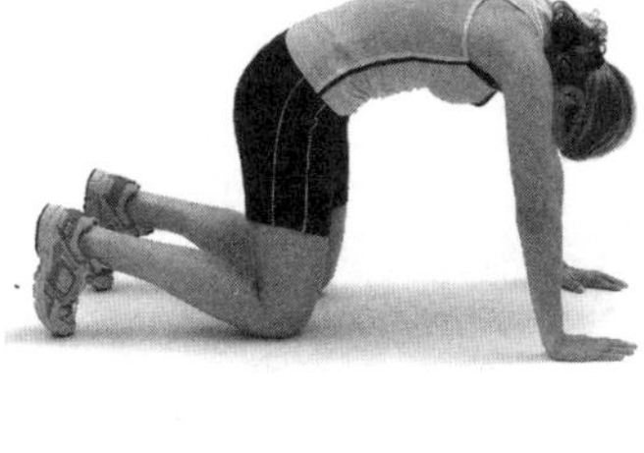

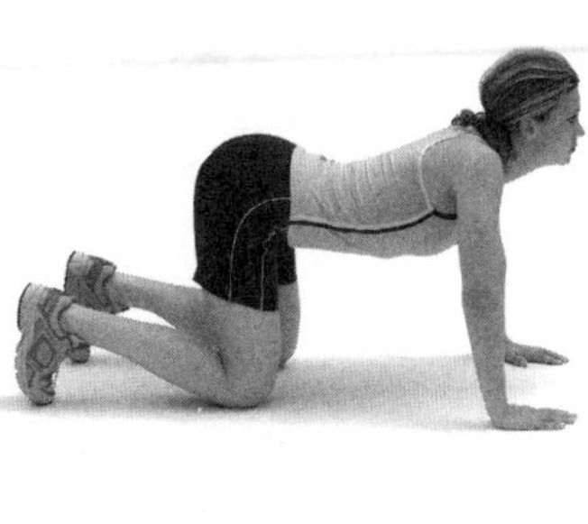

Legen Sie sich im Vierfüßlerstand einen Ball auf den Rücken. Versuchen Sie den Ball auf dem Rücken hin- und herzurollen. Legen Sie sich ein Bohnen- oder Kirschkernsäckchen auf die Halswirbelsäule. Spüren Sie, wie sich die Halswirbelsäule streckt?

Brücke

Ziel: Erfahren der Auf- und Abrollbewegung der Lendenwirbelsäule und Kräftigung der Hüftstreckmuskulatur

Stellen Sie in der Rückenlage Ihre Beine auf und rollen Sie langsam «Wirbel für Wirbel» Ihre Wirbelsäule beginnend vom Becken nach oben auf, bis Sie in der «Brücke» sind. Danach rollen Sie, beginnend von der Hals- und Brustwirbelsäule, wieder nach unten. Sie haben durch den direkten Kontakt zum Boden eine gute Rückmeldung über die Bewegungsausführung.

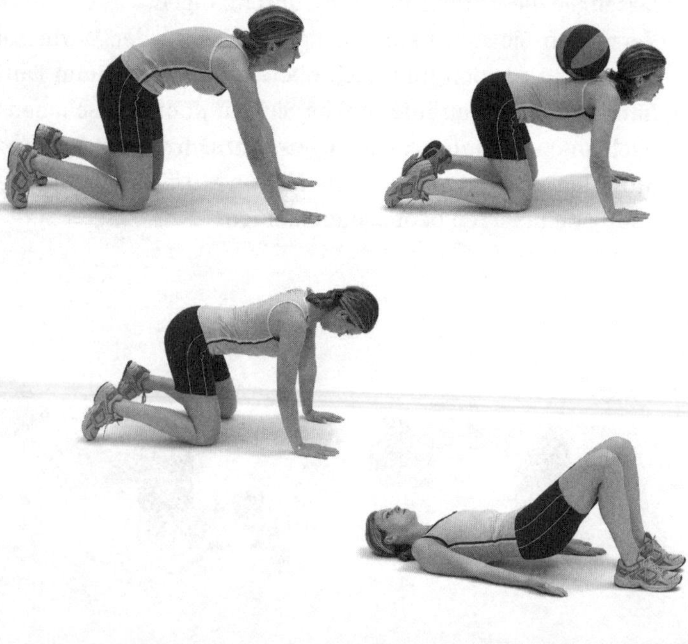

Abrollen und Strecken im Stand (im Sitz)
Ziel: Erfahren einer bewussten Beugung und Streckung der Wirbelsäule, Mobilisation der Wirbelsäule

Rollen Sie nun im Stand oder im Sitzen bei gestreckten Beinen langsam Ihre Wirbelsäule beim Kopf beginnend nach unten ab. Sie können dabei mit Ihren Händen die Beine entlang nach unten fahren. Beginnen Sie das Aufrollen umgekehrt vom Becken ausgehend. Stützen Sie danach die Hände an Ihre Hüften und beugen Sie behutsam Ihren Rücken maximal nach hinten.

Seitneigung der Wirbelsäule (Lateralflexion)
Ziel: Erfahren der Seitneigebewegung, Mobilisation und Dehnung an der Brustkorbseite bzw. der Hals-Nacken-Muskulatur

Neigen Sie aus dem aufrechten Sitz den Kopf nach rechts und nach links. Schauen Sie dabei immer geradeaus! Spüren Sie die Dehnung im seitlichen Hals-Nacken-Bereich.

Neigen Sie aus dem aufrechten Sitz oder Stand jetzt den Oberkörper abwechselnd nach rechts und nach links, ohne dabei das Gesäß anzuheben und den Oberkörper zu verdrehen. Sie spüren eine Dehnung an der Brustkorbseite bedingt durch die Weitung der Rippenzwischenräume. Wie fühlt sich danach der Atem an?

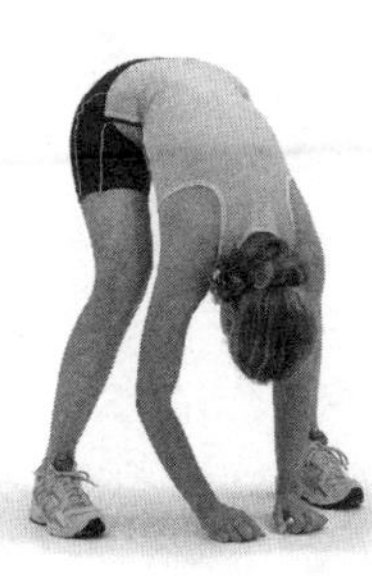

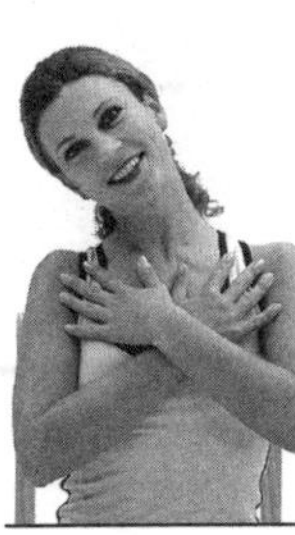

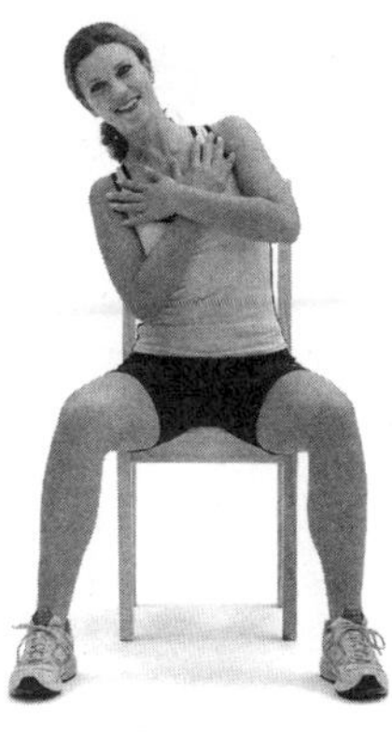

Drehung der Wirbelsäule (Rotation)

Ziel: Erfahren der Drehbewegung

Mobilisieren Sie Ihre Halswirbelsäule, indem Sie den Kopf behutsam über die rechte und linke Schulter zur Seite drehen. Halten Sie Ihre Schultern stabil (Die Augen führen die Bewegung!).

Drehen Sie, ausgehend vom aufrechten Sitz oder Stand, den gesamten Oberkörper behutsam nach rechts und nach links, ohne das Becken zu verdrehen. Sie spüren vielleicht, dass sich die Brustwirbelsäule (Brustkorb) besser drehen kann als die Lendenwirbelsäule, die nur geringe Rotationsmöglichkeiten hat.

Im Stehen fällt es deutlich schwerer, das Becken zu stabilisieren. Versuchen Sie die Bewegung erst im Sitzen, dann im Stehen.

Kombinationsbewegungen der Wirbelsäule

Ziel: Erfahren von Kombinationsbewegungen

Beugen Sie sich im Sitz (im Stand) nach unten und führen Sie die linke Hand zum rechten Fuß nach unten (ggf. mit der rechten Hand am Oberschenkel abstützen). Richten Sie sich langsam auf, strecken Sie Ihren Oberkörper und Ihre Hand nach hinten und nach links (s. a. Drehdehnlagerung, S. 138).

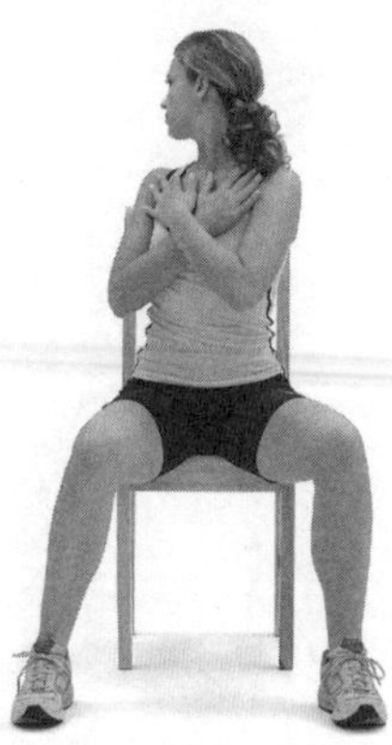

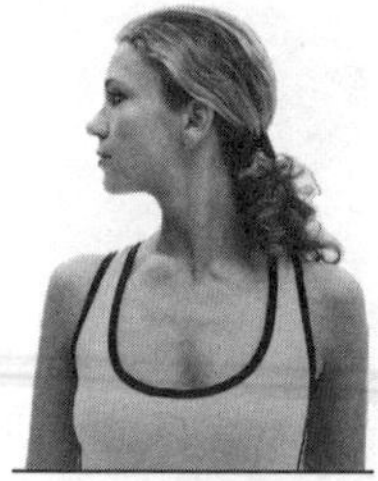

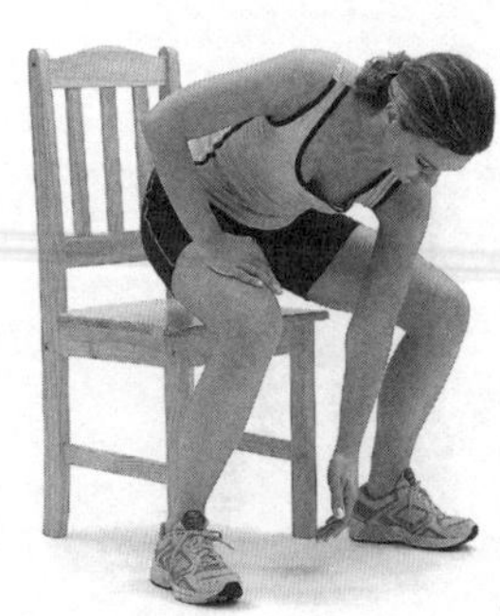

Segmentale Stabilisation und Beckenkoordination

Sanftes Einziehen des Bauchnabels in Rückenlage
Ziel: Ansteuerung der tiefen queren Bauchmuskulatur

Legen Sie in Rückenlage eine Hand unterhalb des Bauchnabels und eine Hand darüber. Atmen Sie tief ein und aus und bemerken Sie, wie sich die Hände heben und senken. Ziehen Sie behutsam den Unterbauch (Bauchwand) ein, sodass sich beim Atmen nur noch die obere Hand bewegt. Halten Sie die Spannung etwa zehn Sekunden und wiederholen Sie die Übung. Es soll keine Bewegung im Becken und der Wirbelsäule stattfinden.

Sanftes Einziehen des Bauchnabels im Sitzen
Ziel: Ansteuerung der tiefen queren Bauchmuskulatur

Führen Sie diese Übung nun auch im aufrechten Sitz durch. Stellen Sie sich dabei vor, ein Faden zieht Sie vom Hinterkopf nach oben (Marionette, S. 177).

Sollte es Ihnen gelingen, die tiefe Bauchspannung zu halten, können Sie zur Ausgangsstellung Arm- und Beinbewegungen als Variation hinzunehmen.

- Führen Sie beide Arme mehrmals nach oben und nach unten.
- Heben Sie abwechselnd die Füße etwas vom Boden ab.
- Heben Sie einen Fuß und den diagonalen Arm vom Boden ab.

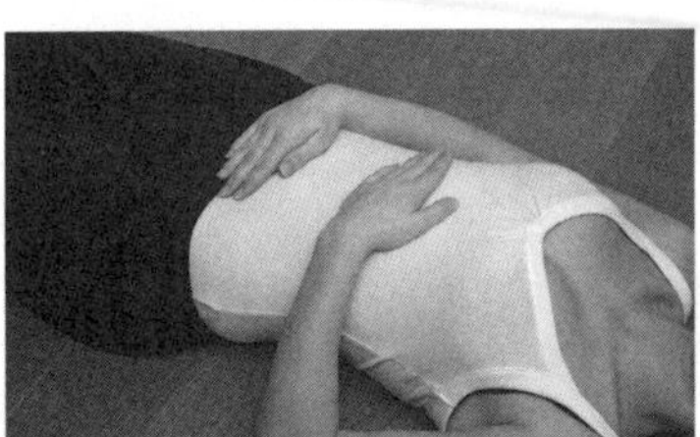

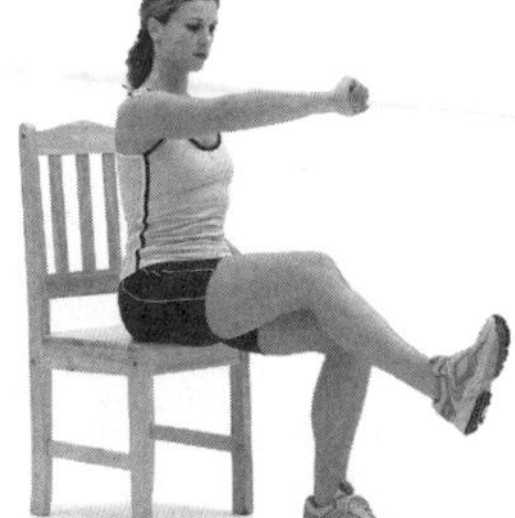

Segmentale Stabilisation in Bauchlage
Ziel: Wahrnehmung der Beckenstabilisation, Ansteuerung der tiefen, queren Bauchmuskulatur

Legen Sie in Bauchlage die Hände neben den Körper und strecken Sie Ihren Hinterkopf. Atmen Sie einmal ruhig ein und aus. Ziehen Sie nun den Bauchnabel in Richtung Wirbelsäule mit der Vorstellung, Sie wollten ein Blatt Papier unter Ihren Bauch schieben und dort eine Höhle bilden. Es dürfen dabei keine Wirbelsäulen- oder Beckenbewegungen auftreten.

Stabilisation mit Beinbewegungen in Rückenlage
Ziel: Wahrnehmung der Beckenstabilisation, Ansteuerung der tiefen Bauch- und Rückenmuskulatur

Legen Sie sich in Rückenlage eine Hand (oder ggf. Biofeedback-Druckmanschette) unter Ihre Lendenwirbelsäule. Stellen Sie Ihre Beine an. Geben Sie einen leichten Druck auf Ihre Hand, indem Sie den Bauchnabel Richtung Wirbelsäule ziehen. Heben und senken Sie ein angewinkeltes Bein im Wechsel. Normalerweise verändert sich der Druck auf Ihre Hand dabei. Sie versuchen jetzt die Bewegung so durchzuführen, dass sich der Druck auf die Hand nicht verändert.

Versuchen Sie nun beide Beine im Wechsel anzuheben, ohne dass sich der Druck verändert. Schieben Sie beide Beine abwechselnd nach vorne.

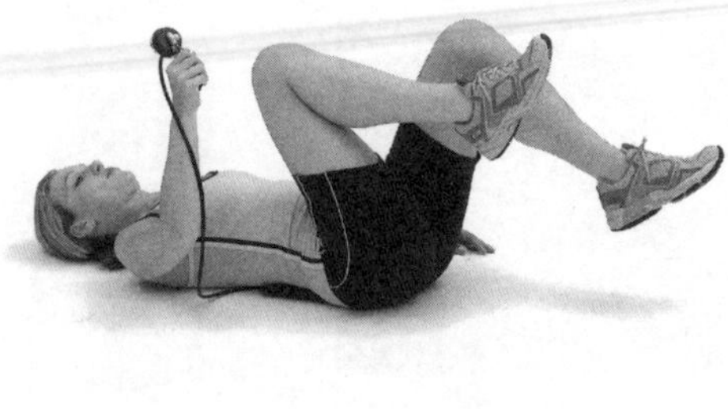

Spannung und Entspannung

«Spannungs-Thermometer»
Ziel: Unterschiedliche Spannungszustände wahrnehmen

Um ein Gefühl für muskuläre Anspannung und Entspannung zu bekommen, stellen Sie sich ein sogenanntes Spannungsthermometer vor, das von «0 Grad» bis «100 Grad» reicht. Null Grad bedeutet völlige Entspannung der Muskulatur, 100 Grad maximale Anspannung. Ein Körperteil, das sich besonders gut anspannen und entspannen lässt, ist die dominante Hand, d. h. für Rechtshänder die rechte Hand, für Linkshänder die linke Hand. Lenken Sie Ihre ganze Aufmerksamkeit auf diese Hand. Beginnen Sie mit den beiden Extrembereichen. Lassen Sie Ihre Hand entspannt liegen, mit der Vorstellung, sie sinke nach unten in den Boden. Diesem Gefühl ordnen Sie die Zahl Null zu. Ballen Sie dann Ihre Hand so fest es geht zusammen, ohne zu verkrampfen, etwa mit der Vorstellung, einen Gegenstand zu zerdrücken. Diesem Spannungsgefühl ordnen Sie die Zahl 100 zu. Lassen Sie die Spannung aus Ihrer Hand herausfließen. Spannen Sie Ihre Hand nun kontinuierlich von 0 Grad bis 100 Grad an und nehmen Sie bewusst den jeweiligen Spannungszustand wahr. Lassen Sie dann die Spannung aus Ihrer Hand herausfließen und nehmen Sie bewusst das Gefühl der Entspannung wahr. Dieser Vorgang wird auch in der Progressiven Muskelentspannung nach Jacobson gebraucht (s. S. 349).

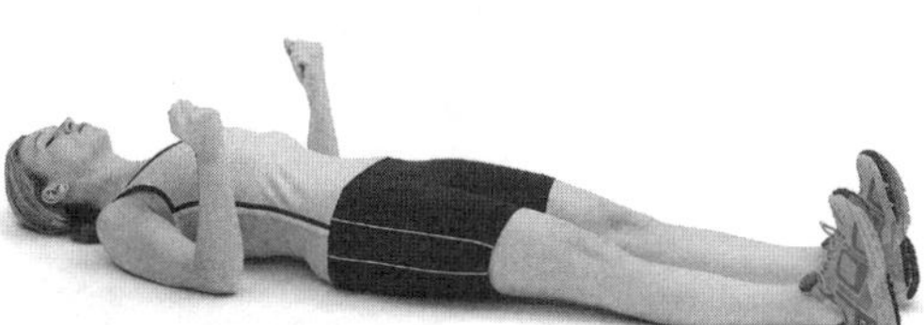

«Bauchspannung»

Ziel: Wahrnehmung der globalen Bauchspannung

Legen Sie in Rückenlage ein Handtuch unter die Lendenwirbelsäule und winkeln Sie die Beine leicht an. Versuchen Sie, mit der Vorstellung, jemand möchte Ihnen das Handtuch wegziehen, dieses am Boden festzuhalten. Spüren Sie, wie sich Ihr Bauch hart anfühlt? Diese Spannung ist deutlich stärker als bei der segmentalen Stabilisation (s. S. 134).

«Beckenstabilisation»

Ziel: Wahrnehmung der Beckenstabilisation und Testung der Bauchmuskelkraft

Ziehen Sie in der Rückenlage beide Beine zum Oberkörper heran und strecken Sie sie nach oben. Senken Sie nun die gestreckten Beine in Richtung Boden. Denken Sie an das gleichmäßige Atmen. Durch den verlängerten Hebel der Beine spüren Sie jetzt eine stärkere Kraftanstrengung der Bauchmuskulatur. Sie hat nun die Funktion, das Becken gegen den verstärkten Zug der Hüftbeugemuskulatur zu stabilisieren. Ist sie dazu nicht

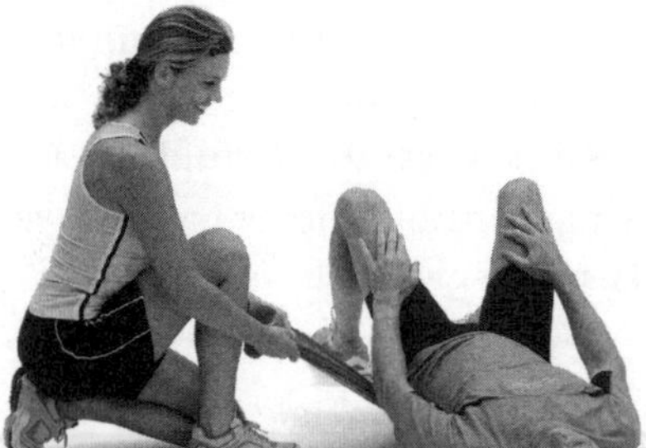

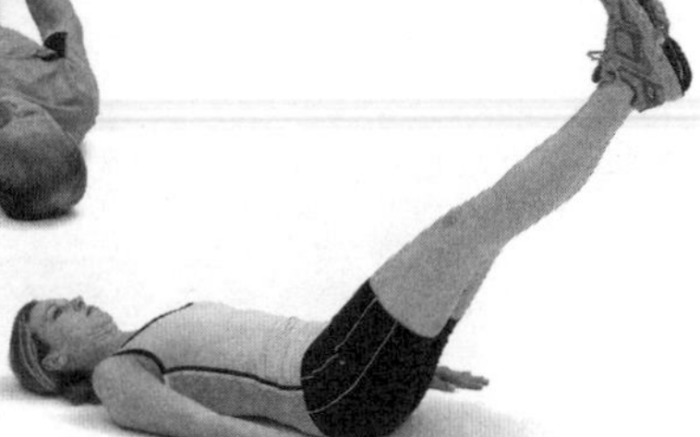

mehr in der Lage, kippt das Becken nach vorne und bringt die Wirbelsäule in eine Hohlkreuzstellung. Versuchen Sie genau den Punkt zu finden, an dem die Stabilisation noch gelingt. Je besser Ihre Bauchmuskulatur trainiert ist, desto weiter werden Sie die Beine ohne eine Ausweichbewegung des Beckens absenken können.
Sie können diese Übung auch zur Testung Ihrer Bauchmuskelkraft nutzen. Notieren Sie den Winkelgrad vom Boden bis zu den gestreckten Beinen (Partnerbeobachtung) und die Zeit, in denen Sie das Becken noch stabil halten können.

Beckenstabilisation im Stand
Ziel: Wahrnehmung der Beckenstabilisation, Mobilisation des Kreuzdarmbeingelenks auf der Seite des Standbeins

Stellen Sie einen Fuß auf eine Erhöhung. Heben und senken Sie das Becken auf der freien Beinseite.

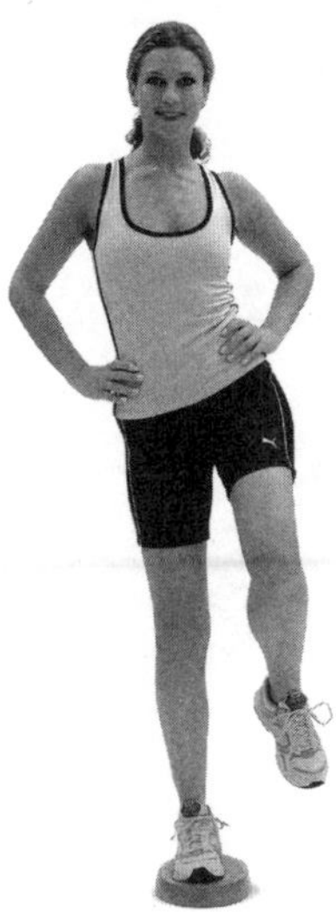

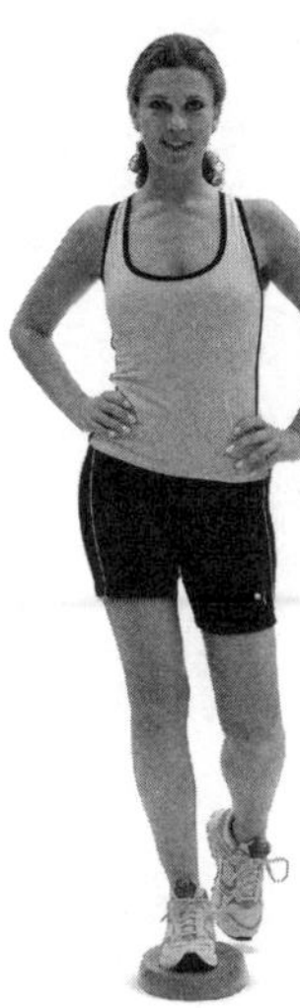

Gewichtsregulierende Körperspannung
Ziel: Wahrnehmung gleichgewichtsregulierender Spannung globaler Muskelsysteme

Halten Sie ein dickes Buch vor Ihre Brust und spüren Sie die ausgleichende Spannung Ihrer Rumpfmuskulatur. Strecken Sie nun die Arme und spüren Sie, wie sich die Spannung in Ihrer Muskulatur erhöht, da längere Hebel größere Kräfte zur Stabilisation benötigen. Das konnten Sie übrigens schon in der vorigen Übung beim Absenken der Beine beobachten.

Dehnungs- und Mobilisationseffekte «Drehdehnlagerung»
Ziel: Mobilisation der Brust- und Lendenwirbelsäule (Dreidimensional)

Legen Sie sich auf die rechte Seite. Winkeln Sie beide Beine an und halten Sie die Knie mit der rechten Hand am Boden. Schauen Sie nach links und drehen Sie behutsam den Oberkörper mit dem gestreckten linken Arm so weit wie möglich in Richtung Boden, bis Sie deutlich ein Dehngefühl an der

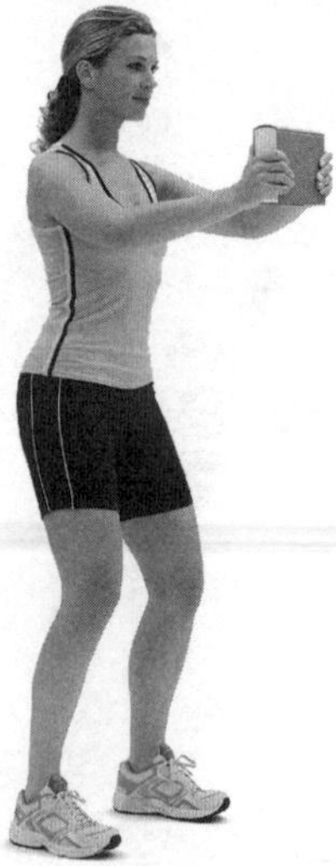

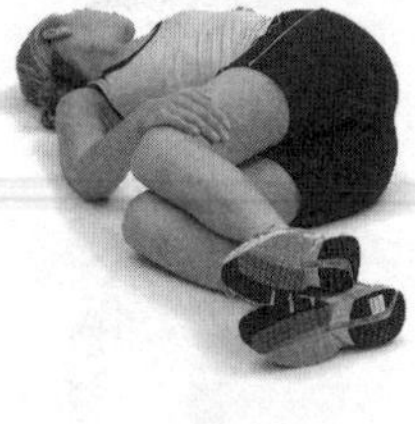

Brustoberseite und im Rückenbereich spüren. Durch bewusstes Ausatmen in die gedehnte Region können Sie die Dehnung positiv unterstützen. Bleiben Sie etwa 40–60 Sekunden in dieser Dehnposition. Nehmen Sie anschließend in der Rückenlage wahr, wie sich die gedehnten Körperpartien im Vergleich zu den ungedehnten anfühlen.

Dehnungs- und Mobilisationseffekte «Päckchenlage»
Ziel: Wahrnehmung von Dehneffekten, Entspannungslage

Setzen Sie sich, wenn möglich, auf die Fersen, und beugen Sie langsam den Oberkörper, bis der Kopf vor den Knien liegt. Nehmen Sie bewusst die Dehnung innerhalb des Rückens wahr. Heben Sie das Gesäß und beobachten Sie, wohin die Spannung wandert. Nehmen Sie auch in dieser Position Ihren Atem wahr. Richten Sie sich wieder langsam, Wirbel für Wirbel, auf.

Selbstmassage Nacken und Gesicht
Ziel: Lösen von Verspannungen im Hals-Nacken- und Gesichtsbereich, Wahrnehmung des Atems

Nehmen Sie eine bequeme Sitzhaltung ein und lehnen Sie Ihren Kopf an. Beginnen Sie am Hinterkopf die Muskulatur des Nackens und Ihrer Schultern auszustreichen und leicht zu massieren. Wie fühlen sich Schulter und Nacken an? Beobachten Sie unterschiedliche Muskelspannungen und die zunehmende Wärme. Nehmen Sie auch den Atem wahr.
Nach einer Weile massieren Sie Ihr Gesicht. Streichen Sie über die Stirn, über die Wangen und den gesamten Gesichtsbereich. Drücken Sie dabei nicht zu stark mit Ihren Fingern, damit im Gewebe keine Gegenspannung entsteht.

Wahrnehmung der Atmung

Eine freie Atmung ist Voraussetzung für einen stabilen Gesundheitszustand. Die ‹normalen› Atembewegungen geschehen weitgehend durch Kontraktion der Atemmuskeln. Das Zwerchfell als wichtigster Atemmuskel wird unterstützt von der Zwischenrippenmuskulatur. Beim Einatmen senkt sich das kuppelförmig gewölbte Zwerchfell (s. S. 59), wodurch auf Magen, Leber und Eingeweide ein sanfter Druck ausgeübt wird und der Bauch sich infolgedessen leicht vorwölbt (Zwerchfellatmung). Gleichzeitig bewirkt eine Anspannung der Zwischenrippenmuskeln und der Bauchmuskulatur eine Brustkorberweiterung durch das Anheben der Rippen (Brustatmung). Die Volumenvergrößerung im Brustraum führt über eine dortige Druckabsenkung zum Einströmen der Atemluft. Die Bauchatmung macht in Ruhe etwa zwei Drittel der Atembewegungen aus. Während die Einatmung ein aktiver Vorgang ist, erfolgt das normale Ausatmen über das elastische Zusammenziehen der gedehnten Lungen.

Bei einer verstärkten und vertieften Atmung während größeren Anstrengungen wird zusätzlich die Atemhilfsmuskulatur (Brustmuskulatur, Schulterblattheber, Sägemuskel, breiter Rückenmuskel) eingesetzt.

Die Regulation der Atmung geschieht weitgehend unwillkürlich über das autonome Nervensystem (Atemzentrum im Rückenmark), die Atmung ist allerdings auch willkürlich steuerbar. Bewusst lassen sich Atemtiefe, Atemfrequenz und Atemzugvolumen verändern. Das wird am leichtesten beim «Atemanhalten» sichtbar.

Bei der Pressatmung handelt es sich um ein «gefährliches» Phänomen, welches unwillkürlich bei hohen Kraftanstrengungen auftritt. Die eingeatmete Luft wird durch Kontraktion der Rumpfmuskulatur komprimiert und gegen die geschlossene Stimmritze gedrückt. Der erhöhte Druck im Innenraum des Brustkorbes bewirkt eine erhebliche Beeinträchtigung des venösen Rückstroms des Blutes aus der Körperperipherie zum Herzen. Es kommt zu einem Abfall des Herzminutenvolumens. Kollapserscheinungen können als Folge auftreten, Pressatmung kann bei Personen mit Bluthochdruck zu Gefäßschäden führen.

Deshalb ist es für Sie wichtig, auf eine gleichmäßige Atmung zu achten, wenn diese bei Kraftanstrengungen auch flacher ausfällt. Das erreichen Sie leicht durch Zählen oder durch hörbares Ausatmen.

Bei einigen der vorigen Übungen wurde schon auf die Wahrnehmung der Atmung hingewiesen. Prinzipiell können Sie bei allen Übungen die Aufmerksamkeit auch auf den Atem richten. Bei den nachfolgenden Übungen geht es darum, den Atem bewusst wahrzunehmen, ohne ihn zu steuern. «Machen» Sie nicht Ihren Atem, sondern lassen Sie ihn machen.

Ziel: Wahrnehmung des Atems und des Atemraums

Legen Sie in Rückenlage die Hände so auf den Bauch, dass sich die Fingerspitzen berühren. Spüren Sie, wohin die eingeatmete Luft strömt? Hebt sich nur die Bauchdecke oder auch der Brustraum? Hebt sich die Bauchdecke mehr im oberen Teil oder mehr im unteren Teil?

Ziel: Wahrnehmung des Atems und verschiedener Atemräume

Legen Sie im Sitz eine Hand auf den Bauch in Höhe des Nabels, die andere Hand auf die Brust. Beobachten Sie, wie sich Bauch und Brust bei der Atmung verändern. Variieren Sie die Lage der Hände beliebig, z. B. Bauch und Lendenwirbelsäule, Flanke rechts und Flanke links. Legen Sie eine Hand auf verschiedene Stellen der unteren Rückenhälfte und fühlen Sie, wohin Ihr Atem wandert. Diese Übung können Sie sehr gut mit einem Partner durchführen.

Ziel: Atemanregung im Beckenbereich

Kippen Sie im Sitzen das Becken nach vorne und hinten, nach rechts und links und gehen Sie schließlich in eine leichte Kreisbewegung über (s. a. S. 125). Beobachten Sie, ob Veränderungen im Bereich des Beckens auftreten. Spüren Sie dort eine Atemanregung?

Ziel: Wahrnehmung von Atmung und Bewegung

Stehen Sie aufrecht mit leicht gebeugten Knien und lassen Sie die Arme locker hängen. Führen Sie langsam die Hände in einer kreisförmigen Bewegung bis vor die Brust, ohne dabei die Schultern zu heben. Berühren Sie die Finger und stellen Sie sich vor, mit dieser «Schöpfkelle» Wasser zu schöpfen. Bei dieser Bewegung lassen Sie den Atem in sich hineinströmen. Am Ende der Bewegung drehen Sie die Hände und führen die Arme langsam nach unten, als ob Sie das Wasser wieder ausleeren wollten. Lassen Sie dabei den Atem nach unten ins Becken ausströmen. Durch die Handbewegung können Sie das Wegfließen des Atems unterstützen, als ob Sie ihn «wegschieben» wollten.

Ziel: Wahrnehmung von Atmung und Bewegung, Atemberuhigung

Lassen Sie im Stand die Arme locker vor dem Körper hängen und formen Sie mit Daumen und Zeigefingern ein Dreieck. Führen Sie langsam die Arme nach vorne oben. Atmen Sie dabei ein und verfolgen Sie etwa ab Kopfhöhe das Dreieck mit den Augen. Lassen Sie Energie aus dem Körperzentrum über die Wirbelsäule bis zu den Fingerspitzen fließen. Über dem Kopf öffnen Sie die Hände und lassen die Arme in einem weiten Kreis seitlich nach unten sinken. Der Atem strömt langsam aus.

Rückenfreundlicher Alltag

In diesem Kapitel lernen Sie

- *Ihre individuelle Körperhaltung und Ihre Bewegungsabläufe im Alltag und im Beruf rückenfreundlich zu gestalten,*
- *dynamisches Sitzen, Stehen und körpergerechtes Gehen und Laufen,*
- *rückenfreundliches Heben und Tragen von Lasten,*
- *den rückenfreundlichen Wechsel in die verschiedenen Ausgangsstellungen.*

«Rückenfreundliches Verhalten zu lernen» und die «Körperhaltung zu verbessern» sind die zentralen Erwartungen fast aller Rückenschulteilnehmer. Dahinter steht der Gedanke, dass schlechte oder falsche Haltungen Rückenschmerzen oder Verspannungen verursachen. In der Tat sind Tätigkeiten in unbequemen Haltungen, schweres Heben, Tragen, Ziehen und Schieben Risikofaktoren für Rückenschmerzen und für Verspannungen.

Das kann jeder leicht nachvollziehen, der an einer zu niedrigen Spüle vornübergebeugt abgespült hat, im Garten gebückt umgegraben hat oder bei einem Umzug den ganzen Tag schwer tragen musste.

Die Haltungs- und Bewegungsschulung zielt darauf, dass Sie

- für Ihren Körper günstige Haltungs- und Bewegungssituationen lernen,
- Bewegungen muskulär kontrollieren und stabilisieren können und
- mit Entlastungshaltungen ungünstige Belastungen reduzieren können.

Das «Gewusst wie» zeigen Ihnen die folgenden Seiten. Es liegt nun an Ihnen, ob Sie gewillt sind, Ihr Alltagsverhalten zu analysieren und gegebenenfalls zu korrigieren.

Haltung – die konstante Suche nach der Balance!

«Die Schwerkraft ist die Wurzel der Anmut», so Lao Tse.

Die Hauptfunktion des Bewegungssystems besteht darin, den aufrecht stehenden oder sich bewegenden Menschen gegen die Schwerkraft im Gleichgewicht zu halten. Die Erhaltung des Körpergleichgewichtes ist die Grundbedingung aller menschlichen Bewegungen.

Die Lage des Körperschwerpunktes ist individuell verschieden und abhängig von der Konstitution, dem Alter und dem Geschlecht. Er befindet sich bei aufrecht stehender Haltung etwas unterhalb des Bauchnabels nahe der Wirbelsäule. Da die Körperstandfläche relativ klein ist und der Körperschwerpunkt recht hoch liegt, bezeichnet man den Stand als «labile» Gleichgewichtslage.

Beim ökonomischen Stand sind die Körperabschnitte so übereinander angeordnet, dass Sie einen harmonisch aufrechten Turm ergeben. Sobald sich z. B. durch Vorneigen ein Abschnitt aus dem Lot bewegt, greift an dessen Schwerpunkt sofort die Erdanziehungskraft an und zieht ihn nach unten. Verlässt also die Schwerpunktlinie des Körpers beispielsweise im Stehen die Unterstützungsfläche der Füße, kippt der Körper um, wenn nicht die Muskulatur innere Kräfte erzeugt, welche die äußeren Kräfte kompensieren.

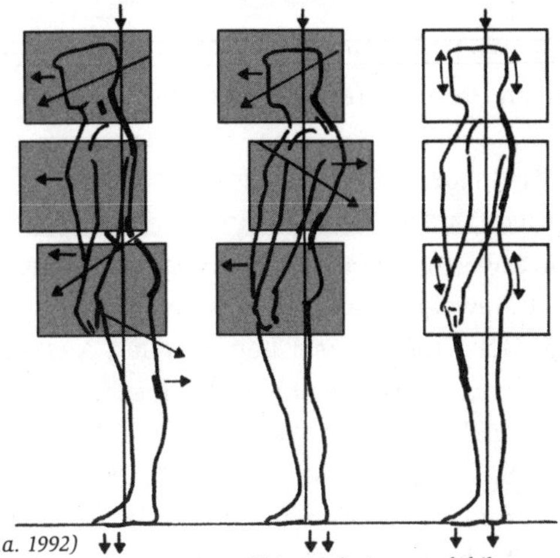

(nach Reichel u.a. 1992)

Kompensiertes Gleichgewicht *labiles Gleichgewicht*

Beim ökonomischen Stand sind die Körperabschnitte so übereinander angeordnet, dass sie einen harmonisch aufrechten Turm ergeben.

Prinzipien rückenfreundlicher Haltungen und Bewegungen

Rückenfreundlichen Haltungen und Aktivitäten des täglichen Lebens liegen einige Prinzipien zugrunde:

Die aufrechte Haltung ist eine ideale Haltung

Eine Haltung ist dann ideal, wenn sie einerseits wenig Energie verbraucht, andererseits körperliche Strukturen nicht überlastet oder einzelne Segmente in eine Zwangslage bringt. Unter physiologischen Gesichtspunkten ist die aufrechte Haltung die ideale Haltung für die Wirbelsäule. Die Wirbelsäule richtet sich hier harmonisch in ihrer Doppel-S-Form an der Schwerelinie auf, die Haltemuskulatur arbeitet am ökonomischsten und die passiven Strukturen des Bewegungssystems werden ausgewogen belastet. Die passive Haltung (mittleres Bild oben), bei der man sich «in seine Seile hängt», wird zwar meist als die bequemere Haltung empfunden, doch ist die Beanspruchung der Bänder, Bandscheiben und Gelenke hier deutlich größer und unphysiologischer als bei der aktiven Haltung (rechts Bild oben).

Dynamische Haltungen – Bewegung ist das A und O

Was der aktiven, aufrechten Haltung allerdings jetzt noch fehlt, ist der schon angesprochene Wechsel von Bewegung und Ruhe (s. S. 68). Durch Bewegung werden alle Gewebe besser durchblutet bzw. die für den Stoffwechsel notwendigen Austauschprozesse gefördert. Starres Verharren in einer noch so physiologischen Haltung hat auf Dauer negative Folgen. Beobachten Sie einmal Kinder beim Spielen, Basteln, Malen oder Lernen. Sie nehmen ganz unbewusst und spontan die unterschiedlichsten Haltungen ein, die sich nach der Situation, der Umgebung und auch nach ihren eigenen Empfinden richten. Viele dieser Haltungen finden sich in einer Aufzeichnung wieder, die der Anthropologe Gordon Hewes schon im Jahre 1957 veröffentlichte. Er fand dabei 1000 verschiedene Positionen, die Menschen aus 480 unterschiedlichen Kulturen über längere Zeit bequem einnehmen können oder konnten. Noch heute verhält sich die Hälfte der Menschheit so, wie es in den westlichen Ländern nur die Kinder tun: kniend, hockend, kauernd oder stehend. Aus diesem Grunde sind eher dynamische Haltungen, Haltungsvariationen und Haltungswechsel anzustreben. Fazit: Die einzige richtige Haltung gibt es nicht!

Die Freiheit der Bewegung

Jedes Ding erscheint zuerst lächerlich, dann wird es bekämpft, schließlich ist es selbstverständlich, sagte Arthur Schopenhauer. Der Mensch hat die vielfältigsten Möglichkeiten zu sitzen, aufzustehen, zu stehen, sich zu bücken, etwas anzuheben, zu tragen, sich hinzulegen oder zu liegen. Deshalb gibt es je nach Situation und Voraussetzungen immer mehrere Möglichkeiten, eine Aufgabe zu bewältigen. Das setzt aber voraus, dass der Mensch bereit ist, sich in seinen Bewegungen und Empfindungen wahrzunehmen sowie neue Bewegungen auszuprobieren. Erlauben Sie sich selbst mit Ihrem Körper und Ihren Bewegungen zu experimentieren. Die Verhaltensänderung beginnt im Kopf. «Falsch ist immer, wenn man etwas, das nur durch beständiges Üben erarbeitet werden kann, sofort können will», formuliert H. Milz (1992, 97). Und Sie werden merken, dass es sich «komisch» anfühlt, eine gewohnte Handlung anders auszuführen. Probieren Sie hierzu zwei einfache Dinge aus. Putzen Sie Ihre Zähne mit der anderen Hand oder falten Sie die Hände zum Beten mal anders, d. h. gewohnter oberer Daumen liegt diesmal unter dem anderen Daumen. Fragen Sie auch immer sich selbst: Was tue ich? Wie tue ich es? Gibt es auch andere Möglichkeiten?

Wege der Haltungs- und Bewegungsschulung:

- Physiologische aufrechte Haltung (je nach Voraussetzung),
- dynamische Haltungsvariationen und Alltagsbewegungen,
- Stabilisation in allen alltäglichen Situationen und Haltungen (Beugung, Streckung, Drehung etc.).

Aktives, dynamisches Sitzen setzt voraus, dass Sie sich selbst (und als Eltern Ihren Kindern) erlauben, mit Ihrem Verhalten zu experimentieren.

Schaffen Sie Freiräume für Bewegung und Erholung

Es sind die Mini-Pausen, die dem Körper zwischendurch guttun, für eine Entlastung bei körperlich anstrengenden Tätigkeiten sorgen und Sie geistig wieder frisch machen.

Wenn Sie in anstrengenden Positionen, z. B. über Kopf, arbeiten müssen, schütteln Sie zwischendurch immer mal Ihre Arme und Schultern aus.

Nutzen Sie als Dauersitzender jede Möglichkeit aufzustehen. Nach Ergebnissen einer amerikanischen Studie zeigten Versuchspersonen im Stehen bis zu 20 Prozent schnellere Reaktionszeit.

Außerdem lässt sich Ermüdung eher vermeiden. Japanische Großbetriebe nutzen diesen Effekt, indem sie immer häufiger Stehkonferenzen durchführen.

Werden Sie aktiv

Ein aktives Freizeitverhalten bringt dem «Schreibtischtäter» die ausreichende Bewegung. Aber auch wenn Sie körperlich arbeiten sollten und an sich nach der Arbeit wenig Lust auf Sport haben, sind Ausgleichsbewegungen wichtig, denn meist ist die Tätigkeit von monotonen Haltungen und Bewegungen geprägt. Ausgleich zur Arbeit ist deshalb nicht nur Ruhe, sondern auch ausgleichende oder ergänzende Aktivität. Oft ist es dabei nicht entscheidend, was Sie sportlich tun, sondern dass Sie überhaupt etwas tun. Wählen Sie Bewegungen und Sportarten, die Ihnen Spaß machen und die Ihr Wohlbefinden steigern.

Praktische Konsequenzen für das individuelle Alltagsverhalten:

- *im Alltag viel bewegen* («Bewegung als Lebensprinzip»),
- *stundenlanges Sitzen bzw. einseitige Haltung reduzieren* («Sitze so wenig wie möglich»),
- auf *dynamischen Wechsel von Sitzen, Stehen, Gehen* achten,
- *«physiologische Haltung» einüben* und Körperbewusstsein schulen,
- dynamisch sitzen und stehen und *alternative Positionen einnehmen*
- den Körper zwischendurch durch Abstützen *entlasten*,
- gezielte *Ausgleichsgymnastik* durchführen.

Stehen

Stehen ist ein labiles Gleichgewicht. Man hat es nicht, sondern muss es immer wieder neu finden!

Der Stand als «labiles» Gleichgewicht

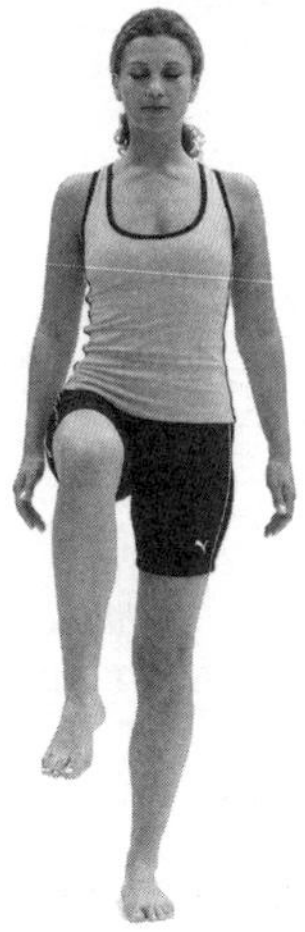

Der aufrechte Stand bedarf eines dynamischen Gleichgewichts der Körperhaltung und gelingt nur durch eine stabile Stützhaltung und eine geregelte Balance des Körperschwerpunktes senkrecht über der Fußstellung. Dass es sich dabei um einen aktiven Vorgang, um eine motorische Leistung handelt, ist einfach zu verstehen, wenn man bei geschlossenen Augen auf die Balancierbewegungen des Körpers achtet. Der Körper löst diese sehr komplexe Aufgabe durch eine Reihe ineinandergreifender Regelkreise, bei denen als Messfühler die Propriozeptoren, das Labyrinth im Innenohr (Gleichgewichtsorgan) und das visuelle System (Auge) dienen (s. a. S. 110). Probieren Sie es einmal aus. Stellen Sie sich auf ein Bein und schließen Sie die Augen.

Sie werden spüren, dass Ihr Körper kleinste Korrekturbewegungen durchführt. Diese Schwankungen sind charakteristisch für die aufrechte Körperhaltung und erfolgen durchschnittlich alle 30 Sekunden.

Die wichtigsten Muskelgruppen (Streckerschlinge) für das Stehen sind die Wadenmuskulatur zur Stabilisation des Sprunggelenks, die vordere Oberschenkelmuskulatur zur Stabilisation des Kniegelenks, die Gesäßmuskulatur zur Stabilisation des Hüftgelenks sowie die Rücken- und Bauchmuskulatur zur Stabilisation der Wirbelsäule.

Lotlinientest im Stehen

Die Beurteilung der Haltung und der Körperstatik erfolgt üblicherweise über einen Lotlinientest, den Sie selbst durchführen können, indem Sie das untere Ende eines Seiles an das Ohrläppchen halten (s. a. S. 115).

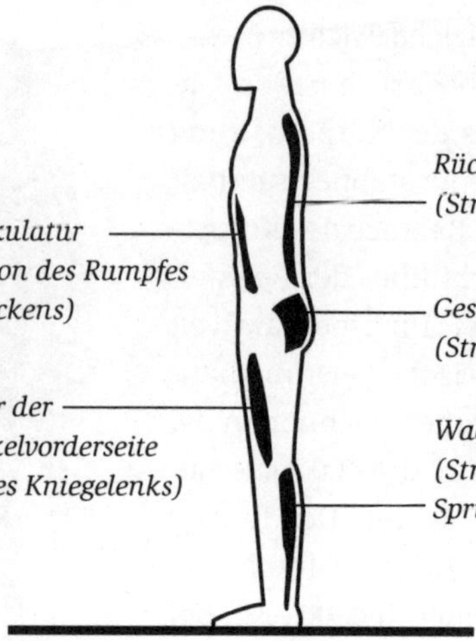

Die wichtigsten Muskeln, die das Stehen ermöglichen

- Von der Seite gesehen verläuft das Seil vom Ohr über das Schultergelenk die Wirbelsäule (Mitte Brustkorb) entlang nach unten, vor dem Hüftgelenk und vor dem Kniegelenk bis leicht vor das Sprunggelenk in die Mitte der Stützfläche Fuß.
- In der Frontalebene verläuft die Lotlinie von der Mitte des Kopfes bis in die Mitte des Steißbeines. Das Becken steht horizontal, ebenso der obere Rand der Schulterblätter.

Sie können sehr gut beobachten, ob der Körper oder einzelne Teile nach vorne oder hinten oder zur Seite hin abweichen.

Balance des Kopfes

Eine der Entdeckungen des Engländers F. M. Alexander ist, dass wir das leichteste und gesündeste Leben haben, wenn unser Kopf richtig auf dem Hals aufsitzt. Der Kopf mit einer Masse von ca. 9 Prozent des Körpergewichts wird von den Muskeln und Bändern im Nackenbereich gehalten, beim Schlafen sinkt er unter seinem Gewicht nach vorne. In der Balance trägt sich der Kopf fast mühelos von selbst. Er sitzt im Gleichgewicht frei beweglich auf dem obersten Halswirbel, dem Atlas (s. S. 47).

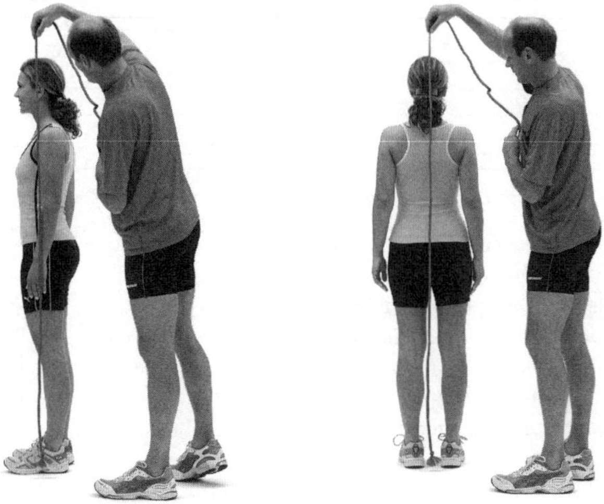

Lotlinientest Rückenschule

Eine statische Dauerbeanspruchung führt zur Ermüdung der Nackenmuskeln, zu Muskelverspannungen, zu tastbaren Muskelverhärtungen (Myogelosen), zu Reizungen an den Ansatzstellen am Hinterhauptsbein (os occipitale) und zu Kopfschmerzen. Man geht davon aus, dass 65 Prozent aller Kopfschmerzen ihre Ursache in Verspannungen der Halsmuskulatur haben. So bedarf gerade die Halsmuskulatur besonderer Muskelpflege.

Sie sehen auch hier, dass eine aufrechte Haltung, in der das Kinn eher herangezogen als nach vorne geschoben ist, die günstigere Haltung darstellt.

Die Füße als Fundament des Körpers

Die Füße stellen unsere Verbindung zum Boden dar und erfüllen damit die wichtigen Aufgaben, permanent die gesamte Körperlast zu tragen, sich barfuß an den Untergrund anzupassen und beim Gehen als Stoßdämpfer, als Stütze und als Antriebsorgan zu dienen.

Neben der erhöhten Muskel- und Ligamentbelastung werden auch die Bandscheiben der Halswirbelsäule durch die vorgeneigte Kopfhaltung um ein Mehrfaches belastet (mod. nach Junghanns, 1986).

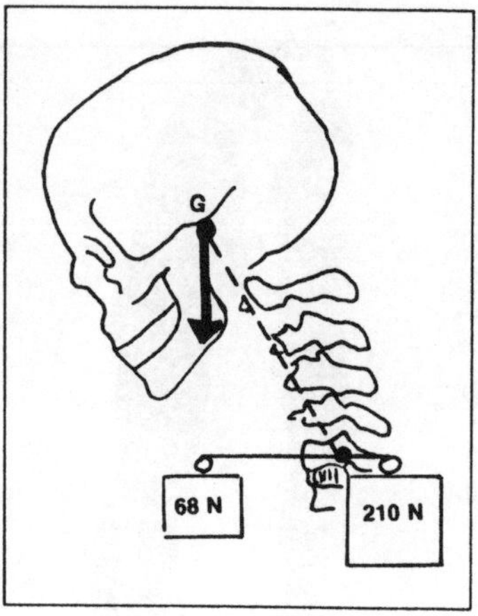

Sie vereinen damit Flexibilität und Stabilität gleichermaßen und dienen zudem als Sinnesorgan für den Gleichgewichtserhalt, was ihre große Repräsentation auf der Großhirnrinde verständlich macht. Die Füße und der gesamte Organismus reagieren dadurch sehr sensibel auf die von der Fußsohle vermittelten Informationen, was sich die chinesische Akupunktur oder auch die Fußreflexzonenmassage zunutze macht.

In einem durchschnittlichen Menschenleben haben die Füße etwa 10 Millionen Mal Kontakt zum Boden. Allein beim Gehen oder Laufen eines Kilometers absorbieren sie zwischen 40 und 70 Tonnen Gewicht. Funktionell besteht ein Fuß aus nicht weniger als 26 Knochen, 31 Gelenke und 20 ihm eigene Muskeln (Calais 2002).

Der Fuß kann sich in verschiedenen Ebenen bewegen: zum Fußrücken (Streckung) und zur Sohle (Beugung), nach innen und nach außen und Anheben des inneren (Supination) und äußeren Fußrandes (Pronation). Gesteuert werden diese Bewegungen, die meist gleichzeitig ablaufen, durch kräftige Fuß- und Beinmuskeln. Schwächen in der Muskulatur und im Bandapparat führen nicht selten zu Standunsicherheiten, zum «Umknicken» und zum Stolpern. Fußschwächen und Fußfehlformen können mit einer Reihe funktioneller Veränderungen in Verbindung gebracht werden.

Körperorientierte Methoden wie die Eutonie, die Alexandertechnik oder die Feldenkrais-Arbeit verwenden viel Zeit darauf, das Stehen bewusst zu erfahren. Zu unseren Füßen haben wir in der Regel kein besonders enges Verhältnis. Die Füße werden schon frühzeitig in «schlecht durchlüftete Gefängnisse aus Leder und Gummi eingesperrt», so Milz, und haben durch die Empfindlichkeit der vielen Schweißdrüsen die Eigenschaft, häufig nicht sehr angenehm zu riechen.

Um der Bedeutung der Füße gerecht zu werden, ist eine systematische Schulung der Aufmerksamkeit, Beweglichkeit und der Muskulatur durch Wahrnehmungs-, Greif- und Bewegungsübungen notwendig. Oder versuchen Sie ganz einfach häufiger barfuß zu gehen.

Stehen unter physiologischen Gesichtspunkten

Langandauerndes Stehen am Ort ist aufgrund der einseitigen statischen Belastung, des erhöhten hydrostatischen Druckes in den Beinvenen und der allmählichen Stauung der Gewebsflüssigkeit ermüdend und beschwerlich. Durch einen häufigen Wechsel der Körperhaltung, aktive und passive Pausen und die Benutzung entlastender Arbeitsmittel (Stehhilfe, Fußstütze) lässt sich diesem Übel sinnvoll entgegenwirken.

Eine schlechte Kondition des Körpers durch ungenügendes Training, Muskelermüdung und muskuläre Dysbalancen wirkt sich negativ auf die Koordination und das Regelsystem der Statik aus, was Störungen der Haltungsbalance zur Folge haben kann. Die Förderung der Leistungsfähigkeit des Halteapparates ist deshalb eine wichtige Komponente der Haltungsschulung. Bei menschlichen Gleichgewichtsreaktionen wird die Körpermuskulatur vorwiegend auf Ausdauer beansprucht. Zu deren Training sind besonders spielerische Gleichgewichtsübungen wie Gehen auf Zehen und Fersen, Gehen und Laufen auf weichen Unterlagen oder Balancieren auf schmalen, labilen oder beweglichen Unterlagen geeignet (s. S. 229).

Muskuläre Dysbalancen und ihre möglichen Wirkungen

Ein muskuläres Gleichgewicht aller beteiligten Muskelgruppen gewährleistet die aufrechte Haltung und die physiologische, achsengerechte Belastung aller Bausteine der Wirbelsäule.

Ein muskuläres Ungleichgewicht, eine sogenannte muskuläre Dysbalance bedeutet, dass sich die gelenkumspannende Muskulatur nicht in ihrem physiologischen Gleichgewicht befindet. Als Ursachen für solche Muskeldysbalancen werden häufig Fehl- oder Überbelastungen (auch fehlerhafte Trainingsmethoden), Störungen in einem Gelenksystem (Blockaden, Verletzungen) oder andere krankhafte Prozesse angegeben.

Diese Muskeldysbalancen können eine für das Gesamtsystem unter Umständen zweckmäßige Reaktion sein, wenn das Nervensystem über eine Regulierung des Muskeltonus das Gelenk vor Überlastungen zu schützen sucht.

Bei muskulären Dysbalancen im Lenden-Becken-Hüft-Bereich (z. B. durch eine Verkürzung von Hüftbeuge-, vorderer Oberschenkel- und unterer Rückenmuskulatur sowie einer Abschwächung der Bauch- und Gesäßmuskulatur) kommt es zu Abweichungen der physiologischen Stellung des Beckens (Kippung des Beckens) und somit zu einer Veränderung der Gesamtstatik der Wirbelsäule. Die Lösung der Problematik stellt ein entsprechendes Krafttraining der zu schwachen oder durch veränderte Gelenkstellung gar verlängerten Muskulatur dar. Auch die Rückverlagerung des Arbeitssektors eines Gelenkes in seine «Normstellung» könnte eine Lösung sein. Ob Dehnübungen hier einen Nutzen bringen, ist eher fraglich (Wiemann 1998, Wydra & Glück 2004).

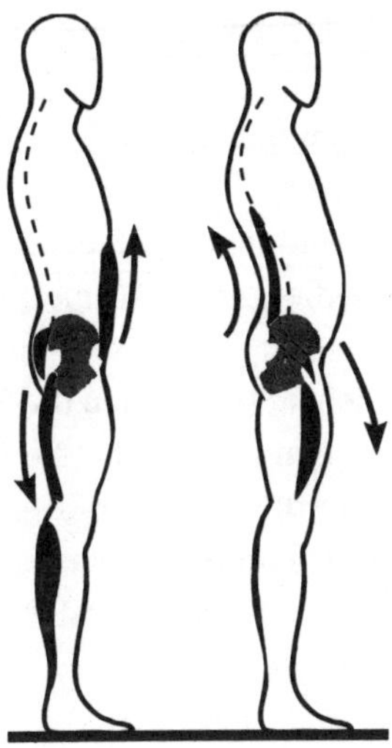

Veränderte Wirbelsäulen-Becken-Statik

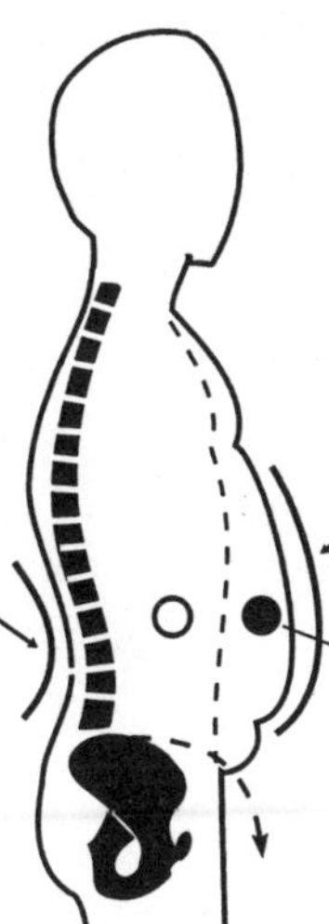

Übergewicht bedeutet biomechanisch eine erhöhte Belastung für den Rücken. Die Zusammenhänge mit Rückenschmerzen sind unklar, auch wenn sie in einigen Studien für ausstrahlende, bandscheibenbedingte Beschwerden aufgezeigt wurden (Lühmann 2003).

Der Weg zum dynamischen Stehen

Durchleuchten des Körpers im Stand
Ziel: Wahrnehmung des Stands

1. Gehen Sie barfuß umher. Bleiben Sie nach einem Moment stehen und lenken Sie die ganze Aufmerksamkeit auf Ihren Stand.
2. Beobachten Sie, an welcher Stelle genau die Füße belastet sind. Sind mehr die Außenseiten oder mehr die Innenseiten belastet, mehr die Fersen oder die Ballen? Wie steht Ihr Körper? Ist er einseitig oder eher gleichmäßig belastet? Existieren Spannungen in Ihrem Körper, wenn ja, wo? Machen Sie bildlich ein «Foto» von Ihrem Stand.

Wenn Sie korrekt stehen, übernimmt ein Großteil des Gewichtes die Ferse (ca. 50 – 60 Prozent), und das übrige Gewicht wird etwa im Verhältnis 2 : 1 auf den inneren Stützpunkt (Großzehballen) und äußeren Stützpunkt (Kleinzehballen) verteilt.

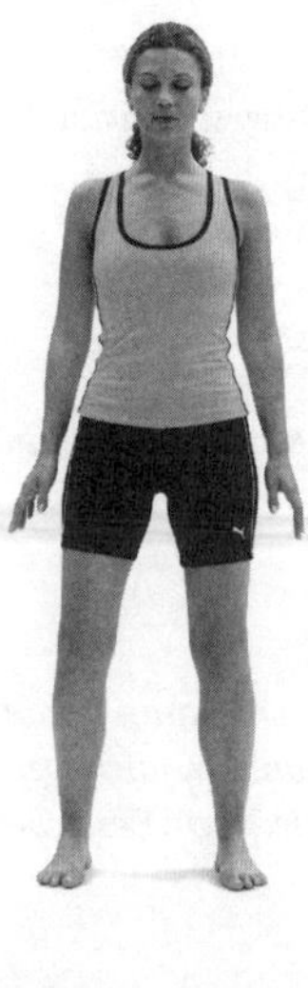

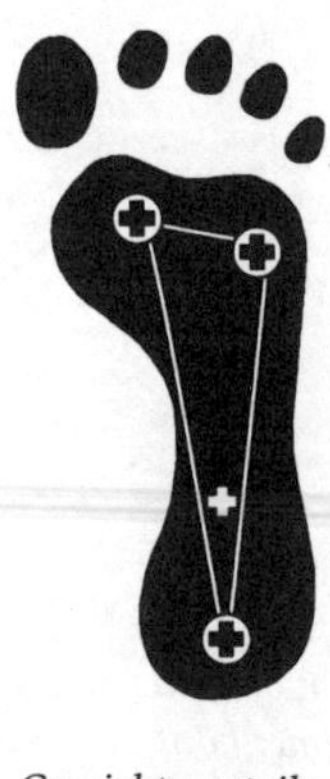

Gewichtsverteilung auf die Ferse

Fußmassage

Ziel: Veränderung der Fußsohlenwahrnehmung

1. Stellen Sie einen Fuß auf einen Massage-Igel (Tennisball oder Holzstab) und wandern Sie damit über die ganze Fußsohle. Variieren Sie den Druck und massieren Sie so Ihren Fuß. Sollten an manchen Stellen, z. B. im Fußgewölbe, Schmerzen auftreten, halten Sie den Ball an dieser Stelle und lassen Sie die Schmerzen wie durch einen Blitzableiter abfließen.
2. Nach einigen Minuten stellen Sie den massierten Fuß neben den nichtmassierten Fuß auf den Boden und fühlen Sie nach. Spüren Sie Unterschiede, spüren Sie Wärme, vielleicht auch Schwere?
3. Massieren Sie jetzt auch den anderen Fuß. Nachdem beide Füße bearbeitet wurden, fühlen Sie, ob sich Ihr Stand verändert hat? Stehen Sie fester, großflächiger oder auch sicherer auf dem Boden?

Fußmassage mit der Hand

Ziel: Fußmassage und innerliches Bedanken beim Fuß

1. Suchen Sie sich einen bequemen Platz und nehmen einen nackten Fuß in Ihre Hände. Bedanken Sie sich bewusst bei Ihrem Fuß, dass er sie durch die Welt trägt. Spüren Sie den Austausch von Wärme zwischen dem Fuß und den Händen.

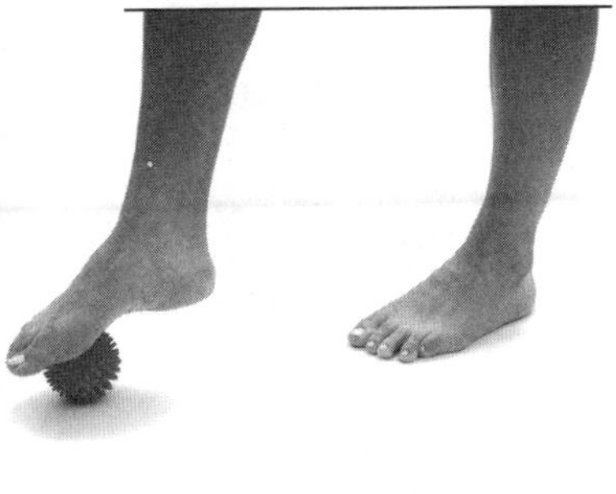

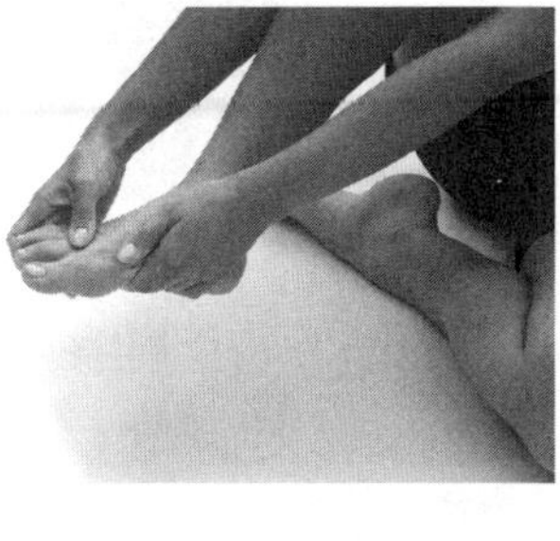

2. Beginnen Sie, den Fuß zu streicheln und behutsam zu massieren. Lassen Sie sich dafür Zeit. Massieren Sie nacheinander die Zehen und die jeweiligen Zwischenräume der einzelnen Zehen.
3. Streichen Sie die Fußoberseite vom Gelenk bis zu den Zehen aus.
4. Nehmen Sie den ganzen Fuß in die Hände und führen Sie kleine kreisende Bewegungen durch. Sie erreichen dadurch eine Durchblutungsförderung und eine wohltuende Entspannung, die sich auf den ganzen Organismus auswirkt.

Fußübungen

Ziel: Kräftigung der Fußmuskulatur, Körperwahrnehmung

1. Gehen Sie barfuß über verschiedene Gegenstände, z. B. Teppich und spüren Sie, wie diese sich anfühlen.
2. Balancieren Sie barfuß vorwärts und rückwärts über ein Seil.
3. Versuchen Sie verschiedene Gegenstände mit Ihrem Fuß aufzuheben und ggf. weiterzugeben.

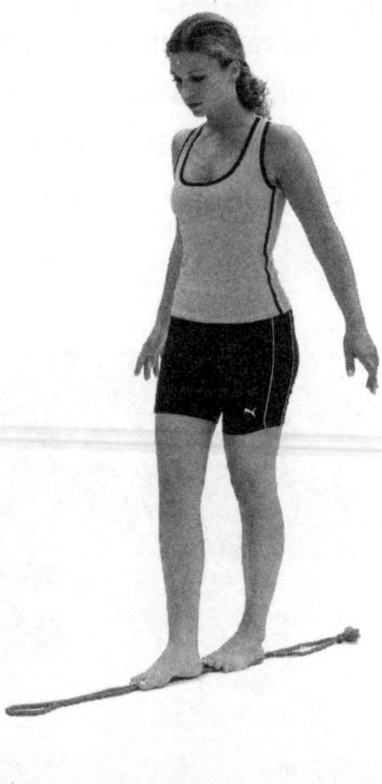

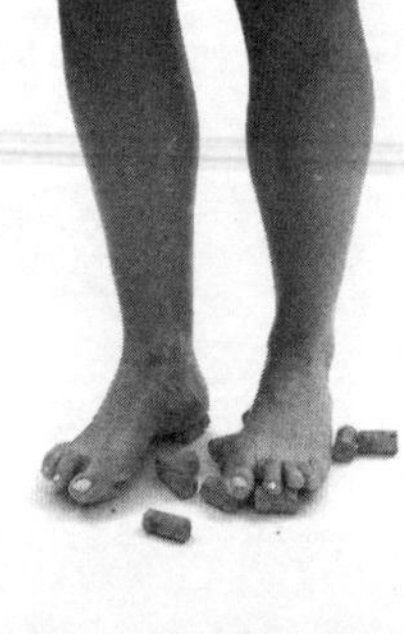

Der «kurze Fuß»
Ziel: Wahrnehmung von Körperspannung, Aktivierung der Aufrichtemuskulatur

1. Stehen Sie barfuß in hüftbreiter Stellung und beugen Sie leicht die Knie.
2. Spreizen Sie Ihre Zehen und drücken Sie Ferse, Großzehenballen und Großzehenspitze mit der Vorstellung von Saugnäpfen gegen den Boden.
3. Ziehen Sie Ihr Fußinnengewölbe etwas nach oben, ohne mit den Zehen zu krallen. Sie haben das Gefühl, als ob der Fuß sich zusammenzieht und dadurch kürzer wird. Ziehen Sie in Gedanken ein Tuch mal nach rechts und mal nach links auseinander.
4. Können Sie die Spannungen in den Füßen, den Beinen, im Gesäß, im Bauch und im Rücken wahrnehmen? Eine ähnliche Spannung erreichen Sie etwas einfacher, wenn Sie beide Fußsohlen in den Boden drücken. Die Grundspannung dient als Ausgangsstellung für Stabilisationsübungen und viele Tätigkeiten im Alltag (Schieben, Ziehen usw.).

Um ein Gefühl für die Stabilität zu erhalten, lassen Sie sich von einem Partner durch leichtes Drücken oder Ziehen aus dem Gleichgewicht bringen.

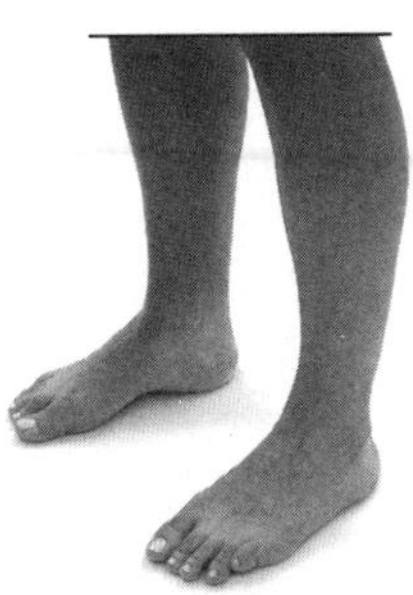

Baum im Wind

Ziel: Wahrnehmung des Körperlots

1. Schließen Sie die Augen und stellen Sie sich vor, Sie seien ein tief verwurzelter Baum, der sich im Wind in verschiedene Richtungen bewegen kann. Bewegen Sie Ihren Körper nach vorne, zur Seite und nach hinten.
2. Spüren Sie bei dieser Übung, dass Sie nur ein vermeintlich «stabiles» Gleichgewicht haben. Dort stehen Sie im Lot. Sobald Sie dieses Lot verlassen, wozu es kaum Anstrengung bedarf, müssen Ihre Muskeln arbeiten, um einen Ausgleich zu der angreifenden Gewichtskraft zu schaffen. Vielleicht konnten Sie spüren, dass beim Vorpendeln die rückwärtige Muskelkette arbeitet, beim Rückpendeln die vordere Muskelkette.

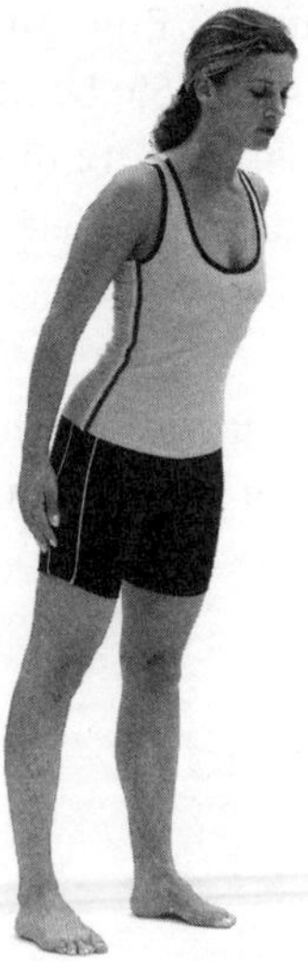

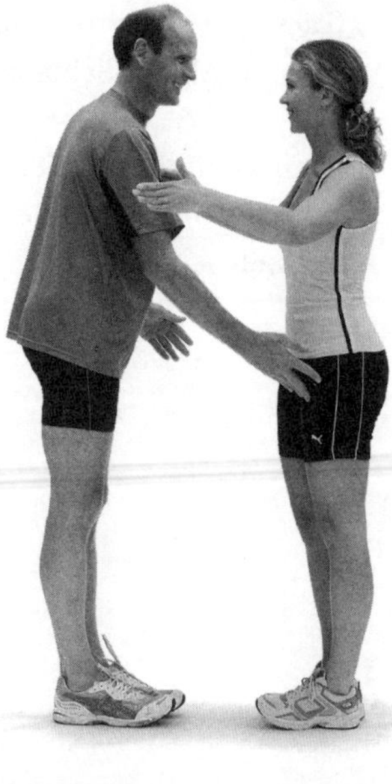

Ausgangsstellung Stehen
Ziel: Wahrnehmung eines sicheren Standes und Korrektur der Beinachsenstellung

1. Stehen Sie etwa hüftbreit, die Fußspitzen zeigen nach vorn oder leicht nach außen, und beugen Sie leicht die Knie. Sie stehen mit lockeren Kniegelenken, die Beinachsen sind ausgerichtet, d.h. Hüftgelenk, Kniegelenk und Sprunggelenk liegen senkrecht übereinander.
2. Kippen Sie die Ferse (Fersenbein) leicht nach innen und dann wieder nach außen. Vielleicht spüren Sie, dass sich das Fußgewölbe plattdrückt, die Knie zueinander wandern (X-Bein), das Becken nach vorne kippt und sich die Neigung zum Hohlkreuz verstärkt, wenn die Ferse nach innen knickt. Dadurch wird die aufrichtende Kraft blockiert. Ihr Fersenbein sollte also senkrecht stehen, die Knie locker sein und nicht zusammenstehen.

Partnerübung «Sicherer Stand»
Ziel: Wahrnehmen eines sicheren Standes

1. Stehen Sie mit durchgedrückten Knien einem Partner gegenüber, der Sie leicht «schubst».
2. Beugen Sie die Knie und wiederholen Sie die Übung. Spüren Sie den deutlichen Stabilitätsgewinn.
3. Variieren Sie auch einmal die Standfläche, indem Sie die Füße unterschiedlich weit auseinandersetzen. Sie werden vielleicht merken, dass sich die Standfestigkeit erhöht, wenn Sie die Füße weiter auseinander aufsetzen. Übrigens eine Erfahrung, die Sie vielleicht aus fahrenden Bussen oder schwankenden Schiffen kennen.

«Der aufrechte Stand»

Ziel: Erarbeiten des aufrechten Standes

1. Stehen Sie hüftbreit und führen nacheinander das 1 x 1 der aufrechten Haltung (s. S. 122) durch: Beckenkippung, Brustkorbhebung, Schultergürtelkontrolle und Halswirbelsäulenstreckung. Ist Ihr Becken z. B. zu weit nach vorne gekippt, kippen Sie es nach hinten.
2. Stellen Sie sich nun vor, Sie balancieren einen Wasserkrug, der auf Ihrem Kopf ruht. In dieser Haltung ist der Kopf ausbalanciert und lastet mit seinem Gewicht direkt auf der Wirbelsäule. Legen Sie sich ein Buch oder ein Bohnensäckchen o. Ä. auf den Kopf und probieren Sie es auszubalancieren.

   Ein anderes schönes Bild, das die Körperaufrichtung im Stand unterstützt, ist die Vorstellung, sich gleichzeitig mit den Füßen gegen «einen sich hebenden Boden» und mit dem Kopf gegen «eine sich senkende Decke» zu stemmen.

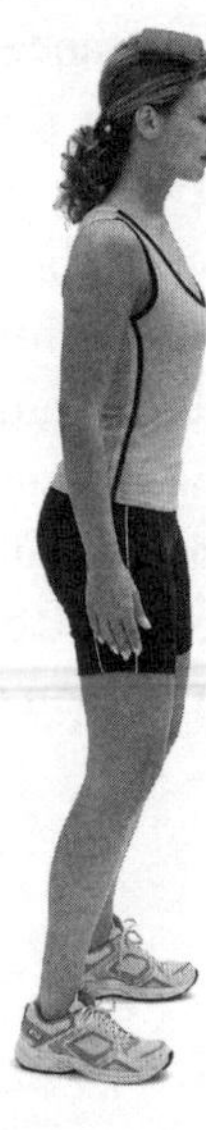

Entlastungshaltungen im Stehen

Ziel: Entlastungshaltungen kennenlernen

Probieren Sie nun selbst einige Positionen aus, die Ihnen beim längeren Stehen Entlastung bringen können, z. B.

- an der Wand anlehnen,
- mit dem Gesäß an einen Tisch anlehnen,
- mit den Händen auf einen Tisch abstützen,
- an Pult / Theke anlehnen und einen Fuß auf einen Schemel stellen,
- in die Knie gehen und mit den Händen auf den Oberschenkeln abstützen.

Ausgleichsprogramm Stehen

Folgendes kurze Bewegungsprogramm dient Ihnen zum Ausgleich der Belastungen beim Stehen:

- Auf Zehenspitzen stehen zur Aktivierung der Venenpumpe,
- Fußgelenke bewegen und die Beine ausschütteln,
- Dehnung der Beinmuskulatur (Wade oder Rückseite),
- «Kurzer Fuß» zur Kräftigung der Fußmuskulatur,
- Ansteuerung zur Ganzkörperstabilisation.

Tipps für den Alltag

- *Fegen, Staubsaugen, Schneeschippen, Schaufeln oder Bohnern* sind Bewegungen, die einen höheren Kraftaufwand erfordern. Achten Sie auf einen aufrechten Oberkörper, einen stabilisierten Rumpf und eine entsprechende Schulterspannung, bzw. halten Sie Ihre Schulterblätter unten. Verwenden Sie nur solche Hausgeräte, bei denen Sie aufgrund eines langen Stiels bequem mit aufrechtem Oberkörper stehen können.
- *Geschirrspülen:* Bei einer zu niedrigen Spüle ist es am günstigsten, wenn Sie die Knie beugen und sich mit den Knien an den Unterschränken sowie mit den Oberschenkeln oder mit der Hüfte am Arbeitsplattenrand abstützen. Stellen Sie dazu die

Beine etwas breiter auseinander und achten Sie beim Beugen auf die korrekte Beinachsenstellung.

- *Zähneputzen, Waschen:* Das Waschbecken ist häufig zu niedrig angebracht, sodass Sie hier eine ähnliche Haltung einnehmen können wie beim Geschirrspülen. Durch den größeren Bewegungsraum unter dem Waschbecken ist das Beugen der Beine leichter.
- *Anziehen:* Sollten Sie Ihren Rücken entlasten wollen, können Sie sich an eine Wand anlehnen, um die Hose anzuziehen oder die Schuhe auf einen Stuhl zu stellen.
- *Wäsche aufhängen:* Stellen Sie den Wäschekorb auf einen Hocker möglichst nah an die Wäscheleine, dann können Sie bequem die Wäschestücke greifen. Die Wäscheleine bringen Sie so hoch an, dass Sie mit Ihren Armen bequem hoch greifen können, ohne dazu die Schultern heben zu müssen.
- *Wäsche bügeln:* Stellen Sie Ihr Bügelbrett richtig ein (10 – 15 cm unter Ellbogenhöhe). Den Wäschekorb stellen Sie auf einen

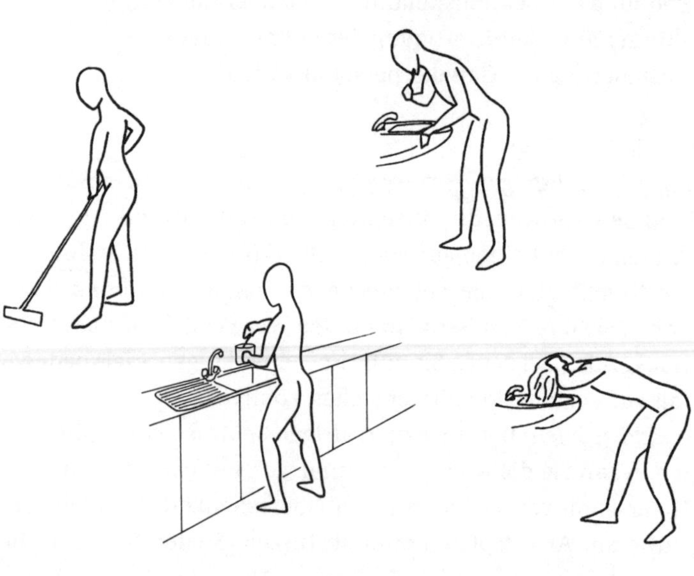

Hocker. Wechseln Sie zwischendurch das Standbein oder nehmen Sie eine andere Position ein, z. B. Sitzen. Stellen Sie einen Fuß zwischendurch auf einen Schemel oder eine Fußstütze (10 – 15 cm hoch). Dadurch ist die Beckenstellung stabiler. Unterbrechen Sie das Bügeln regelmäßig für andere Arbeiten.

- *Überkopf arbeiten:* Durch Benutzung einer Leiter oder einer Trittstufe können Sie für die richtige Arbeitshöhe und einen ausreichenden Arbeitsabstand sorgen.
- *Hochhackige Schuhe* belasten nicht nur vermehrt Sprunggelenk und Kniescheibe, sondern sie fördern auch eine passive Hohlkreuzhaltung und führen bei längerer Benutzung zur Verkürzung der Wadenmuskulatur, was das normale Stehen und Gehen schmerzhaft oder gar unmöglich macht. Tragen Sie also wann immer möglich bequeme Schuhe.

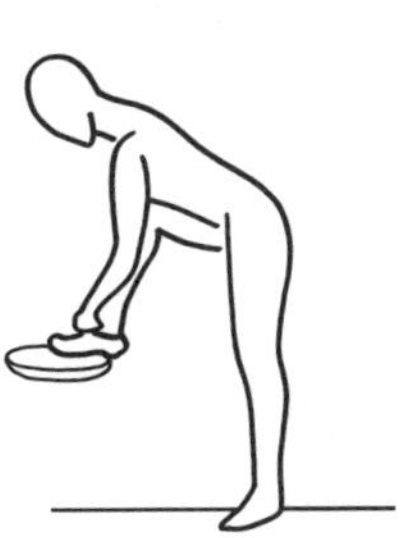

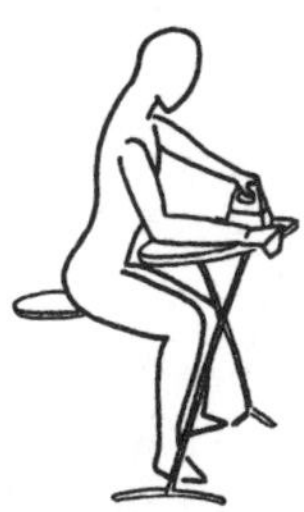

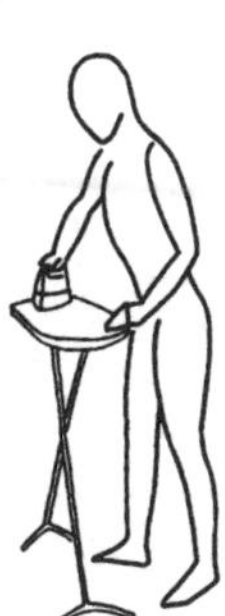

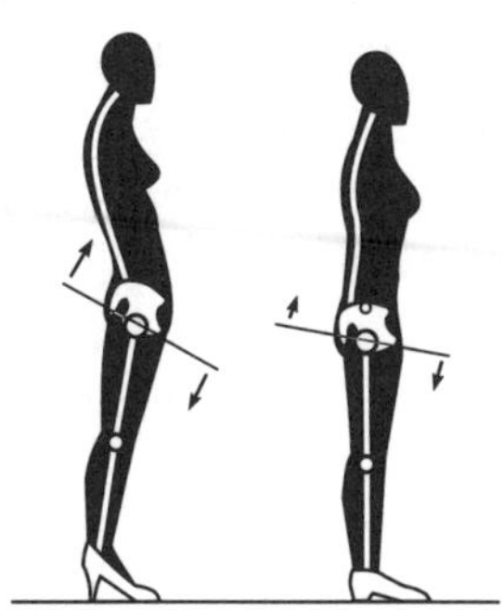

Sitzen

Sitzen als Haltung

Die westliche Sitzkultur

Stühle sind die Krücken unserer Gesellschaft, sagte Rudofsky. Dahinter steht die Bemühung, Stühle zu entwickeln, die vollkommenes Sitzen ermöglichen: aufrecht und unbeweglich. Der Körper wird an allen Punkten abgestützt, um ihm eine bequeme Haltung zu ermöglichen. Der Kreuzlehnstuhl des Orthopäden F. Staffel von 1884, der für eine straffe, rechtwinklige Sitzhaltung entwickelt wurde, gilt den meisten Ergonomen und Designern immer noch als Vorbild, obwohl Staffel selbst diese Sitzhaltung nicht als ideal ansah: «Jeder Winkelgrad, den man an der Beugung der Hüft- und Kniegelenke beim Sitzen sparen kann, ist ein Gewinn» (Eickhoff 1993, 134). Er plädierte damals schon für eine offene Sitzhaltung, bei der die Knie weit unter den Hüften sind.

Der Yoga-Sitz als Kontrast

Vergleichsweise dazu ist im Yoga und ZEN der aufrechte Lotossitz die Krönung des Sitzens. Man sitzt, als würde man mit dem Gesäß in die Erde drücken und mit dem Kopf in den Himmel stoßen. Ohne Abstützung des Rückens ruht der Körper durch eine ausgeglichene Muskelaktivität in sich selbst. Das körperliche Gleichgewicht ist Strategie zur Erlangung eines inneren, psychischen Gleichgewichts.

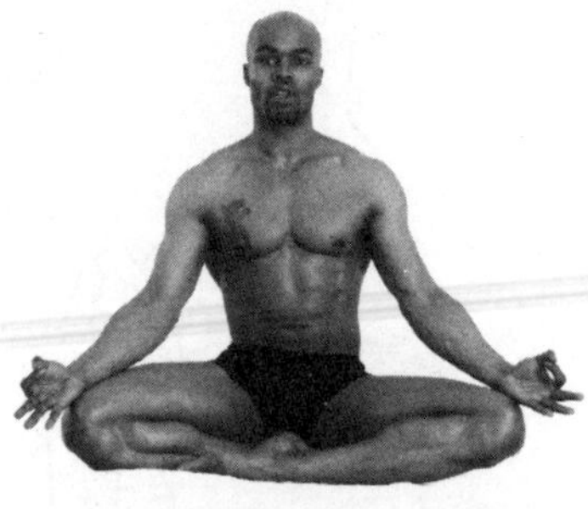

Der Lotossitz vermittelt Stabilität und Lockerheit zugleich.

Natürlich Sitzen

Die Anlage zum Sitzen ist genetisch vorprogrammiert, aber nicht diejenige, permanent auf Stühlen zu sitzen. «Das alltägliche Sitzen ist eine Erfindung Europas. Von hier aus hat sich der Stuhl über die Erde ausgebreitet. Dennoch sitzen heute weniger als die Hälfte der Menschen auf Stühlen. Stühle haben den Alltag des Menschen verändert und die Kultur des Abendlandes geprägt. Das Sitzen auf Stühlen ist so selbstverständlich geworden, dass wir nicht darüber nachdenken» (Deutsches Hygiene Museum, 1997). Neuere Sitzkonzepte gehen weg von der reinen Verstuhlung. Stehsitzen, Stehen, Gehen, aber auch Liegen, Knien, Kauern und Hocken sind Möglichkeiten, wieder vermehrt Bewegung in den Alltag zu integrieren und von «unserem Gesäß wieder auf die Füße» zu kommen. Neue Haltungen erfordern aber nicht nur neue Möbel, sondern vor allem neues Denken – «bewegtes Sitzen für geistig bewegliche Menschen». «Setz dich gerade hin!», «Bleib still sitzen!», «Nimm die Hände auf den Tisch!» oder «Zapple nicht so auf dem Stuhl herum!» Kennen Sie diese Befehle? Sie vererben sich über Generationen weiter.

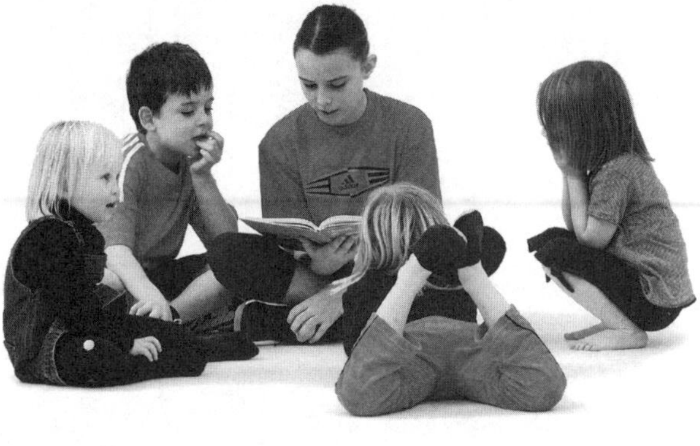

Belastung oder eine Entlastung?

«Dauerhocker bleiben sitzen», «Sitzen als Belastung», «Sitzen ist die schlechteste Haltung für den Menschen» – Sitzen gilt nach wie vor als eine der Ursachen für Rückenschmerzen, und nicht wenige Menschen kommen deshalb in Rückenprogramme, weil Sie den ganzen Tag sitzen und einen Ausgleich suchen.

Die meisten Menschen sind aber froh, nach längerem Stehen oder Gehen sich bequem setzen zu können. Lässiges, krummes Sitzen bietet einen Entlastungseffekt und führt meist zur Minderung tiefer Kreuzschmerzen nach längerem Stehen. Der Grund liegt im Übergang von einer typischen Hohlkreuzstellung beim entspannten Stehen in eine Rundung (Kyphosierung) der Lendenwirbelsäule beim Sitzen. Dabei kommt es zu einer Entlastung der unteren Wirbelsäulensegmente mit einer Druckreduzierung auf die Bandscheiben und zu einer Erweiterung der Zwischenwirbellöcher. «Lümmeln ist gesund», so wurden vor einigen Jahren die Untersuchungen kommentiert, die durch Druckmessungen in der Bandscheibe genau dies zeigten (Wilke 1999). Auch die schon früh geäußerte Vermutung, dass der Bandscheibendruck im Sit-

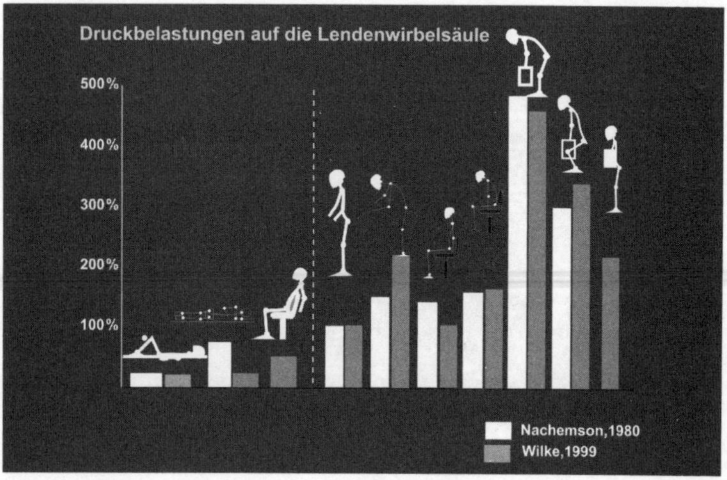

zen sich nicht von dem im Stehen unterscheidet, hat sich durch diese Untersuchungen bestätigt (Kempf 1990). Die Konsequenz ist, dass Sitzen auch für Patienten nach einer Bandscheiben-Operation wieder hoffähig wurde, was aber auch vorher kein Problem war, wenn die Lendenwirbelsäule ihrer natürlichen Form nahe kam. Man sollte sich vor Augen halten, dass im Grunde auch nicht die Druckbelastung beim Sitzen das Problem für die Bandscheiben ist, sondern die Zwangshaltung über Stunden, die den für die Bandscheibe unerlässlichen Pumpmechanismus behindert. Das ist schon sehr lange bekannt. Prinzipiell ist eine um 120 Grad zurückgeneigte und angelehnte Position im Sitzen die entspannendste Haltung für Rückenmuskulatur und Bandscheiben.

Sitzen (aufrecht)	0,5 MPa	Stehen (entspannt)	0,5 MPa
Sitzen (Lordose)	0,55 MPa	Stehen (Bauchpresse)	0,95 MPa
Sitzen (vorgebeugt)	0,85 MPa	Stehen (vorgebeugt)	1,1 MPa
Sitzen (angelehnt)	0,27 MPa	Stehen (Halten Kasten vor Körper)	1,1 MPa
Liegen (angezogene Beine)	0,08 MPa	Stehen (Halten Kasten 60 cm)	1,8 MPa
Liegen (gestreckte Beine)	0,11 MPa	Gehen	0,53 – 0,65
Bauchlage (Lesehaltung)	0,25 MPa	Joggen	0,35 – 0,95
Seitenlage	0,12 MPa	Joggen (weiche Schuhe)	0,85
Liegen (7 Std.)	0,25 MPa		

Tab. Bandscheibendruck für verschiedene Positionen in MPa (Wilke 1999)

Nutzen Sie die angelehnte oder auch die lässige Sitzhaltung im Tagesablauf immer wieder, um den Austauschprozess von Flüssigkeiten in den Bandscheiben zu fördern. Die Druckwerte auf die Bandscheiben sind zwar bei einer bequemen, krummen Sitzhaltung niedriger als bei der aufrechten Sitzhaltung, doch sind die Scherkräfte auf die anderen Strukturen der Wirbelsäule und die Belastung auf die Halswirbelsäule hier höher.

Sitzen hat Vor- und Nachteile

Ein großer Teil der Beschäftigten an Bildschirmarbeitsplätzen klagen über Beschwerden am Bewegungssystem (Verspannungen der Schulter- und Nackenmuskulatur) und über regelmäßige Kopfschmerzen (Schwanninger 1992). Bei Menschen, die lange in gekrümmter Position sitzen, findet man auch schmerzhafte Ansatzstellen der Muskulatur an den Rippenbögen oder dem Schambein, was auf eine Verkürzung der Hüftbeuge-, Bauch- und Brustmuskulatur zurückgeführt werden könnte. Die Beengung der inneren Organe spüren Sie beispielsweise an einer beeinträchtigten Atmung, und der fehlende venöse Rückstrom des Blutes belastet die Blutgefäße der Beine.

Andererseits ist im Sitzen die Rumpfstabilität verbessert, da im Vergleich zum Stehen der Körperschwerpunkt näher an der Unterstützungsfläche liegt, was mit einem geringen Energieverbrauch einhergeht. Die Hüftgelenke und die Beine werden entlastet, weil das Rumpfgewicht über die Sitzbeinhöcker auf die Sitzunterlage übertragen wird und nicht wie beim Stehen über die Hüftgelenke auf die Beine. Sie sehen, Sitzen ist also Entlastung und Belastung zugleich.

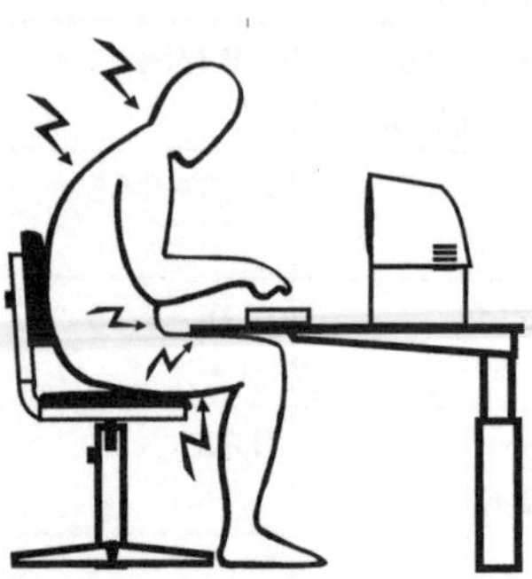

Nachteile

Sitzen und Rückenschmerzen?

Inwieweit Sitzen tatsächlich mit Rückenschmerzen bei Erwachsenen zusammenhängt, ist noch nicht wirklich geklärt (Nieuwenhuyse et al. 2004, Hartvingsten in Vuori 2001), der Zusammenhang wissenschaftlich nicht belegt.

Wahrscheinlich haben der Bewegungsmangel beim monotonen, dauerhaften Sitzen und eine fehlende körperliche Aktivität in der Freizeit mehr Einfluss auf Rückenschmerzen als die Haltung an sich. In der Tat sitzen heute schon Kinder in der Vor- bzw. Grundschule täglich bis zu sechs Stunden bzw. zehn Stunden, und für die 80 Prozent aller Erwerbstätigen im Dienstleistungsbereich hat man einen Sitzmarathon von rund 80 000 Stunden bis zur Pensionierung errechnet. Gehören Sie auch zu den Menschen, die eine sitzende Tätigkeit ausüben und sich wenig bewegen?

Das aufrechte Sitzen

Die Sitzhaltung ist dann am ästhetischsten und zugleich am ökonomischsten, wenn sich die Wirbelsäule harmonisch aufgerichtet in ihrer physiologischen Form befindet. Das Becken ist dabei leicht nach vorne gekippt und bildet so die Voraussetzungen für eine physiologische Lendenlordose. Der («lumbosakrale») Übergangsbereich vom Kreuzbein zur Lendenwirbelsäule wird dabei optimal belastet. Während der Beckenkippung bewegt sich der Brustkorb mit, indem er sich leicht hebt. Die Belastungsverhältnisse im («thorakolumbalen») Übergangsbereich von Lenden- und Brustwirbelsäule werden dadurch optimiert, und eine freie Atmung ist möglich. Im Bereich der Halswirbelsäule kommt es zu einer Streckung und somit zur gleichmäßigeren Belastung der Wirbelsäulenelemente. In dieser physiologischen Stellung wird die Wirbelsäule, besonders die anfälligen Übergangsbereiche, optimal belastet.

Der Schultergürtel liegt locker und ausbalanciert auf dem Brustkorb. Werden die Schultern hochgezogen, verliert der Schultergürtel seine Auflagefläche, die anzuhebenden Muskeln werden überbeansprucht, verkrampfen mit der Zeit, und es kommt zu Schmerzen.

Das dynamische Sitzen

Einer Haltungskonstanz (s. S. 146) können Sie ganz einfach entgegenwirken

- durch kleine Beckenbewegungen auf der Sitzfläche,
- durch Bewegungen um das Körperlot,
- durch einen Wechsel der Sitzpositionen,
- durch die Einnahme von Entlastungshaltungen oder
- durch einfache Bewegungsübungen.

Dieses dynamische Sitzen erfordert die Balance des Beckens auf den Sitzbeinhöckern und beansprucht die Muskulatur in ökonomischer Weise, verteilt den Druck gleichmäßig und abwechselnd auf die gesamte Fläche der Bandscheiben und fördert durch die ständige Be- und Entlastung die Ernährung aller bindegewebigen und knorpeligen Strukturen.

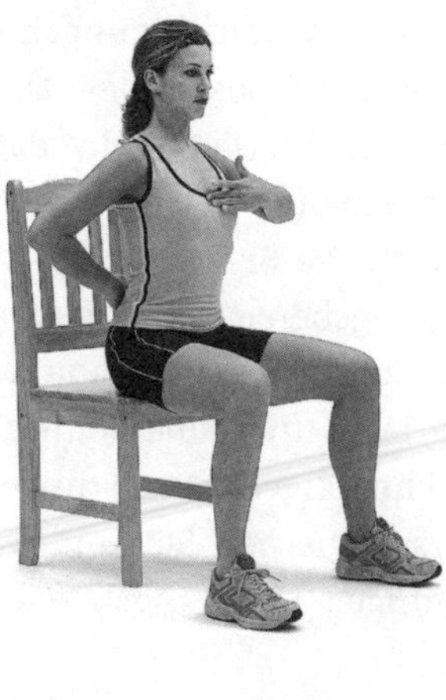

Die aufrechte Haltung ist die ideale «Momentanhaltung»

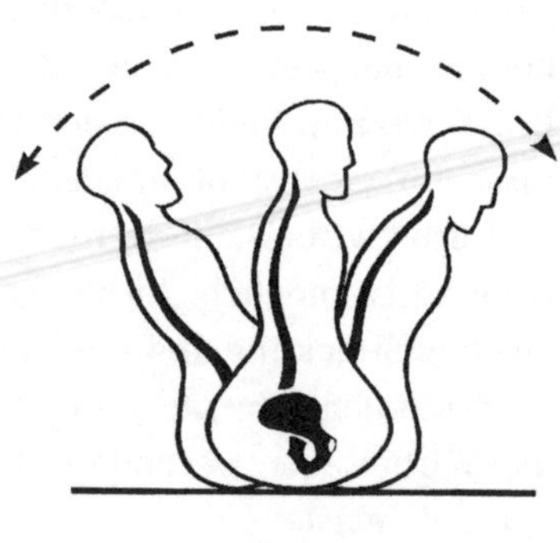

Stehaufmännchen – Pendel um das Körperlot

Zum dynamischen Sitzen gehört auch die Dynamik der Fuß- und Beinstellung, die sich stabilisierend auf den Gesamtkörper auswirkt und die Konzentration verbessert (Tietze 1990). So konnte man feststellen, dass Menschen, die konzentriert am Schreibtisch arbeiten, im Schnitt alle fünf Minuten ihre Fußpositionen wechseln. Die Parallelstellung der Beine spielte in nur 12 Prozent aller Beobachtungen eine Rolle. Bei 56 Prozent der Fußpositionen waren die Füße gekreuzt oder parallel unterhalb des Sitzes abgestellt oder verklemmt. Achten Sie also darauf, dass Sie immer genügend Beinfreiheit besitzen.

Die Freiheit des Sitzens

Aktives, dynamisches Sitzen setzt voraus, dass Sie sich selbst und als Eltern Ihren Kindern erlauben, mit ihrem Verhalten zu experimentieren. Beispielsweise hat sich in den Grundschulen Deutschlands, Österreichs und der Schweiz das Konzept der «Bewegten Schule» etabliert. Warum sollten Sie sich nicht zum Lesen oder Spielen auf den Boden setzen, knien, auf ein Sofa legen oder auf dem Stuhl die verschiedensten Sitzhaltungen einnehmen. Man weiß schon recht lange, dass jedes Lernen ein biologischer Prozess ist, bei dem geistige, psychische und körperliche Prozesse untrennbar miteinander verbunden sind. In den letzten Jahren konnte man bestätigen, dass körperliche Aktivität durch vermehrte Gehirndurchblutung und Gehirnstoffwechsel auch kognitive Gehirnfunktionen in jedem Lebensalter positiv beeinflusst. Gerade in der frühen Kindheit fördern koordinative Beanspruchungen den Erhalt von überschüssig vorhandenen Neuronen und die zugehörige Synapsenbildung. Das bietet Voraussetzungen für eine bessere intellektuelle Entwicklung (Hollmann/Strüder 2003). Auch an Arbeitsplätzen werden alternative Haltungen zunehmend gefördert. So hat die Firma Philips «Denkflure» eingerichtet, auf denen heutige Spitzenkräfte wandeln, wie seinerzeit die griechischen Philosophen.

Der Weg zum dynamischen Sitzen

Das Ziel der Sitzschule ist die Wahrnehmung und das Kennenlernen Ihrer persönlichen Sitzhaltung. Haben Sie schon einmal die Stunden gezählt, die Sie täglich sitzend verbringen? Gibt es Situationen, in denen Ihnen Ihr Sitzverhalten auffällt?

Beobachten Sie Ihre Sitzhaltung

Ziel: Wahrnehmen der aktuellen Sitzhaltung

1. Setzen Sie sich auf einen Stuhl (Hocker) und schließen Sie Ihre Augen. Versuchen Sie Ihre momentane Sitzhaltung wahrzunehmen, ohne sie noch zu verändern.
2. Durchleuchten Sie Ihren Körper von unten nach oben: Wie stehen Ihre Füße auf dem Boden und wo spüren Sie Druck auf den Fußsohlen? Wie stehen Ober- und Unterschenkel zueinander? Beobachten Sie, wie Sie mit Ihrem Gesäß auf der Sitzfläche

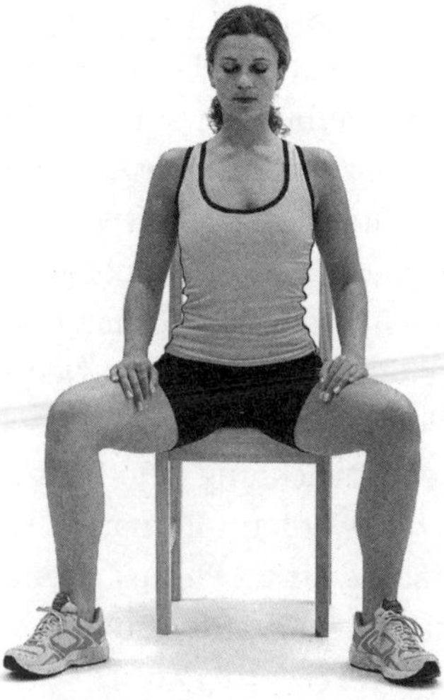

sitzen! Wie ist der Rücken im Bereich der Lendenwirbelsäule (LWS) geformt, wie im Bereich der Brustwirbelsäule (BWS) und des Halses (HWS)? Hängen Ihre Schultern nach vorne? Versuchen Sie, Ihren Körper im Ganzen wahrzunehmen. Spüren Sie irgendwo mehr Spannungen als woanders?

Ausgangsstellung «Sitzen»
Ziel: Günstige Ausgangsstellung für das Sitzen, Kennenlernen der Beinachsenstellung

1. Setzen Sie sich auf den vorderen Teil Ihres Stuhls und öffnen Sie die Beine hüftbreit (leicht gespreizt). Beide Fußsohlen stehen voll auf dem Boden, die Fußspitzen zeigen leicht nach außen in dieselbe Richtung wie die Oberschenkel. Die Knie sollten nicht höher als die Hüfte sein, eher sollten die Oberschenkel leicht nach unten abfallen.

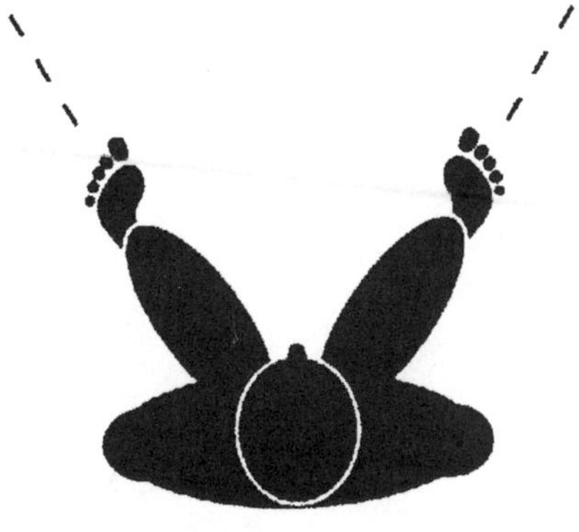

«Klötzchenspiel» – Suchen Sie Ihre physiologische Sitzposition

Ziel: Einnahme der physiologischen Sitzhaltung

1. Kippen Sie Ihr Becken bis zum Bewegungsende nach vorne und nach hinten. Nehmen Sie wahr, wie sich der Druck auf die Sitzbeinhöcker beim Kippen des Beckens verändert. In den beiden Endstellungen spüren Sie kaum Druck auf Ihren Sitzbeinhöckern.
2. Bewegen Sie Ihr Becken aus der Hohlkreuzstellung bis zu dem Punkt nach hinten, an welchem der Druck auf die Sitzbeinhöcker spürbar zunimmt. Sie finden diese Position auch, wenn Sie umgekehrt vom Punkt der höchsten Druckbelastung Ihr Becken leicht nach vorne bewegen, sodass die Belastung vor den Sitzbeinhöckern auf die Sitzfläche wirkt.
3. Schieben Sie Ihr Brustbein nach vorne oben und strecken Sie den (Hinter-)Kopf leicht nach oben. Der Blick ist nach vorne gerichtet, die Arme hängen locker herunter und der Schultergürtel befindet sich in der mittleren Position in Balance.

Schauen Sie sich auch die Übungen zur Beckenkoordination auf Seite 124 an.

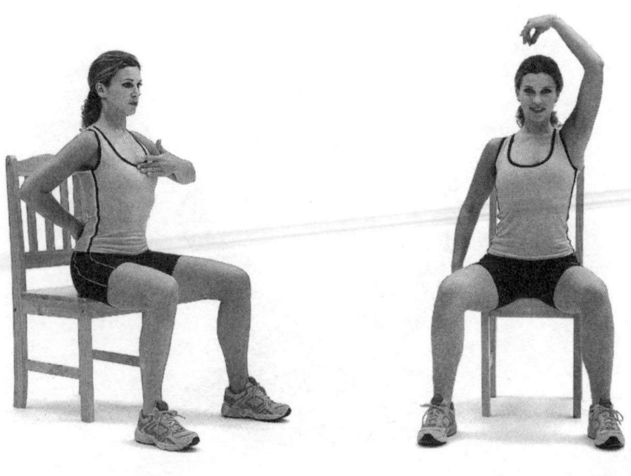

«Die Marionette»
Ziel: Bildhafte Körperaufrichtung

1. In einer bequemen Sitzhaltung fassen Sie nun einen imaginären Faden, der aus der Mitte Ihres Kopfes kommt.
2. Wie bei einer Marionette ziehen Sie sich nun an dem Faden nach oben und beobachten, was mit Ihrem Körper passiert. Konnten Sie feststellen, dass sich dabei von selbst Ihr Oberkörper aufrichtet, d. h. das Becken nach vorne kippt, das Brustbein nach vorne oben zieht und die Halswirbelsäule sich streckt?

Sitzen Sie im Lot?
Ziel: Finden des Körperlots

1. In der physiologischen Sitzposition schließen Sie nun Ihre Augen und bewegen Ihren aufrechten Oberkörper zusammen mit dem Becken langsam nach vorne und nach hinten, nach rechts und nach links.
2. Spüren Sie auftretende Muskelspannungen beim Vorneigen bzw. beim Zurückneigen des Oberkörpers? Suchen Sie eine Körperposition, in der das Spannungsgefühl von Bauchmuskulatur und Rückenmuskulatur ausgeglichen ist.

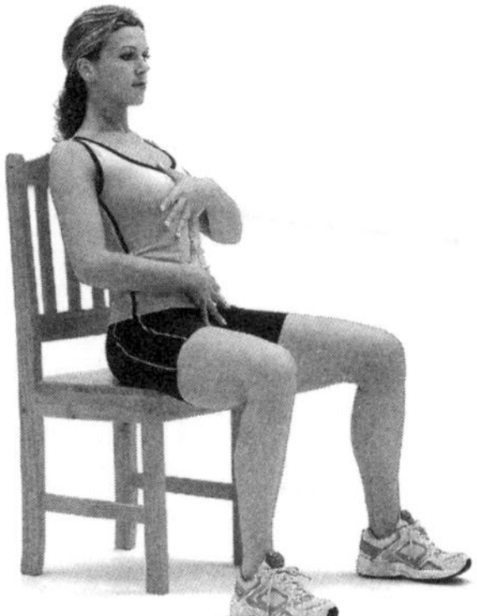

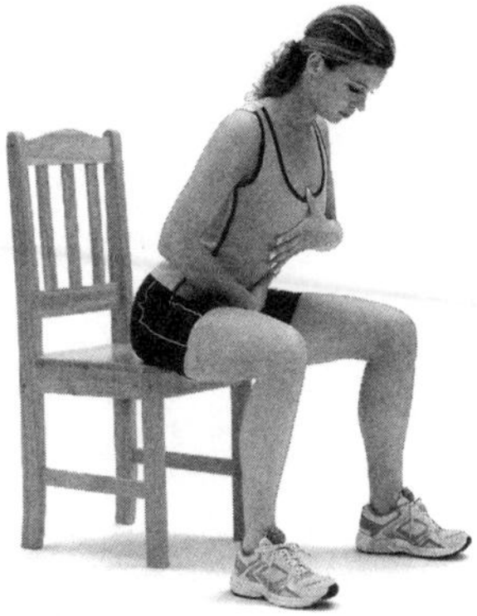

Spannung und Grundspannung im «Sitzen»

Ziel: Wahrnehmen von unterschiedlicher Spannung im Sitzen

1. Wie anstrengend empfinden Sie das Beibehalten der physiologischen Sitzposition? Für viele Menschen ist die aufrechte Sitzhaltung ungewohnt, und sie empfinden sie daher als anstrengend.
2. Stellen Sie sich vor, Ihre Füße seien am Boden festgeklebt. Ziehen Sie Ihre Füße ohne eine Bewegung zu sich heran.
3. Ziehen Sie die ineinandergehakten Finger vor dem Brustbein auseinander. Halten Sie diese Ganzkörperspannung einige Sekunden und atmen Sie dabei gleichmäßig. Reduzieren Sie die Spannung, ohne das Becken nach hinten drehen zu lassen, und spüren Sie nach. Lassen Sie sich Zeit, die aufrechte Haltung wahrzunehmen. Fällt Ihnen nun im Vergleich zu vorher die aufrechte Sitzposition leichter?

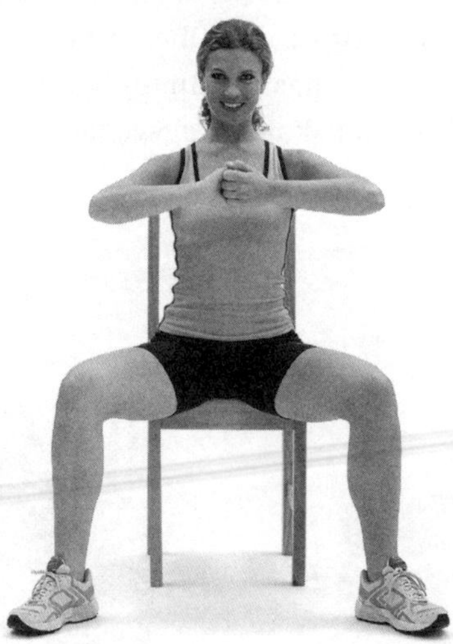

«Das dynamische, aktive Sitzen»

Ziel: Verschiedene Sitzpositionen kennenlernen

1. Experimentieren Sie mit Ihrer Sitzhaltung. Versuchen Sie, verschiedene Sitzhaltungen zu finden, Ihren Stuhl «richtig zu besetzen». Denken Sie daran, dass Ihr Körper umso weniger Muskelspannung benötigt, je mehr Körperteile abgestützt sind, z. B. mit den Händen an den Oberschenkeln oder einem Tisch, oder im Reitersitz an der Stuhllehne.

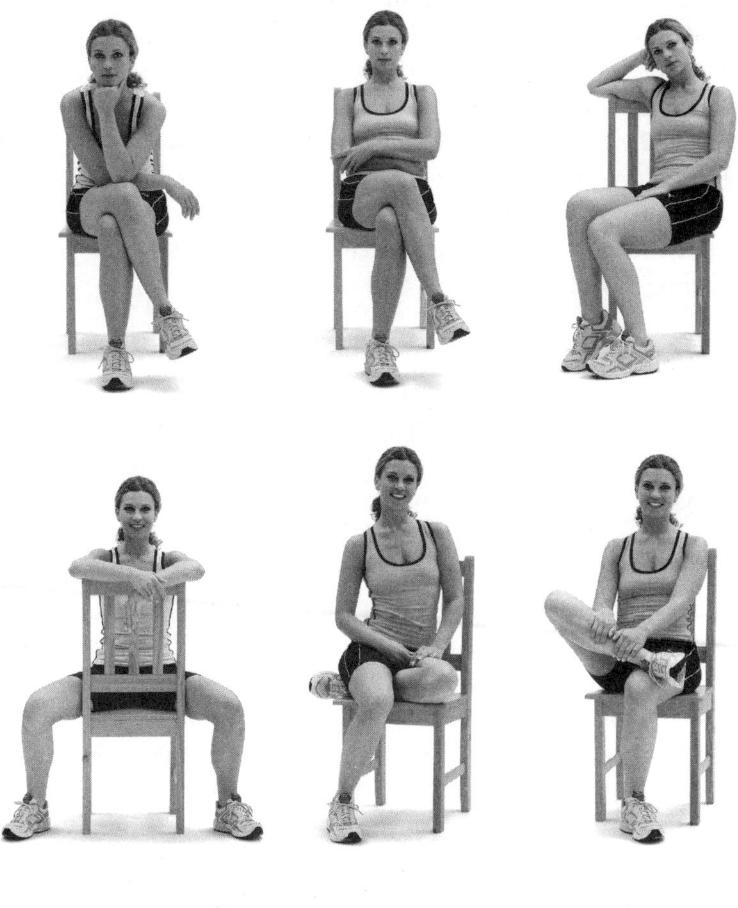

Ausgleichsprogramm Sitzen

Folgendes kurze Bewegungsprogramm dient Ihnen zum Ausgleich der Belastungen beim Sitzen

- Aufstehen, Räkeln und Strecken zur allgemeinen Aktivierung,
- Zehen hochziehen und strecken zur Aktivierung der Venenpumpe,
- Schulterkreisen rückwärts zur Mobilisation des Schultergürtels (S. 290),
- Lockern der Hände und Arme,
- Mobilisation BWS in Streckung.

Aufstehen und Hinsetzen

Setzen Sie sich einige Male auf den Stuhl, bzw. stehen Sie wieder auf. Wie führen Sie diese Bewegung durch? Konnten Sie feststellen, dass sich Ihr Becken beim Hinsetzen nach hinten dreht? Sollte Ihnen die Bewegung zu schnell gehen, führen Sie die Bewegung in Zeitlupe aus.

Vom Sitzen zum Stehen

Ziel: Wahrnehmung des Streckreflexes

1. Verlagern Sie den Oberkörper nach vorne. Sie können deutlich spüren, wie sich die Muskeln Ihrer Beine anspannen, um sich fast unwillkürlich, einem Bedürfnis gleich, zu strecken und Sie aufstehen zu lassen.
2. Einfacher wird es jetzt noch, wenn Sie Ihre Beine etwas an den Stuhl heranziehen und die Füße parallel oder versetzt auf den Boden stellen. Wenn Sie die Hände an den Oberschenkeln (Armlehnen oder Tisch) auflegen, können Sie beim Erheben die Aufwärts- bzw. beim Setzen die Abwärtsbewegung aktiv unterstützen. Stellen Sie sich vor, es ziehe Sie jemand an einem Faden nach vorne oben.

3. Jetzt geht es gerade umgekehrt. Senken Sie langsam das Gesäß bis zur Stuhlfläche ab. Das Absitzen erfolgt dabei fast ausschließlich durch Beugung der Fuß-, Knie- und Hüftgelenke.

Bei älteren Personen kommt es beim Aufstehen häufig vor, dass die Füße schon auf den Boden drücken, bevor der Schwerpunkt nach vorne verlagert ist. Sie kippen zurück in Ihre Ausgangslage, es wird unmöglich aufzustehen. Die Übungen zum Aufstehen bieten sich ideal als Kräftigung der Beinmuskulatur an. Bewahren Sie Ihre Wirbelsäule vor unnötigen Belastungen durch ruckhaftes Hinsetzen («Plumpsen»). Die Kontrolle des Beckens und damit der Lendenwirbelsäule beim Aufstehen und Hinsetzen stellt eine höhere Anforderung an die Kraft und an die Stabilisationsfähigkeit.

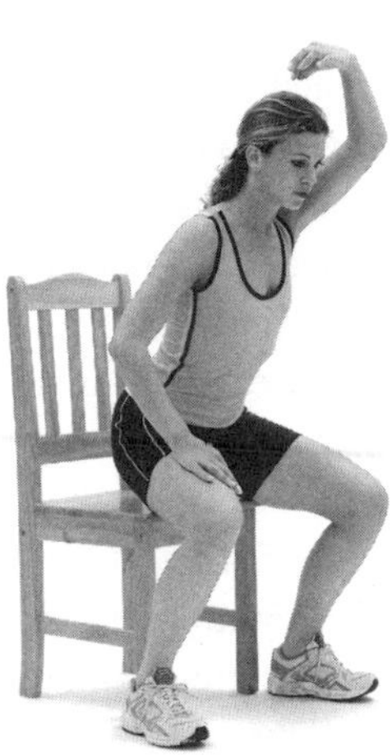

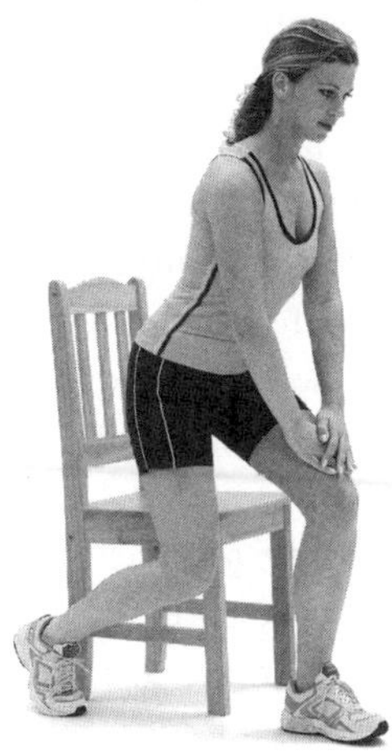

Gehen und Laufen

Gehen Sie einige Schritte und lenken Sie bewusst Ihre Aufmerksamkeit darauf. Das Standbein wird belastet, indem das Körpergewicht auf das Standbein verlagert wird. Das Bewegungsbein wird gebeugt, mit einem Schritt nach vorne geführt und anschließend belastet. Das entlastete Standbein wird jetzt nach vorne geschwungen. Die Fußspitzen zeigen beim Gehen leicht nach außen, und der dem Schwungbein gegenüberliegende Arm wird im Lauftakt mit nach vorne geschwungen.

Um die verschiedenen Phasen des Gehens bewusst wahrzunehmen, gehen Sie langsam vorwärts und beobachten Sie Ihren Gang.

Natürliche Bewegung

Gehen ist eine elementare Bewegungsform

Gehen und Laufen sind für den Menschen elementare Bewegungsformen. Sie setzen eine über Jahre erlernte Muskel- und Bewegungskoordination voraus und basieren auf der Fähigkeit, sich aufrecht von einem Ort zum anderen bewegen zu können, ohne das Gleichgewicht zu verlieren. Wie schwierig das ist, sehen Sie nicht nur bei Kleinkindern, sondern auch bei Erwachsenen, die nach einer größeren Operation erstmals wieder auf den Beinen stehen. Beim Gehen muss jedes Bein einzeln imstande sein, das Körpergewicht wenigstens während kurzer Zeit voll zu tragen (Einbeinstand), bis das andere Bein nachgezogen wird.

Ohne Muskeln geht nichts

Um einen Schritt tun zu können, besonders zum Überwinden einer Stufe, muss das Bein angehoben, also gebeugt werden. Dazu dienen die Beugemuskeln der großen Gelenke des Beines sowie Muskelgruppen, die das Becken auf der Schwungbeinseite anheben. Beim Gehen bleibt ein Fuß am Boden, während beim Laufen beide Füße abgehoben werden. Beim Gehen ermöglicht die Wadenmuskulatur das Abrollen und Abstoßen am Ende der Standphase, der Fußheber das Heben der Fußspitze am Beginn der Schwungphase (und damit das Aufsetzen auf der Ferse). Die wichtigste Muskelgruppe für das Gehen und Laufen ist die schon dargestellte Steckerschlinge (s. Waden, Knie- und Hüftstreckmuskulatur, S. 53, 150).

Gehen ist Fortbewegung mit geringem Energieaufwand

Der menschliche Gang ist eine einzigartige Mischung von willkürlichen, automatischen und halbautomatischen Bewegungen. Sein Effekt ist die Fortbewegung mit geringem Energieaufwand unter Erhaltung des Gleichgewichts (Debrunner 1985). Im Normalfall erscheint das Gangbild rund, ästhetisch und harmonisch. Ein eckiges und unkoordiniertes Gangbild entsteht meist durch eine zeitlich falsche, übermäßige oder überflüssige Aktivierung von Muskelgruppen, deren Ursache meist in einer krankhaften Veränderung des Bewegungssystems oder in einer Störung der zentralen Steuerung liegt. Da der Mensch täglich mehrere tausend Schritte zurücklegt, ist die Konsequenz eine Fehl- und Überbeanspruchung des Bewegungssystems. Die mit dem Gehen und Laufen verbundenen symmetrisch rechts-links pendelnden Bewegungen des Beckens und die Verwringung der Rumpfes wirken mobilisierend und aktivierend auf alle Strukturen des Rückens. Vermutlich liegt darin ihre große Wirkung begründet. Rhythmisch-dynamisches Gehen und Laufen ist seit vielen Jahren schon eine bewährte Therapiemethode bei Bandscheibenpatienten. Zu lange einwirkende Stoßbelastungen können aber auch zu negativen Beanspruchungen an Fuß, Knie, Hüfte oder Wirbelsäule führen. Lassen Sie deshalb Ihrem Körper Zeit, sich an neue Belastungen zu gewöhnen.

Übungen zum Gehen und Laufen

Gehen und Befinden

Ziel: Wahrnehmung verschiedener ‹Gangqualitäten› und emotionaler Stimmungen

Im Gehen spiegelt sich wie bei keiner anderen alltäglichen Bewegung das eigene Befinden wider. Das Tempo, die Schrittlänge und die Körperhaltung sind stark von unserem aktuellen Zustand beeinflusst.

Übungsbeschreibung

1. Versuchen Sie beim Gehen folgende Gangqualitäten umzusetzen und wahrzunehmen, wie diese sich anfühlen und auf Sie wirken: schnell – langsam, leise – laut, auf den Fersen – auf den Ballen, mit betontem Abrollen des Fußes – den Fuß platt aufsetzen, die Füße nach innen gedreht – die Füße nach außen gedreht, Innenkante – Außenkante, federnd – schleichend, aufrecht – gebückt, dynamisch – träge, mit lockerem (betonten) Schwingen der Arme – mit starrer Armhaltung, die Arme nur

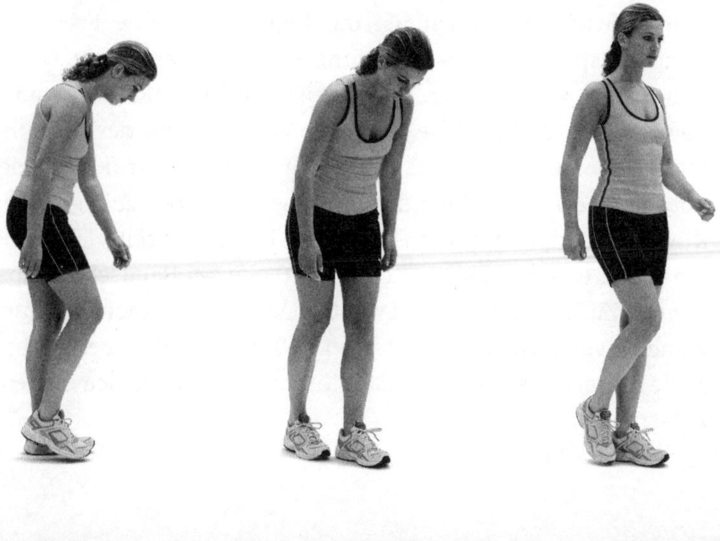

seitlich vor- und zurückschwingen – die Arme beim Schwingen vor den Körper bringen.

2. Versuchen Sie beim Gehen folgende emotionale Stimmungen umzusetzen und wahrzunehmen, wie diese sich anfühlen und wie sich das Gangbild verändert: ängstlich – furchtlos, vorsichtig – leichtsinnig, hektisch – entspannt, verbissen – gelassen, stolz – demütig, glücklich – traurig, neugierig – desinteressiert.
3. Versuchen Sie folgende «extreme» Gangarten auszuprobieren: stark nach vorne gebeugt – stark nach hinten gebeugt, sehr große Schritte – sehr kleine Schritte, Passgang (gleichseitiges Bein- und Armschwingen nach vorne) – Diagonalgang (gegengleiches Bein- und Armschwingen nach vorne).

Ergänzende Übungshinweise

Versuchen Sie herauszufinden, wie unterschiedliche Gangqualitäten auf Sie wirken bzw. wie emotionale Stimmungen Ihren Gang verändern.

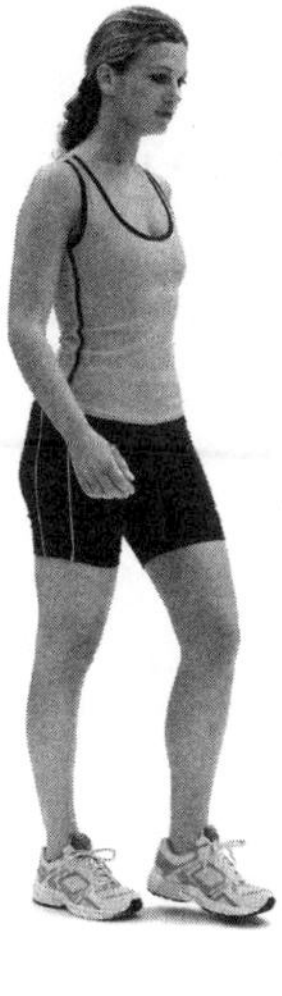

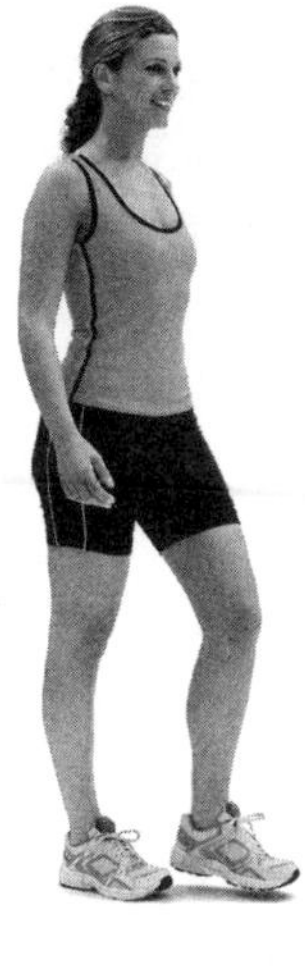

Beobachten des eigenen Gangbildes
Ziel: Wahrnehmen des eigenen Gehens

Übungsbeschreibung

Gehen Sie auf einen Spiegel zu und beobachten Ihr Gangmuster, oder lassen Sie sich von einem Partner beobachten und beschreiben.

- Sind Sie aufrecht? Oder sind Sie eher gebeugt?
- Blicken Sie geradeaus? Oder nach oben oder nach unten?
- Gehen Sie rhythmisch, federnd, dynamisch? Oder ist Ihr Gangbild eher unrhythmisch, steif, langsam?
- Setzen Sie den Fuß zuerst über die Ferse auf und rollen Sie nach vorne hin zur Großzehe ab? Oder setzen Sie die ganze Sohle auf?
- Sind Ihre Schultern auf gleicher Höhe?
- Schwingen Ihre Arme locker gegengleich mit (rechtes Bein, linker Arm)?

Ergänzende Übungshinweise

✗ Machen Sie zu Ihren Beobachtungen kurze Notizen.

✗ Sollten Sie grobe Abweichungen zu den erstgenannten Kriterien feststellen, lassen Sie von einer Fachperson eine Ganganalyse durchführen. Das Gleiche gilt übrigens auch, wenn Sie trotz behutsamem Beginn eines Walking- oder Lauftrainings Schmerzen bekommen.

Marschieren und Knieheben
Ziel: Grundübung für Aerobic und einfacher Ausdauertest

Übungsbeschreibung:

1. Marschieren bzw. gehen Sie auf der Stelle.
2. Heben Sie abwechselnd Ihre Beine bis zur Waagrechten nach oben (Knieheben) und berühren Sie mit der gegenüberliegenden Hand das Knie.

Ergänzende Übungshinweise

- ✗ Eine flotte (aber nicht zu schnelle) Musik mit einem deutlichen Rhythmus unterstützt das Üben und wirkt motivierend.
- ✗ Achten Sie zwischendurch auf Ihren Puls.
- ✗ Lassen Sie immer einen Fuß am Boden, nicht springen. Setzen Sie den Fuß sanft auf. Halten Sie Ihren Körper aufrecht.
- ✗ Sie sollten mindestens 2 Minuten marschieren bzw. die Knie anheben können, ohne außer Atem zu kommen.

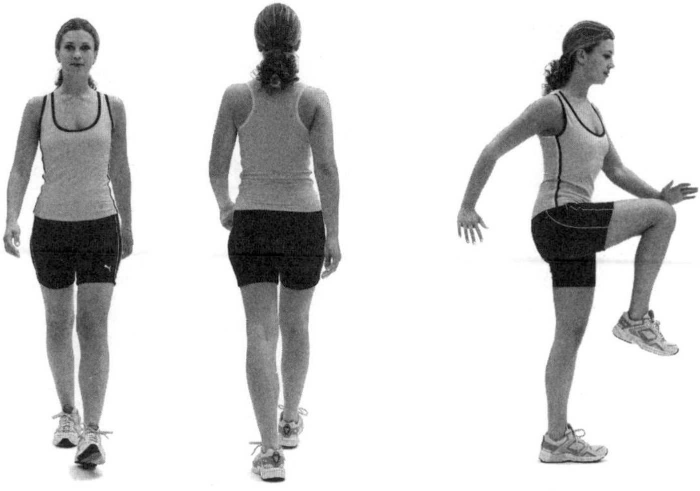

Walking
Ziel: Kennenlernen der Walking-Technik

Übungsbeschreibung:

1. Gehen Sie ganz normal in aufrechter Haltung.
2. Setzen Sie die Ferse bei leicht gebeugtem Knie auf und rollen Sie dann über die ganze Fußsohle ab.
3. Halten Sie die Arme angewinkelt. Schwingen Sie die Arme seitlich neben dem Körper gegengleich mit (rechtes Bein und linker Arm, linkes Bein und rechter Arm).

Ergänzende Übungshinweise

- ✗ Die Füße zeigen möglichst in Gehrichtung.
- ✗ Schauen Sie einige Meter nach vorne.
- ✗ Die Intensität können Sie durch kräftigeres Armschwingen, schnelleres Tempo, Gehen im hügeligen Gelände oder durch Benutzung von Handgewichten steigern.

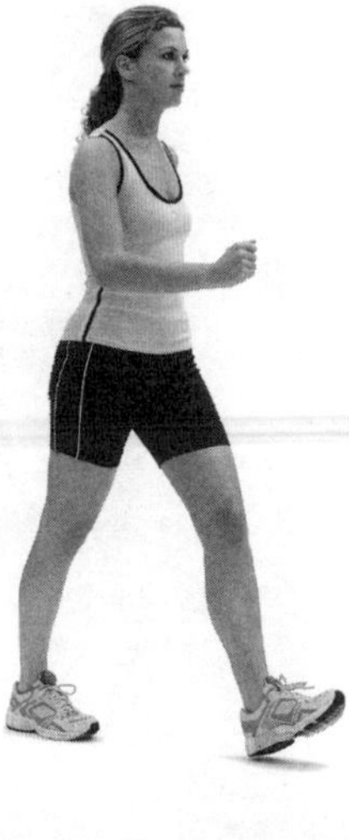

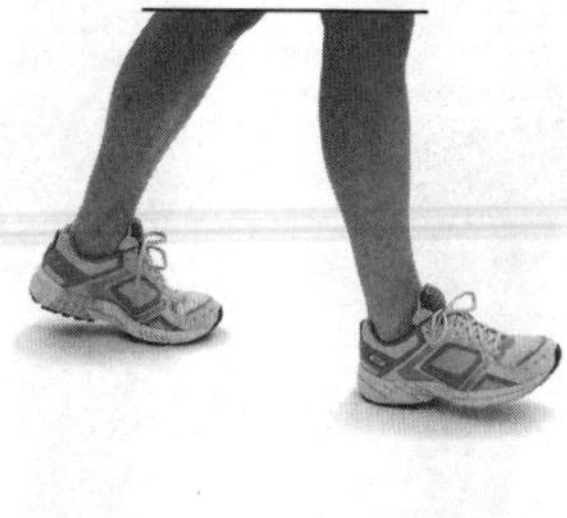

Lockeres Laufen

Übungsbeschreibung:

1. Laufen Sie locker auf der Stelle. Sie merken wahrscheinlich, dass Sie vorwiegend auf dem Vorfuß laufen.
2. Laufen Sie einige Schritte auf der Stelle, dann im langsamen Tempo vorwärts.
3. Versuchen Sie nun beim Laufen bewusst auf der Ferse aufzusetzen.
4. Wechseln Sie beim Laufen den Vorfußlauf und den Fersenlauf miteinander ab.

Übungshinweise

✗ Beobachten Sie Ihre Körper- und Kopfhaltung, Ihre Armbewegung und die Abrollbewegung des Fußes. Beim Vorfußlauf können Sie vielleicht spüren, dass Sie nach dem Vorfuß kurz den Mittelfuß bis zur Ferse hin abrollen und danach wieder

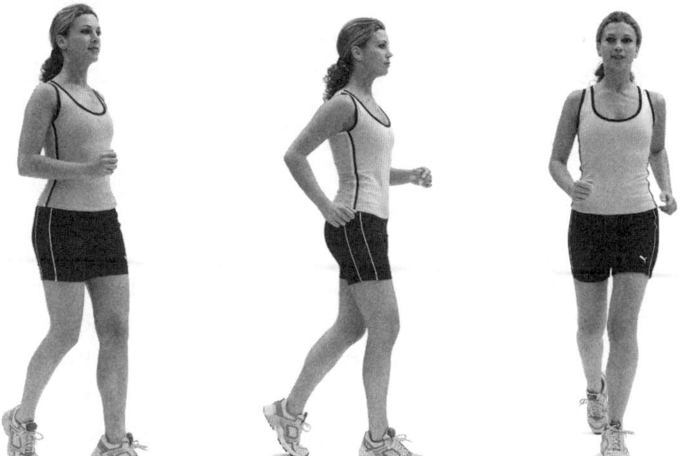

über den Großzehenballen abstoßen. Beim Fersenlauf setzen Sie normalerweise außen auf, danach kippt der Fuß zur Mitte und stößt annähernd gerade nach vorne ab.

- Wie Sie Füße beim Gehen belasten, zeigen Ihnen auch die Sohlen Ihrer Schuhe. Bei zu starkem Abrollen über die Außenkante (Übersupination) ist der Außenrand des Schuhs stärker abgerieben, bei zu starkem Nachinnenknicken in der Stützphase (Überpronation) der Innenrand (s. S. 152).
- Beobachten Sie Ihren Belastungspuls, Ihre Atmung und Ihr Wohlbefinden.
- Versuchen Sie etwas mit dem Laufen zu spielen und verschiedene Variationen auszuprobieren, z. B. Fersenlauf, Vorfußlauf, Laufen mit kleinen Schritten, Laufen mit großen Schritten, Laufen mit unterschiedlichem Schwingen der Arme, Laufen mit unterschiedlichen Atembewegungen (4 Schritte ein und 4 Schritte aus, 3 Schritte ein und 3 Schritte aus, usw.).
- Beobachten Sie, wohin die Hüfte und die Schulter sich bewegen, wenn das gleichseitige Bein nach vorne schwingt. Die gegenläufige Schulterrotation ist wichtig, um das Drehmoment des Beinschwunges auszugleichen und dafür ein Widerlager zu erzeugen. Sie können die Schulter-Hüftrotation schulen, indem Sie bewusst die Schulter gleichsinnig oder gegensinnig bewegen.

Heben und Tragen, Ziehen und Schieben

Heben, Absetzen, Tragen, Ziehen und Schieben, besonders die Handhabung von schweren Lasten, stellen eine vermehrte mechanische Belastung für die Wirbelsäule und einen Risikofaktor für Rückenschmerzen dar. Epidemiologische Studien lassen vermuten, dass in Berufen, die durch häufiges Heben und Tragen von schweren Lasten gekennzeichnet sind, etwa zwei Mal so viele chronische Wirbelsäulenerkrankungen vorkommen wie in der Allgemeinbevölkerung. Für eine Gefährdungsabschätzung, insbesondere für die Lendenwirbelsäule, sind vorhandene Gegebenheiten (Last, Arbeitsaufgabe, körperlicher Kraftaufwand, Arbeitsplatz und -umgebung) sowie individuelle Risikofaktoren (mangelnde körperliche Eignung, ungeeignete Kleidung, Schuhwerk, unzureichende Kenntnisse oder Unterweisung) zu berücksichtigen.

Belastung oder Risiken

Druckbelastungen der Bandscheiben beim Heben

Druckberechnungen und -messungen an den Lendenbandscheiben dienen zur Belastungsabschätzung bestimmter Haltungen und Bewegungen. Beim Hochheben eines Kasten Bieres (20 kg) mit Rundrücken und gestreckten Beinen wurde eine Drucksteigerung gegenüber dem Stehen von 450 Prozent gemessen, ein Wert, der selbst beim Trampolinspringen nicht erreicht wurde und beim Rückentraining an einer Kraftmaschine nur unter äußerster Kraftanstrengung. Beim Heben mit geradem Rücken konnte der Wert auf 340 Prozent gesenkt werden, und ein Halten direkt am Körper reduziert den Druck weiter auf 200 Prozent (s. S. 169). Aus den Druckmessungen ergeben sich Hinweise auf eine günstige Technik.

Für die Bandscheibengeneration scheinen genetische Faktoren dominant zu sein (Videman 2006). Von den weiteren beeinflussenden Faktoren haben Körpergewicht und Hebeintensität auf die Degeneration einen stärkeren Einfluss als körperliche Aktivität im Beruf und in der Freizeit (Videman 2007). Ein hoher intradiskaler Druck kann auch zu Verletzungen des Faserrings führen, weshalb hohe Druckbelastungen, die beispielsweise auch bei einem Rücken-Krafttraining an Geräten auftreten können, durchaus Risiken darstellen (Pezowicz 2006).

Das Wichtigste beim Heben – eine stabilisierte Wirbelsäule

Das Heben mit starken Bein- und Gesäßmuskeln und einem «flachen» Rücken wurde von Experten schon vor vielen Jahren empfohlen (Münchinger 1960). Beim Anheben mit «flachem» Rücken wird das Becken in den Hüftgelenken gekippt und die Lendenwirbelsäule in gestreckter oder leicht lordotischer (nach vorn gewölbter) Stellung auf dem Becken fixiert. Das geschieht instinktiv durch den Einsatz der Rumpfmuskulatur, des Zwerchfells («Bauchpresse») und der Beckenbodenmuskulatur (s. S. 53). Der resultierende Bauchinnendruck zielt darauf, die Haltung des Oberkörpers gegen die Beckenregion zu versteifen und die Form der Wirbelsäule zu stabilisieren. Allerdings erhöht er damit auch den Druck auf die Bewegungssegmente.

Diese Stabilisierung der Wirbelsäule bei allen erwarteten und unerwarteten Bewegungsvorgängen durch die tiefe, segmentale Muskulatur und die globalen, darüber liegenden Muskelketten ist der vermutlich wichtigste Punkt zur Vermeidung von Rückenschmerzattacken (Cholewicki 1999).

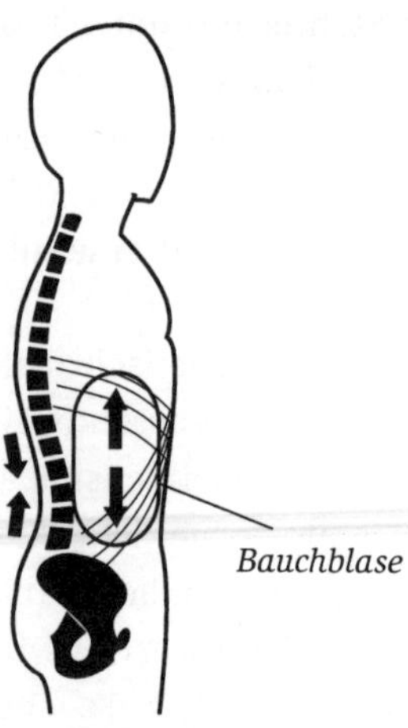

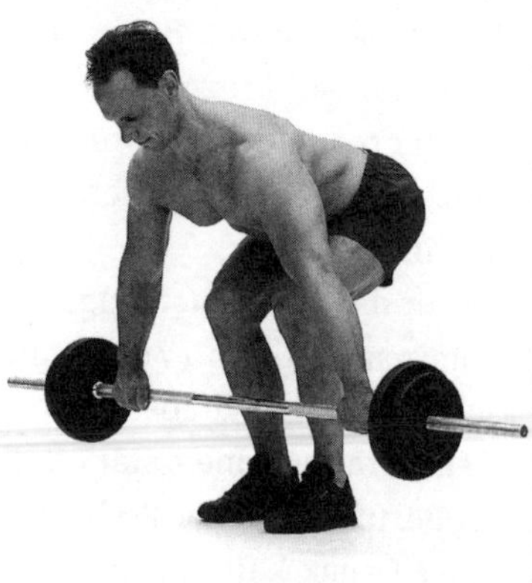

Die Bauchpresse bewirkt eine Stabilisierung der Wirbelsäule

Empfehlungen für korrektes Heben

Gibt es die richtige Hebetechnik? Eine Frage, die schon Jahrzehnte Biomechaniker, Arbeitswissenschaftler, Sportmediziner beschäftigt. Erst kürzlich wurden von einer internationalen Expertenkommission die wichtigsten Regeln zum korrekten beid- und einarmigen Heben diskutiert und zusammengefasst (Graveling et al. 2003). Viele der bisherigen Empfehlungen wurden bestätigt, mit Ausnahme der Stellung der Lendenwirbelsäule, wo man eine gestreckte oder leicht gebeugte Stellung favorisiert. Einig ist man sich hier darüber, dass eine extreme Beugung der Lendenwirbelsäule unterbleiben sollte. Die Empfehlungen dienen als Orientierung, die aufgrund der individuellen Eigenschaften der Person und der Umgebungsbedingungen abgewandelt werden müssen.

So gibt es nicht die einzig richtige Hebetechnik (Straker 2003, Burgess-Limerick 2003), und es ist es sinnvoll, dass gerade Personen, die berufsbedingt häufiger heben müssen, zwischen verschiedenen Hebetechniken wechseln sollten.

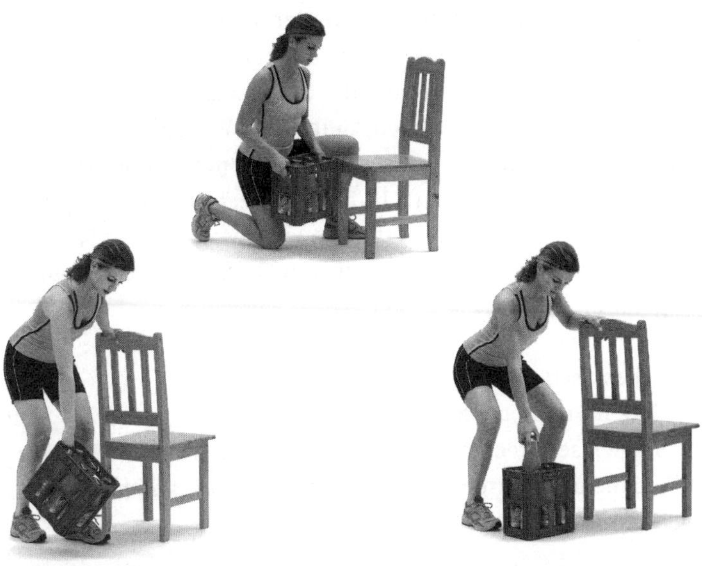

Personen mit Kniegelenksarthrose, die ihre Beine kaum beugen können, müssen den Gegenstand «aus dem Rücken heben» oder den Gegenstand, falls möglich aus dem Kniestand (mit unterlagertem weichen Kissen) auf eine Erhöhung (Kiste, Stuhl) anheben.

Sie können Ihren Oberkörper auch durch Abstützen entlasten, nur leichtere Gegenstände tragen oder von einem höheren Ausgangspunkt anheben. Personen mit Störungen in ihren Wirbelgelenken werden eher von einer gebeugten, «krummen» Hebeposition profitieren. Ohnehin ist in vielen Fällen eine Abwandlung der Idealtechnik nötig, da auch optimierte Alltagsbedingungen diese oft nicht zulassen.

Empfehlungen für korrektes beidhändiges Heben:

- Denke bevor du hebst
  Überlegen Sie sich, ob die Last nicht auch geschoben bzw. gezogen werden kann, der Einsatz von Arbeitshilfen oder helfenden Personen möglich ist und wie die Ausgangsstellung und der Hebevorgang optimiert werden können. Prüfen Sie ebenfalls zuerst, ob die Last überhaupt von Ihnen gehoben werden kann. Sperrige oder unhandliche Gegenstände sollten Sie zu zweit anheben und tragen. Beim Anheben sehr schwerer Lasten sollten nicht nur entsprechende Apparate oder Hilfsmittel zur Verfügung stehen (z. B. Tragegurte, Hubwagen, Kräne, Flaschenzüge, Zugwinden, Hebezangen, Magnet- und Sauggriffe, Seilschlingen oder Anschlaggeräte), sondern sie sollten auch genutzt werden.

- Gehe nahe an die Last
  Gehen Sie möglichst nahe an den Gegenstand heran. Stellen Sie sich senkrecht zum Gegenstand. Halten Sie den Oberkörper möglichst senkrecht (*lotrecht*). *Heben und halten Sie die Last nahe am Körper.*

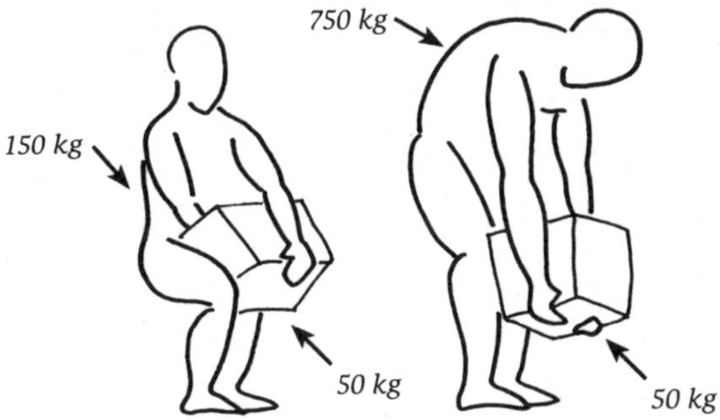

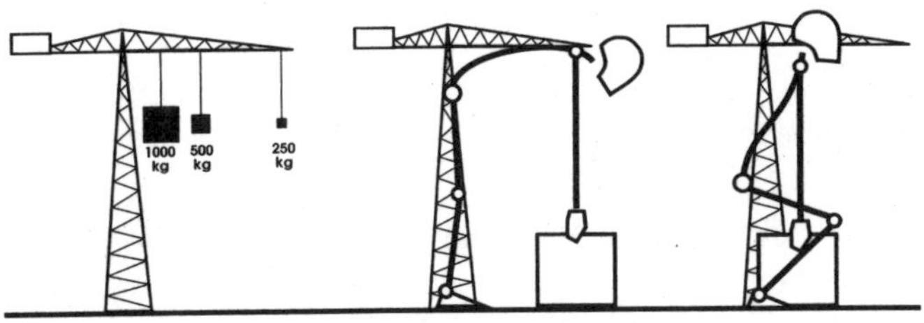

Kranmodell

Lange Hebel erfordern mehr Kraft zur Stabilisierung und erhöhen damit die Belastung. Das kennen Sie schon von den Übungen S. 136. Sie können sich die Wirkung des Hebelgesetzes an einem Kranmodell und einem vereinfachten Rechenbeispiel veranschaulichen.

Wenn bei vorgeneigtem Oberkörper der Lastarm 40 Zentimeter beträgt, muss die Kraft der Rückenmuskeln im Verhältnis der Hebelarmlängen (40 cm: 6 cm) etwa siebenmal so groß sein wie die Last. Beträgt die Gesamtlast 500 N oder 50 kg (Gegenstand wiegt 10 kg, Oberkörper 40 kg), müssen die Rückenmuskeln eine Kraft von 3500 N aufbringen. Die Druckbelastung der Bandscheibe ergibt sich aus dem über der Bandscheibe liegenden Gewicht und der Kraft der Rückenmuskeln, in unserem

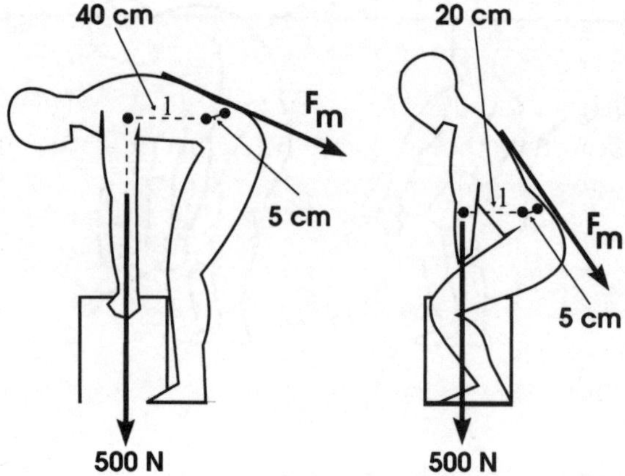

Die Verkürzung des Lastarms um 20 cm bedeutet einen um 1700 N (170 kg) geringeren Kraftaufwand der Rückenmuskulatur (Fm)

Beispiel also 4000 N (400 kg). Ist *der Schwerpunkt von Oberkörper und Last näher am Mittelpunkt der Standfläche*, reduziert sich der Lastarm und damit auch die aufzubringende Kraft.

- Nimm eine stabile Ausgangsposition ein

Je stabiler die Basis, desto leichter lässt sich auch der Rumpf stabilisieren, das haben Sie bei der Übung (s. S. 161) erlebt. Günstig ist ein mindestens hüftbreiter Parallelstand oder eine leichte Schrittstellung, bei der die Füße (auch Ferse) vollständig den Boden berühren. Auch ein Abstützen mit einer Hand beim einarmigen Heben oder Ziehen kann für eine stabilere Ausgangsstellung sorgen. Umfassen Sie den Gegenstand sicher, damit er Ihnen nicht auf der Hand rutscht, besonders wenn Sie zu zweit heben. Sollten Sie den Griff wechseln müssen, lassen Sie sich Zeit.

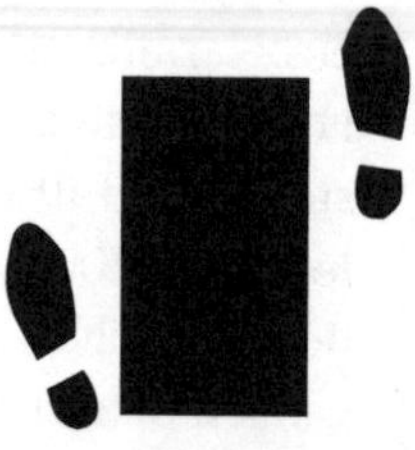

Stabile Ausgangsposition über dem Gegenstand

- **Beuge die Knie und Hüfte und halte die Lendenwirbelsäule gestreckt**
  Die Belastung sollte möglichst auf alle beteiligten Gelenke verteilt werden. Eine extreme Belastung eines Gelenks durch starke Beugung der Knie oder des Rückens ist möglichst zu vermeiden.
  Prinzipiell ist ein flacher Rücken beim Heben günstig. Flach ist die Lendenwirbelsäule dann, wenn sie «gerade» oder «gestreckt» ist, d.h. die Vorwölbung der Lendenwirbelsäule (Lordose) etwas aufgehoben ist. Diese «Entlordosierung» trifft man nicht nur bei vielen Gewichthebern, sondern ist bei fast allen Menschen zu beobachten, die ein Gewicht vom Boden aufheben und die versuchen ihren Rücken gerade zu halten. Ist die Beckenkippung bzw. die Bewegungsamplitude des Beckens nach vorne limitiert, streckt sich die Lendenwirbelsäule automatisch, selbst wenn die Personen die natürliche Lordose beibehalten wollen. Durch die Streckung reduzieren sich die bauchwärts gerichteten Scherkräfte (Hangabtriebskraft) auf die unteren Wirbelsegmente.
  Eine leicht nach vorne gewölbte Einstellung der Lendenwirbelsäule hat ebenso Vorteile. Die Wirbelgelenke können eine gewichtstragende Funktion mit übernehmen und dadurch die Bandscheiben entlasten. Die rückwärtigen Weichteile werden weniger gedehnt, was die Mobilität der einzelnen Segmente limitiert (Solomonow 1999). Die Bandstrukturen zwischen den Wirbeln bleiben entspannt. Bei Beugung und Anspannung dieser Ligamente wird ihnen eine schädigende Scherkraftkomponente zugeschrieben.
  Letztlich kann die Lendenwirbelsäule leicht gebeugt (gestreckt), aber auch leicht lordosiert eingestellt werden. Letzteres schaffen selbst Rückenschullehrer/-innen oft nicht.

- Hebe zuerst den Kopf und den Brustkorb, dann strecke die Hüfte und Knie. Beuge die Wirbelsäule nicht weiter!

  Heben Sie die Last wie ein Gewichtheber! Stabilisieren Sie zuerst die Wirbelsäule durch *Anspannen der Rumpfmuskulatur*. Leiten Sie den Hebevorgang ein, indem Sie zuerst den Kopf heben, um in die zu hebende Richtung zu schauen und danach Ihren Brustkorb (Brustbein) nach vorne oben zu bewegen. Strecken Sie gleichmäßig die Hüft-, Knie- und Sprunggelenke. Wichtig ist hier, dass sich nicht die Beine zuerst strecken und die Wirbelsäule sich dadurch weiter beugt. Das ist z. B. der Fall, wenn Sie mit einem deutlich leichteren Gewicht rechnen und plötzlich merken, wie Sie ruckhaft die nicht stabilisierte Wirbelsäule beugen. Unterstützen Sie den Hebevorgang durch bewusstes Ausatmen und atmen Sie danach gleichmäßig weiter.

- Vermeide Dreh- oder Seitbewegungen, wenn dein Rumpf gebeugt ist!

  Das Heben und das Absetzen von Lasten mit gekrümmtem Rücken unter gleichzeitigem Drehen und Seitneigen der Wirbelsäule stellen die höchsten mechanischen Belastungen für die Wirbelsäule dar. Es sind die einzigen Lastbedingungen, bei der experimentell ein Bandscheibenvorfall verursacht werden konnte (Adams 1985).

- Hebe ruhig und gleichmäßig

  Es ist günstig, die Last ruhig und gleichmäßig zu heben. Vermeiden Sie ruckhaftes Heben, da die Druckbelastungen auf die letzte Lendenbandscheibe um die Hälfte ansteigen, wenn der Hebevorgang statt zwei nur eine Sekunde dauert (Jäger 1994).

- **Hebe nicht mehr, als du leicht bewältigen kannst**
  Hier geht es darum, die Last sicher heben oder tragen zu können, insbesondere wenn es sich um ein häufiges Heben und Tragen handelt. Interessant ist dabei, dass bei wiederholtem und dauerhaftem Heben die rückwärtigen elastischen Strukturen gedehnt werden und es zu einem dramatischen Absinken der Muskelaktivität kommt, sogar bevor eine Muskelermüdung einsetzt. Dadurch sind die Segmente instabiler, was ein erhöhtes Risiko für Verletzungen mit sich bringt (Solomonow et al. 1999, Cholewicki 1992).

- **Setze das Gewicht ab und bringe es dann in Position**
  Bewegen Sie sich nach dem Anheben dorthin, wo Sie die Last frontal wieder absetzen wollen. Das Absetzen einer Last geschieht in umgekehrter Reihenfolge. Achtung, auch beim Absetzen ist auf eine ausreichende Stabilität des Rumpfes zu achten, da die Risiken für die Wirbelsäule mindestens ebenso groß sind.

Wann ist eine Last zu schwer?

Welches Gewicht ist für Sie eine Grenzlast? Raten Sie, ab welchen Lasten Sie vorsichtig sein sollten! Vergleichen Sie das geratene Gewicht mit den Werten in der folgenden Tabelle (S. 200).

Für eine genauere Bestimmung muss man natürlich individuelle Faktoren wie Alter, Größe, Geschlecht, Gewicht, Erfahrung und Trainingszustand berücksichtigen, aber auch arbeitsspezifische Faktoren wie die zu hebende Höhe, die zu tragende Entfernung, die Häufigkeit des Anhebens und Umsetzens und die Dauer und Schnelligkeit der Arbeitsausführung. Je schneller das Anheben geschieht, desto höher sind die Belastungen.

Primär wird die Fähigkeit zur Handhabung von Lasten durch die Leistungsfähigkeit der Muskulatur und des Herz-Kreislauf-Systems bestimmt. Prinzipiell sollten aber Lastgewichte über 50 kg niemandem (außer Hochleistungssportlern mit Bedingungen) zugemutet werden. Überlastungsschäden treten vorwiegend im Bereich der Wirbelsäule und bei Frauen im Bereich des Beckenbodens (weiblicher Genitalbereich) auf (Hettinger 1991). Beispielsweise dürfen werdende Mütter nicht mit schweren körperlichen Arbeiten beschäftigt werden, insbesondere nicht mit Arbeiten, bei denen regelmäßig Lasten von mehr als 5 kg Gewicht oder gelegentlich Lasten von mehr als 10 kg Gewicht ohne mechanische Hilfsmittel gehoben, bewegt oder befördert werden (§4 Abs. 2 Ziff. 1 und §6 Abs. 3 Mutterschutzgesetz). Das betrifft natürlich auch Schwangere, die zu Hause ein Kleinkind heben und tragen.

Zumutbare Last in Kilogramm

Lebensalter Jahre	Häufigkeit des Hebens und Tragens			
	gelegentlich		häufiger	
	Frauen	Männer	Frauen	Männer
15–18	13	35	9	25
19–45	15	55	10	30
ab 45	13	40	9	25

Vereinfachte Grenzwerte für das Heben und Tragen unter Optimalbedingungen (nach Hettinger 1991)

Wie schwer sind alltägliche Gegenstände?

Testen Sie einmal das Gewicht alltäglicher Gegenstände! Sie werden verblüfft sein, wie häufig Sie im Alltag und bei der Arbeit an die oben genannten Werte herankommen, ohne sich dabei Gedanken zu machen, z. B. Kleinkind (10 kg), Getränkekiste (15 kg), Umzugskarton (20 kg) oder Reisekoffer (20 kg).

Die Hebe- und Trageschule

Üben des Hebevorgangs

Ziel: Einüben des Hebevorgangs aus dem Sitz

1. Setzen Sie sich auf den vorderen Teil des Stuhls, spreizen Sie Ihre Beine und stellen Sie die Füße unter Ihre Knie.
2. Beugen Sie den «gestreckten» Oberkörper ausgehend vom Hüftgelenk nach unten und greifen Sie den Gegenstand. Richten Sie Ihren Oberkörper auf.
3. Wiederholen Sie den Vorgang anschließend mit zusätzlichem Aufstehen. Greifen Sie im Sitz den Gegenstand, heben Sie leicht Ihr Gesäß an, richten Sie Ihren Oberkörper auf und strecken Sie die Beine. Das Ablegen des Gegenstandes geschieht in umgekehrter Reihenfolge.

Der Vorteil des Hebens aus dem Sitz ist, dass Sie sich ganz auf Ihre Oberkörperhaltung und auf Ihre Beckenposition konzentrieren können, ohne dass Ihre Beinmuskeln so schnell ermüden.

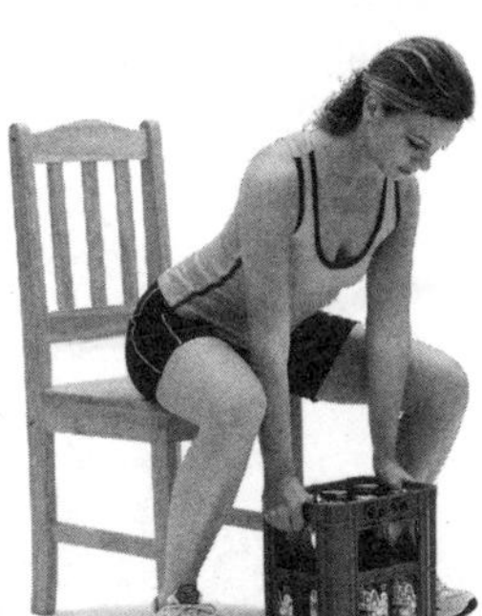

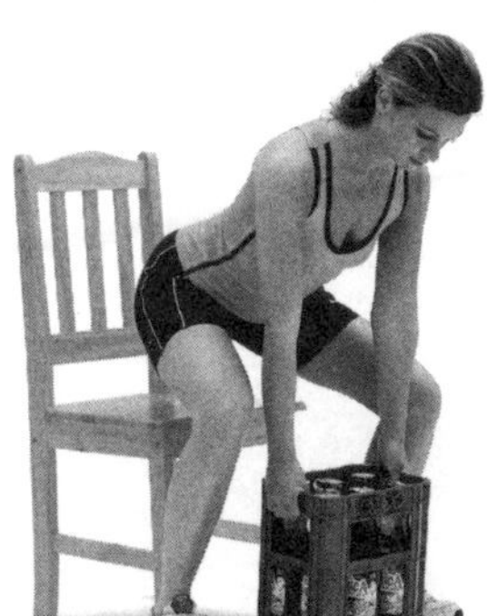

Das Heben schwerer Gegenstände

Ziel: Heben unterschiedlicher schwerer Gegenstände

1. Wiederholen Sie den Bewegungsablauf der Hebeübungen, diesmal jedoch ohne Stuhl.
2. Verwenden Sie zum Heben unterschiedlich schwere und verschieden geformte Gegenstände, mit und ohne Griffe.

Sie können das Heben auch als Trainingsform durchführen, indem Sie die Last mehrmals auf eine hüfthohe Ebene heben und wieder auf den Boden abstellen. In der Rehabilitation von Rückenschmerzpatienten werden arbeitsspezifische Belastungen bewusst trainiert (Work-Hardening).

Das Heben und Tragen zweier Gegenstände

Ziel: Üben des Hebevorgangs im Sitz mit zwei Gegenständen

1. Stellen Sie zwei Gegenstände (Koffer, Eimer etc.) rechts und links neben den Stuhl.
2. Neigen Sie aus dem Sitzen heraus den «geraden» Oberkörper so weit nach vorne, bis Sie die Griffe mit den Händen der gestreckten Arme umfassen können.
3. Richten Sie nun den Oberkörper auf und strecken Sie die Beine. Gehen Sie einige Schritte aufrecht mit leicht angespannter Bauchmuskulatur und setzen Sie die Gegenstände wieder am Stuhl ab. Üben Sie anschließend das Anheben aus der Schrittstellung.

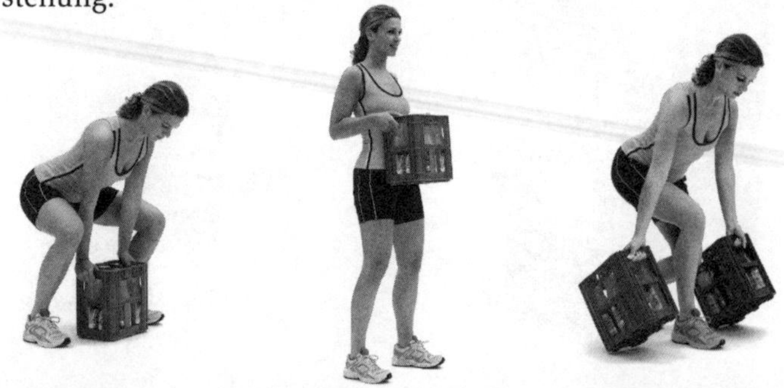

Beckenkippung im Stand

Ziel: Wahrnehmung der Beckenstellung mit Heben

1. Stellen Sie sich mit leicht gebeugten Beinen hinter einen Stuhl, am besten seitlich zum Spiegel, und halten Sie sich an der Lehne fest. Führen Sie die schon bekannten Beckenbewegungen nach vorne und nach hinten durch.
2. Stellen Sie sich nun vor den Stuhl, beugen Sie die Knie und stützen Sie sich mit den Händen auf die Sitzfläche ab. Kippen Sie wieder abwechselnd Ihr Becken nach hinten und nach vorne.
3. Probieren Sie das Gleiche mit unterschiedlicher Beugung der Knie.
4. Versuchen Sie die Position zu finden, in der Ihre Lendenwirbelsäule sich in gestreckter Position, in leicht gebeugter und in leicht lordosierter Position befindet.

Bei Arbeiten am Boden (Putzen, Wischen) bücken Sie sich aus der Schrittstellung nach unten, stützen sich mit einer Hand auf dem Oberschenkel des vorderen Beines ab und knien sich auf das hintere Bein (Kniestand, Kanadierstand, ggf. auf einem Polster).

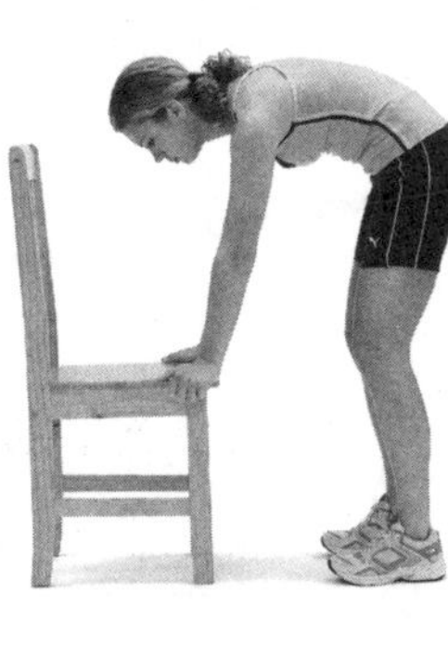

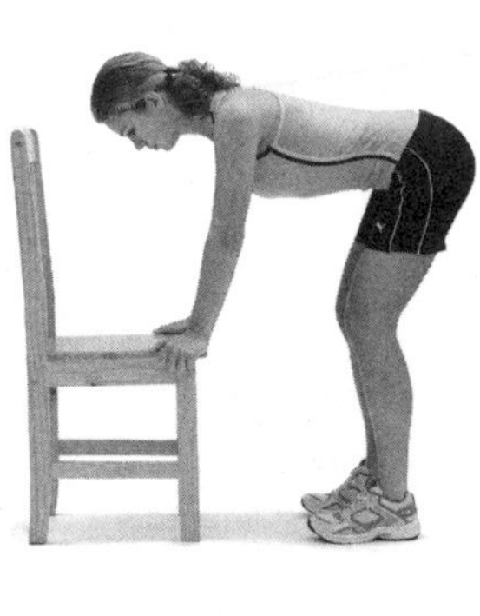

Weitere Formen des Hebens und Tragens

Breiter Gegenstand

Stellen Sie sich über den längsstehenden Gegenstand und umfassen ihn mit den Händen. Beim Anheben drehen Sie den Gegenstand in einer gleichmäßigen Bewegung zu sich, sodass Sie ihn wieder ganz normal halten.

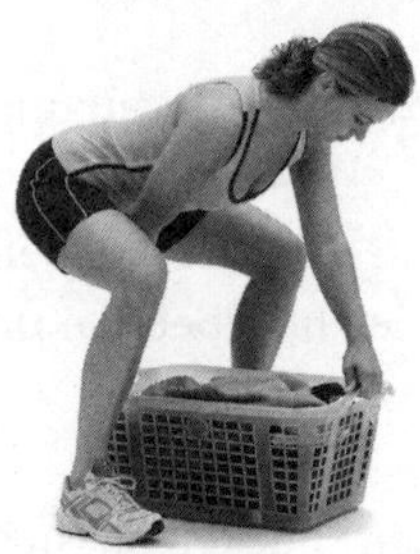

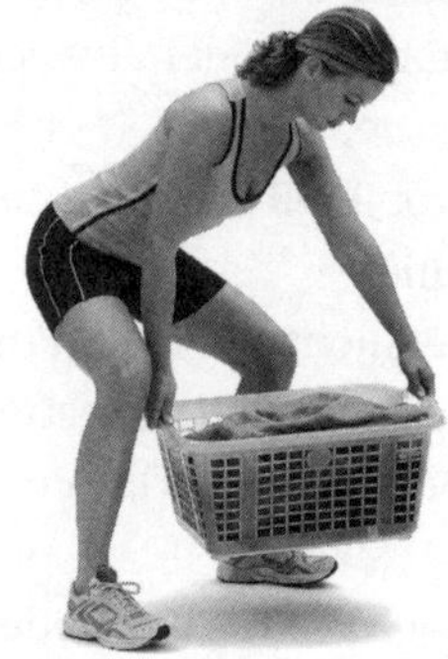

Kiste ohne Griffe

Stellen Sie die Kiste zuerst auf eine Kante und fassen mit den Händen zwei horizontal liegende Kanten. Um die Kiste jetzt tragen zu können oder abzustellen, stützen Sie die Kiste nach dem Anheben auf den noch angewinkelten Oberschenkeln ab. Umfassen Sie den Gegenstand von unten mit Ihren Armen, strecken Sie die Beine und tragen Sie die Kiste nun bequem körpernah vor dem Bauch.

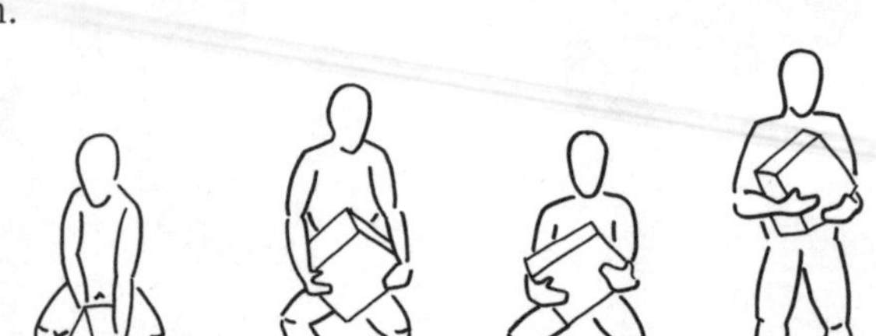

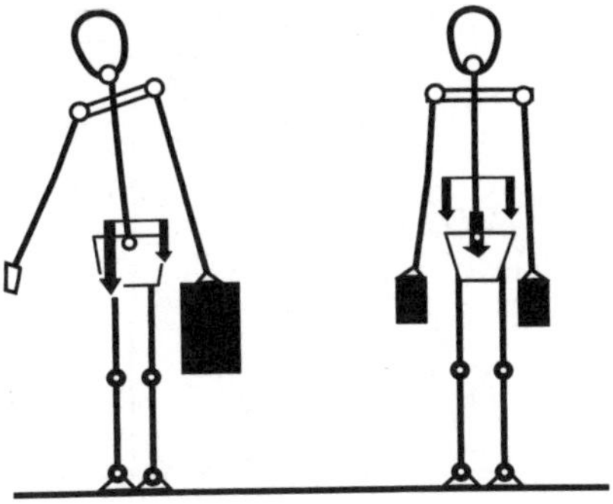

Asymmetrisches Heben und Tragen bewirkt durch unterschiedlich lange Hebelarme eine deutliche höhere Belastung als beidhändiges Heben

Einhändiges Heben

Einhändiges Heben ist dann günstig, wenn ein Gegenstand neben dem Körper aufgehoben werden muss. Ansonsten sollte eine Last vor dem Körper beidhändig angehoben werden, da einhändiges Heben ein hohes Risiko für die Lendenwirbelsäule darstellt. Versuchen Sie den Oberkörper beim einhändigen Heben stabil zu halten und nicht zur Seite zu neigen.

Große, sperrige Lasten

Der Gegenstand sollte sehr nahe am Körper gehoben und gehalten werden. Dabei sollte man lieber etwas mehr in die Knie beugen und eine extreme Beugung der Wirbelsäule vermeiden. Ist die Last sperrig aber nicht so schwer, kann sie auch seitlich vom Körper getragen werden, wenn man sie gut greifen kann.

Heben aus einem Container

Das Wichtigste ist, den Gegenstand nahe an den Körper zu nehmen. Es hilft dabei, die Knie als Stütze zu nehmen. Es ist immer auf eine sichere Ausgangsstellung zu achten, d. h. ein Fußwechsel beim Halten ist nicht empfehlenswert. Achten Sie darauf, dass der Gegenstand nicht fällt. Nutzen Sie Ihre Gelenke zum Abfedern. Das Hinaufheben geschieht in umgekehrter Reihenfolge.

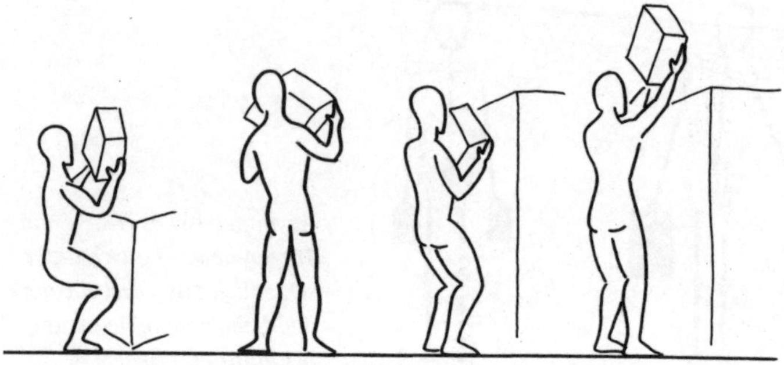

Heben in niedrigen Räumen

Beim Bewegen und Heben von Gewicht in niedrigen Räumen scheint eine Haltung mit leicht krummem Rücken unter Berücksichtigung aller anderen bisherigen Prinzipien besser zu sein als eine Haltung im Knien. Möglicherweise ist ein an die Situation angepasster Wechsel beider Haltungen am günstigsten.

Heben im Sitzen

Wichtig ist beim Heben im Sitzen, z. B. an der Kasse, die Rückenlehne zu benutzen, da diese die Belastung deutlich reduzieren kann. Ansonsten sollten aus dem Sitzen keine Lasten vom Boden gehoben werden.

Bückhaltungen und Heben von leichten Gegenständen

Wenn leichte Gewichte in Fußbodenhöhe bewegt werden müssen, ist es günstiger, mit der relativ starken Beinmuskulatur zu arbeiten als mit der Rückenmuskulatur. Man sollte sich bewusst sein, dass durch das Körpergewicht hohe Kräfte auf die Knie und die Hüfte wirken. Wenn Sie darauf achten, die Belastung auf alle Gelenke zu verteilen und alle ein wenig zu beugen, haben Sie zahlreiche Möglichkeiten, sich zu bücken. Suchen Sie durch Ausprobieren die für Sie optimale Lösung. Sie können auch viele Be-

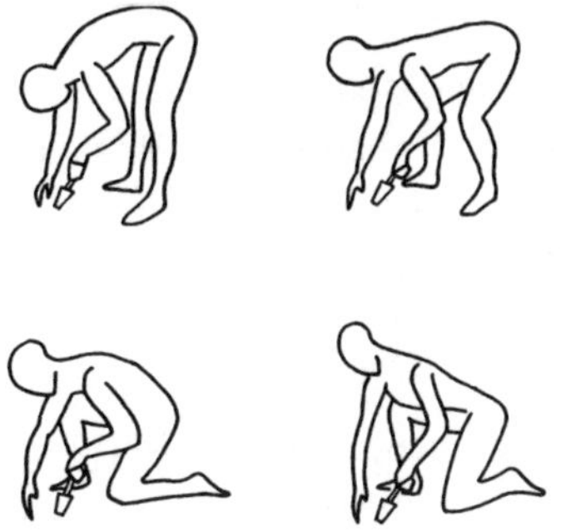

Im Einbeinstand können Sie den Oberkörper auch ablegen oder sich mit den Händen abstützen

wegungen im Einbeinstand durchführen, bei dem Sie sich auch auf dem aufgestellten Bein abstützen können. Übrigens sind alle Bewegungen der Wirbelsäule natürlich und auch notwendig, um Belastungsreize für das Gewebe zu bewirken. Allerdings macht es einen Unterschied, ob Sie diese Bewegungen bewusst durchführen oder ohne Konzentration und ohne Stabilisation.

Tragen und Transportieren von Lasten

Das Gefühl von Muskelermüdung sowie Unbequemlichkeit und Unbehagen im Rücken, im Nacken, auf den Schultern und an den Händen sind Hinweise auf zu hohe lokale Gewichte und ein erhöhtes Verletzungsrisiko. Sie sollten für Sie die spätesten Zeichen sein, am Transport etwas zu ändern. Prinzipiell ist zu überlegen, ob die Last nicht mit Rollen, einem zusammenklappbaren Wagen oder einem Karren transportiert werden kann. Daneben helfen Tragegestelle, Tragegurte, Haken und ein Wechsel der Tragetechniken Belastungen zu reduzieren. Eine Kiste können Sie beispielsweise dicht am Körper auf den Hosenbund (Gürtel) stellen, auf den Oberschenkel anlehnen, auf den Schultern transportieren oder symmetrisch verteilen, z. B. teilbare Getränkekiste. Legen Sie beim Tragen häufiger Pausen ein und stellen Sie die Gewichte möglichst in Tragehöhe ab.

Gemeinsames Tragen

Die meisten Schwierigkeiten lassen sich beseitigen, wenn Sie den gemeinsamen Hebevorgang planen und abstimmen (Wie viele Personen müssen heben? Wo steht jeder? Kommando?) sowie dafür sorgen, dass alle Personen die Last sicher greifen können.

Schieben und Ziehen

Schieben ist in der Regel leichter als Ziehen, da Sie Ihr Körpergewicht besser einsetzen können. Zur Stabilisierung des Rückens müssen die Bauchmuskeln hier aufgrund ihres längeren Hebels eine geringere Kraft aufbringen, als umgekehrt die Rückenmuskeln beim Ziehen. Halten Sie beim Schieben Ihre Hände auf Schulterhöhe, Ihre Füße stehen in Schrittstellung. Verlagern Sie Ihr Gewicht in die Schieberichtung und achten Sie auf einen stabilisierten Rumpf und eine gleichmäßige Atmung.

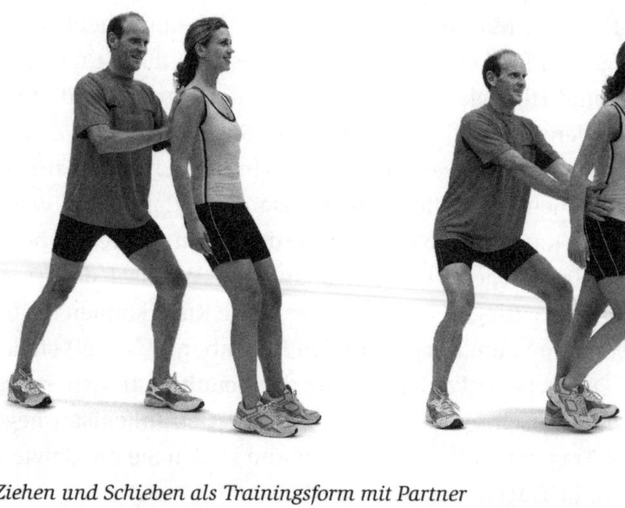

 Ziehen und Schieben als Trainingsform mit Partner

Liegen und Aufstehen

Der Mensch verbringt etwa ein Drittel seines Lebens im Bett. So ist es nicht verwunderlich, dass eine Reihe von Beschwerden durch langanhaltende Schlafgewohnheiten verursacht oder verstärkt werden können. Beispielsweise können das Halswirbelsäulen-Syndrom oder Verspannungen der Nacken- und Schultermuskulatur in Beziehung zu einer unphysiologischen Kopfhaltung des Bauchschläfers stehen (Rompe 1998). Deshalb wird häufig auf die rückenfreundlichere Rücken- und Seitenlage hingewiesen. Eine Umerziehung der Schlafposition fällt insofern schwer, als dass die Schlafbewegungen vorwiegend unbewusst erfolgen. Aus frühen Untersuchungen ist bekannt, dass der typische gesunde Schläfer zwischen 20- und 40-mal in der Nacht deutlich seine Körperlage wechselt, wobei das Mindestintervall zwischen zwei Lagewechseln zweieinhalb Minuten beträgt. Etwa die Hälfte der Körperhaltungen in der Nacht wird für weniger als fünf Minuten eingenommen. Es zeigte sich auch, dass der Schläfer über ein Repertoire von mehr als einem Dutzend Körperhaltungen verfügt, die er alle mindestens einmal in der Nacht einnimmt, wenn das Bett ihn nicht daran hindert. Die Häufigkeit der Bauchlage sinkt von 28 Prozent im Kindesalter auf 1 Prozent bei den 40-Jährigen, die der Rückenlage steigt eher leicht an und die der Seitenlage bleibt annähernd gleich. Ältere Personen schlafen öfter auf der rechten Seite und seltener in der Bauchlage als junge Erwachsene.

Liegen in Rückenlage

Strecken Sie Ihren Körper entspannt aus und lagern Sie Ihren Kopf auf einem flachen Kissen oder einer Kopfstütze. Die Arme liegen neben Ihrem Körper, die Füße fallen im entspannten Zustand leicht nach außen. Sollte diese Lage in der Lendenwirbelsäule zu Schmerzen führen, unterlagern Sie Ihre Knie mit einer Rolle.

Dadurch kommt es zu einer vermehrten Streckung der Lendenwirbelsäule, und ein Hohlkreuz wird vermieden. Gegebenenfalls unterlagern Sie Ihre Lendenwirbelsäule mit einem Kissen.

Liegen in Stufenlagerung

Die Stufenlagerung ist eine sehr entlastende Lagerung für die Wirbelsäule und daher als Therapiemaßnahme geeignet (s. S. 169). Legen Sie Ihre Unterschenkel auf einen Hocker, Kissen oder Sitzball, sodass Ihre Knie etwa 90 Grad gebeugt sind.

Liegen in Seitenlage

Diese Position ist der Embryohaltung ähnlich. Ziehen Sie die Beine leicht an und lagern Sie den Kopf auf einem flachen Kissen. Die Bettdecke oder ein Kissen zwischen Ihren Knien stabilisiert die Seitenlage und verhindert, dass sich das Becken verdreht.

Liegen in Bauchlage

Die verstärkte Hohlkreuzstellung lässt sich durch die Unterlagerung mit einem Kissen unter dem Bauch mildern.

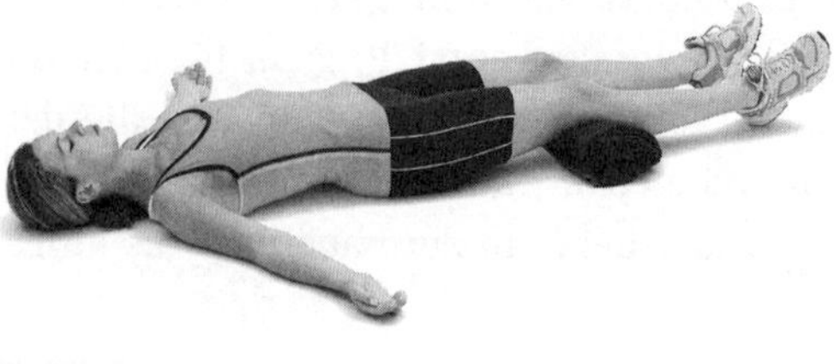

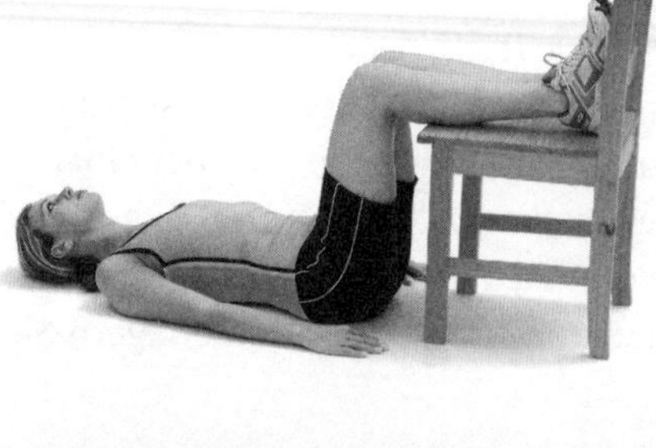

Aufstehen über die Bauchlage

1. Drehen Sie von der Rücken- in die Bauchlage. Einfach geht es, wenn Sie die angestellten Beine als Hebel benutzen und den ganzen Körper «im Block» drehen.
2. Stabilisieren Sie nun durch eine Bauchspannung Ihren Rumpf. Wandern Sie mit den Händen bzw. robben Sie auf den Unterarmen nach hinten.
3. Schieben Sie zuerst das Gesäß nach hinten oben und drücken Sie sich so nach oben in die Bankstellung bzw. über den Fersensitz in den Kniestand.
4. Stellen Sie ein Bein zum halben Kniestand auf. Belasten Sie verstärkt das vordere Bein und drücken Sie sich nach oben. Zur Unterstützung können Sie sich auch am vorderen Knie abstützen. Stellen Sie sich beim Aufrichten vor, Sie würden wie eine Marionette an einem Faden nach vorne oben gezogen.

Das sind übrigens auch Haltungen, die Sie für den Unterarm- und Liegestütz brauchen.

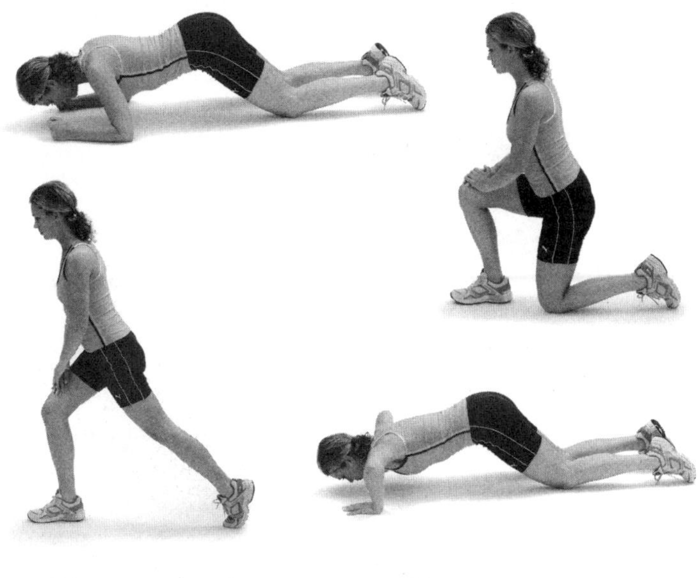

Aufstehen über die Seitenlage

1. Winkeln Sie in der Rückenlage ein oder beide Beine an und drehen Sie unter Benutzung dieser Hebel den ganzen Körper in die Seitenlage.
2. Richten Sie sich durch Unterstützung der Arme in den Seitensitz oder Fersensitz auf.
3. Weiter geht es über den Kniestand, oder in einer eleganten Spiraldrehung in den Stand.

Aufstehen aus dem Bett

Drehen Sie sich aus der Rückenlage zunächst in die Seitenlage dicht an die Bettkante. Winkeln Sie dazu einfach beide Beine an und drehen den Rumpf im Block zur Seite. Richten Sie durch gleichzeitigen Druck des unteren Armes und der vor dem Rumpf aufgestützten Hand Ihren Oberkörper «wie einen Block» auf. Die Bewegung wird durch die Beine unterstützt, die durch die Schwerkraft zugleich nach unten zum Boden drehen. Und denken Sie daran: Positiv sollten Sie Ihren Tag beginnen. Dazu gehört auch, dass Sie sich ausreichend Zeit zum Aufstehen lassen,

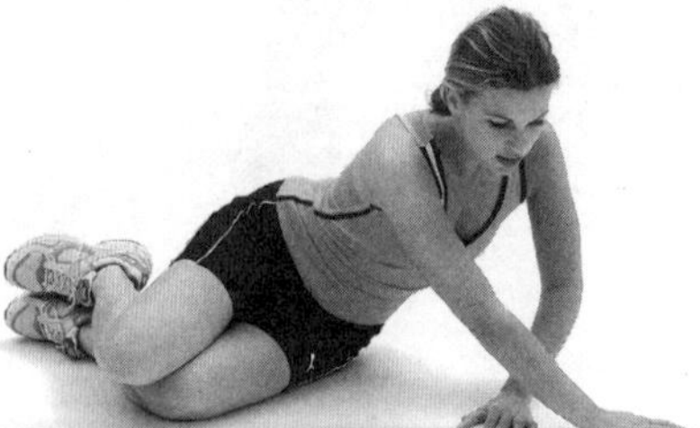

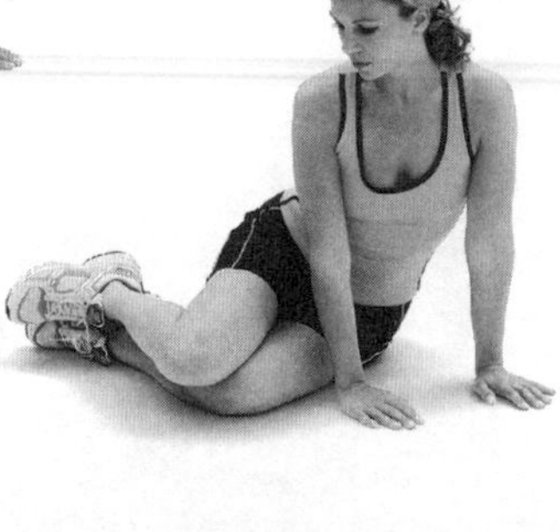

sich ausgiebig strecken und räkeln und nicht, wenn der Wecker klingelt, hochschrecken und fluchtartig das Bett verlassen. Das Räkeln und Strecken bringt Ihre Muskulatur wieder in Schwung und bereitet Sie auf den bevorstehenden Arbeitstag vor.

Die Rückentipps

Wie Sie sicher feststellen konnten, haben sich einige Hinweise über rückenfreundliches Verhalten häufig wiederholt. Wir möchten Ihnen abschließend die wichtigsten Rückentipps mit auf den Weg geben.

Bewege dich

Ihr Körper, Ihre Muskeln und Ihre Bandscheiben leben von der Bewegung – starre Haltungen schaden. Nutzen Sie die Bewegungsmöglichkeiten im Alltag und legen Sie immer wieder einmal eine Bewegungspause ein, in der Sie sich strecken, räkeln, dehnen und kräftigen. Am besten gleich jetzt.

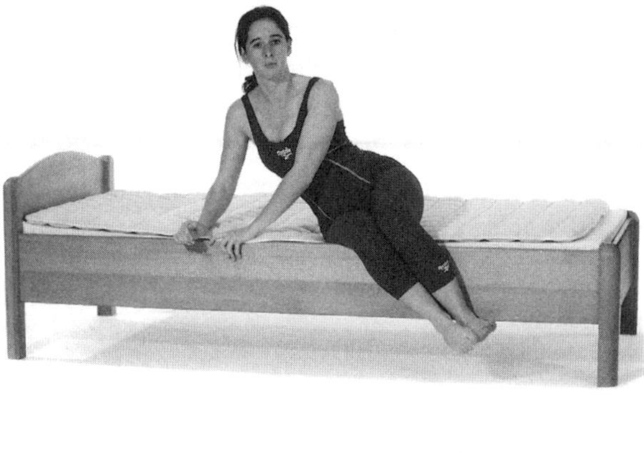

Trainiere deine Muskeln und treibe regelmäßig Sport

Eine ausgeglichene, gut trainierte Rumpfmuskulatur stabilisiert die Wirbelsäule – denken Sie daran! Je ungeübter Sie aber sind, desto behutsamer sollten Sie sich belasten. Erleben Sie ein positives Körpergefühl, Spaß an der Bewegung und soziale Kontakte beim Sport in der Gruppe. Wichtiger als die Art der Bewegung ist die regelmäßige und kontinuierliche Durchführung.

Entspanne dich und entlaste zwischendurch deinen Rücken

Gönnen Sie sich und Ihrem Rücken zwischendurch eine Entlastungspause. Nutzen Sie Entspannungsmethoden, um geistig und körperlich zu entspannen und neue Kräfte zu tanken. Stützen Sie sich beim Sitzen oder Stehen am Stuhl, am Tisch oder an der Wand ab oder legen Sie in der Rückenlage zwischendurch Ihre Beine nach oben.

Halte dich aufrecht und dynamisch

Verändern Sie häufiger Ihre Haltung, ausgehend von der aufrechten Position. Lange, monotone Haltungen sind ungünstig für Ihren Rücken. Verändern Sie deshalb öfter Ihre Position, stehen Sie zwischendurch auf und erledigen Sie andere Arbeiten.

Hebe und trage rückenfreundlich

Für das Heben gilt: nah am Körper heben und tragen und einen krummen Rücken vermeiden. Benutzen Sie Ihr Gehirn, nutzen Sie die Kraft Ihrer Beine und ihres Rumpfes und halten Sie Ihren Rücken annähernd gerade. Prüfen Sie, ob Sie schwere Gegenstände überhaupt heben und tragen müssen. Nutzen Sie Hilfsmittel und organisieren Sie ggf. Hilfe.

Gestalte deine Umgebung und deinen Tagesablauf möglichst rückenfreundlich

Optimieren Sie bestehende Verhältnisse und passen Sie sie Ihren Arbeitsbedingungen und Bedürfnissen an. Achten Sie beim Neukauf von Mobiliar verstärkt auf Rückenfreundlichkeit und die individuelle Anpassbarkeit. Nicht Sie sollten sich den Möbeln anpassen, sondern die Möbel an Sie.

Für die Rückenschule ist es nie zu früh und nie zu spät

Schon im Kindergarten und in der Schule kann man beginnen, durch erlebnisorientierte Bewegungsangebote und dynamisches Sitzmobiliar dem Problem «Bewegungsmangel» entgegenzuwirken. «Was Hänschen nicht lernt, lernt Hans nimmermehr», sagt ein Sprichwort. Zumindest ist es im kindlichen Alter einfacher, rückenfreundliche Bewegungsformen zu automatisieren. Trotzdem lohnt es sich in jedem Alter, mit der Rückenschule zu beginnen.

Gehe möglichst positiv an deine Rückenschmerzen heran – bleibe aktiv

Rückenschmerzen sind meist harmlos. Bleiben Sie deshalb locker und versuchen Sie mit positiver Einstellung und eigenständigem, aktivem Handeln Ihren Rücken wieder fit zu machen. Kehren Sie bei Auftreten von Rückenschmerzen möglichst zügig wieder zu Ihren gewohnten alltäglichen Arbeits- und Alltagsprozessen zurück.

Das Übungsprogramm

Überprüfen Sie sich selbst! – Testen Sie Ihre Muskulatur

Bei der Beurteilung der eigenen Leistungsfähigkeit sollte man realistisch sein. Es ist übrigens nicht notwendig, dass Sie äußerlich wie ein Modellathlet aussehen, denn auch diese haben Rückenprobleme. Viel wichtiger ist, dass Sie imstande sind, mit dem Trainingszustand Ihrer Muskulatur das eigene Körpergewicht im Alltag zu stabilisieren. Bevor Sie mit Übungen oder einem Trainingsprogramm beginnen, ist allgemein eine Untersuchung auf Sporttauglichkeit empfehlenswert (s. a. S. 31).

Die folgenden zwei Tests geben Ihnen Informationen über den Leistungszustand Ihrer Muskulatur, insbesondere über die Stabilisationsfähigkeit Ihrer Rumpfmuskulatur. Weitere qualitative Testübungen finden Sie auch in den Lernprogrammen (z. B. S. 136, 229, 253, 269, 270, 276, 279). Diese helfen Ihnen, einerseits Defizite zu erkennen, andererseits Erfolge Ihres Trainingsprogramms qualitativ und quantitativ zu erfassen.

Kraftausdauertest

Die Kraftausdauer, d.h. die Widerstandsfähigkeit der Muskulatur gegen Ermüdung bei langen oder sich häufig wiederholenden Kraftbelastungen, können Sie anhand der maximal möglichen Wiederholungszahl vorgegebener Bewegungen bestimmen. Die Testübungen können Sie auch als Trainingsübungen nutzen.

Führen Sie die folgenden Bewegungen gleichmäßig, in einem eher langsamen Tempo und ohne Stopp am Umkehrpunkt durch. Zählen Sie die Wiederholungen. Damit Ihnen die Bewegungen vertraut sind, üben Sie diese vorher einige Male. Sie stoppen dann den jeweiligen Versuch, wenn Sie Ausweichbewegungen bei sich bemerken oder die Stellung nicht mehr halten können, ebenso bei starken Schmerzen, Atemnot oder Beklemmungserscheinungen. Die Tabelle auf S. 222 liefert Ihnen altersbezogene Normwerte.

Unterarmstütz (Test vordere Rumpfmuskulatur)

Stützen Sie sich auf den Unterarmen ab (Ellbogen unterhalb Schultergelenk, Arme parallel, Daumen nach oben). Spannen Sie Ihre Rumpfmuskulatur an und heben Sie den ganzen Körper. Halten Sie dabei Ihren Rücken gerade und den Kopf in Verlängerung der Wirbelsäule (kein Hohlkreuz!).

Heben Sie wechselseitig im 1-Sekunden-Rhythmus die Füße bei gestreckten Knien um eine Schuhlänge an.

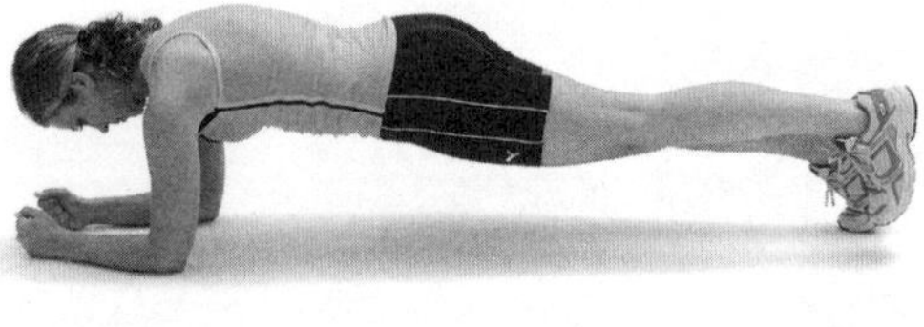

Crunchers (Test Bauchmuskulatur)

Winkeln Sie in Rückenlage Ihre Beine an und ziehen Sie die Füße nach oben. Verschränken Sie die Arme vor der Brust, sodass die Hände auf der Schulter liegen. Heben Sie den Oberkörper, bis sich die Schulterblätter vom Boden entfernen. Senken Sie im 2-Sekunden-Rhythmus den Oberkörper, ohne den Kopf abzulegen, und heben Sie ihn wieder.

Aufrichten (Test Rückenmuskulatur)

Setzen Sie sich auf die Knie und halten Sie die Arme vor der Brust gekreuzt. Strecken Sie Ihren Oberkörper und richten Sie dabei den Rumpf im 2-Sekunden-Rhythmus auf, ohne die Bein- und Beckenstellung zu verändern.

Seitstütz (Test seitliche Rumpfstabilisatoren)

Stützen Sie sich in Seitlage auf dem Ellbogen (unterhalb Schultergelenk) auf. Ziehen Sie bei gestreckten Beinen die Zehen heran und heben Sie das Becken an, bis Rumpf und Beine eine Linie bilden. Senken Sie das Becken bis knapp über den Boden und heben Sie es wieder im 2-Sekunden-Rhythmus. Führen Sie den Test beidseitig durch.

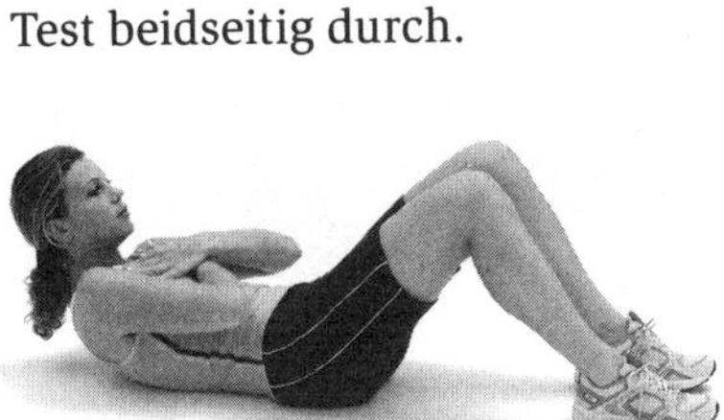

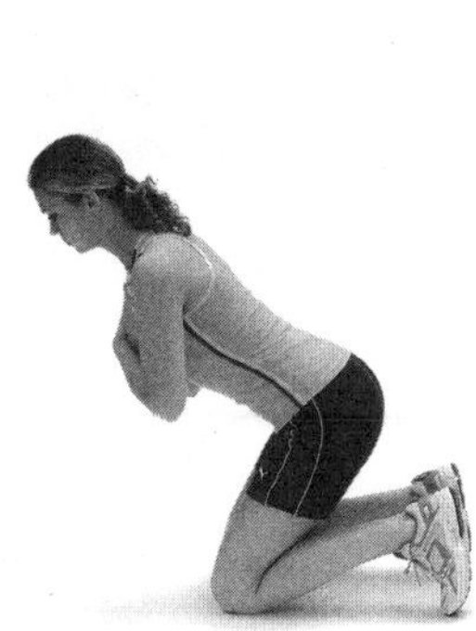

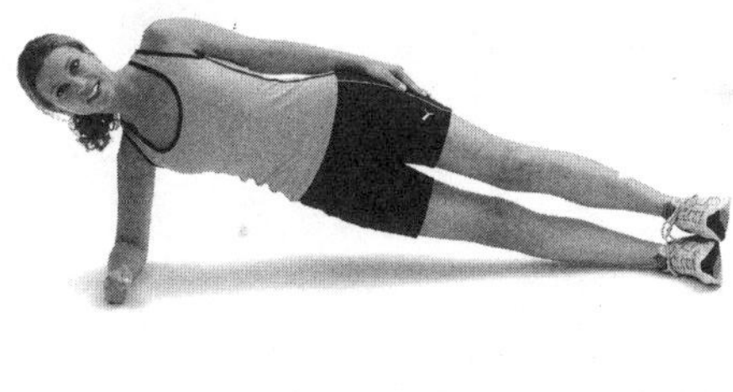

Beinabspreizen (Test Beinabspreizmuskulatur)

Beugen Sie in der *Seitenlage* zur Stabilisierung das untere Bein rechtwinklig an. Strecken Sie das obere Bein und halten Sie den Fuß waagrecht. Spreizen Sie das gestreckte Bein 30 Grad ab und ziehen es wieder heran (im 2-Sekunden-Rhythmus), ohne den Fuß abzulegen.

Hüftheben (Test Hüftstreckmuskulatur)

Winkeln Sie in Rückenlage die Beine an. Strecken Sie ein Bein nach vorne, parallel zum Oberschenkel des anderen Beines. Heben Sie im 2-Sekunden-Rhythmus das Becken bis zur Streckung nach oben und senken Sie es wieder bis knapp über den Boden.

Kniebeuge (Test Beinmuskulatur)

Stützen Sie sich im Einbeinstand an einem Stuhl bzw. an der Wand ab und heben Sie ein Bein leicht an. Beugen Sie im 2-Sekunden-Rhythmus das Standbein bis 60 Grad und strecken Sie es wieder.

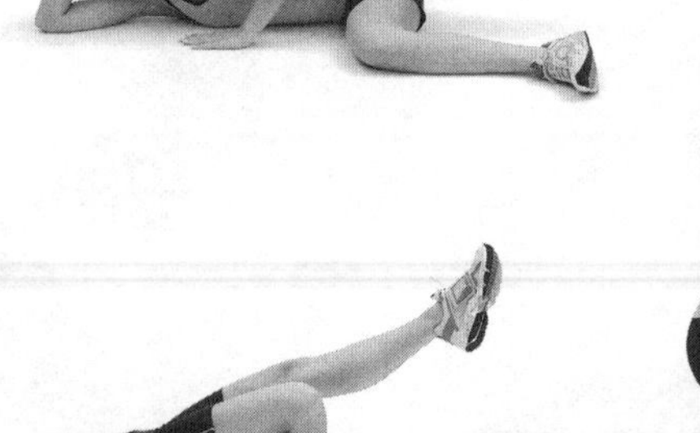

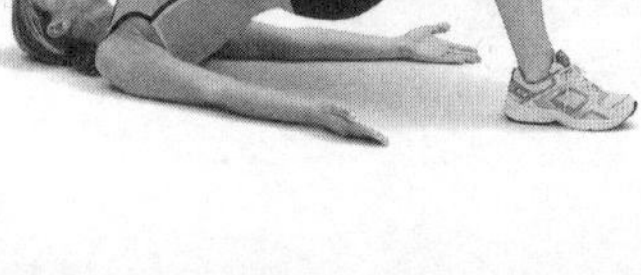

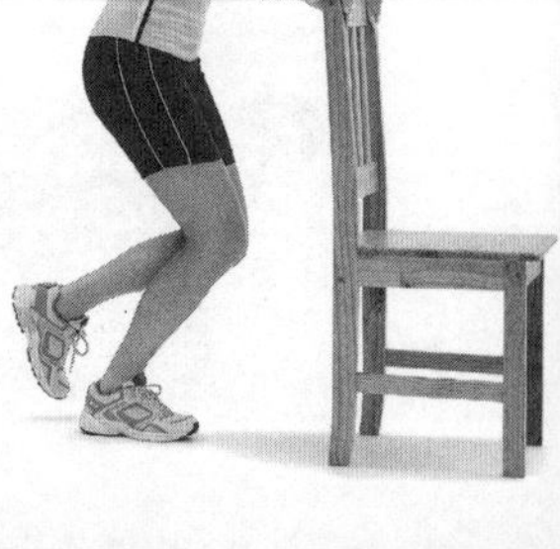

Schulterdrücken (Test Schulterblattmuskulatur)

Stehen Sie rücklings eineinhalb Fußlängen von der Wand entfernt. Legen Sie die Oberarme etwa in Schulterhöhe an die Wand und winkeln Sie die Unterarme rechtwinklig an. Drücken Sie im 2-Sekunden-Rhythmus den gestreckten Körper nach vorne (Schulterblätter entfernen sich etwa 3 cm) und gehen wieder zurück in die Ausgangsstellung, ohne dass die Schulterblätter die Wand berühren.

Liegestütz (Test Brust- und Armmuskulatur)

Stützen Sie sich im Vierfüßlerstand schulterbreit ab und drehen Sie die Hände nach innen. Beugen und strecken Sie im 2-Sekunden-Rhythmus die Arme, ohne dabei Bein- und Beckenstellung zu verändern.

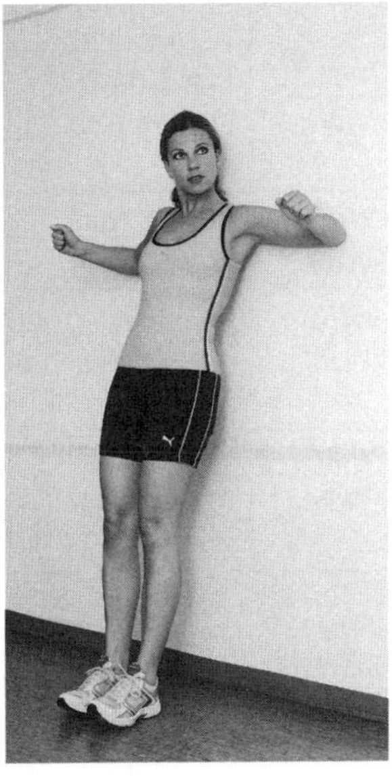

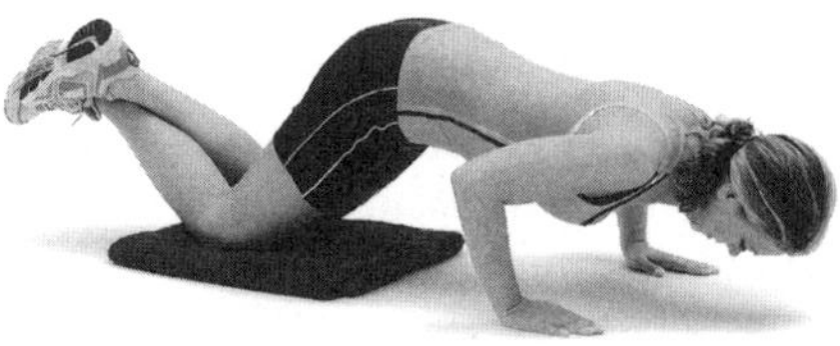

Testübung	Normwert Leistungsstufe 20	Normwert Leistungsstufe 40	Normwert Leistungsstufe 60
Unterarmstütz (vordere Rumpf-muskulatur)	♀ > 45 Wdh ♂ > 60 Wdh	♀ > 33 Wdh ♂ > 44 Wdh	♀ > 23 Wdh ♂ > 30 Wdh
Crunchers (Bauch-muskulatur)	♀ > 23 Wdh ♂ > 30 Wdh	♀ > 16 Wdh ♂ > 23 Wdh	♀ > 11 Wdh ♂ > 16 Wdh
Aufrichten (Rücken-muskulatur)	♀ > 29 Wdh ♂ > 38 Wdh	♀ > 23 Wdh ♂ > 30 Wdh	♀ > 15 Wdh ♂ > 20 Wdh
Seitstütz (Seitliche Rumpf-muskulatur)	♀ > 15 Wdh ♂ > 21 Wdh	♀ > 11 Wdh ♂ > 15 Wdh	♀ > 6 Wdh ♂ > 10 Wdh
Beinabspreizer (Beinabspreiz-muskulatur)	♀ > 29 Wdh ♂ > 38 Wdh	♀ > 23 Wdh ♂ > 30 Wdh	♀ > 15 Wdh ♂ > 20 Wdh
Hüftheben (Hüftstreck-muskulatur)	♀ > 23 Wdh ♂ > 30 Wdh	♀ > 17 Wdh ♂ > 23 Wdh	♀ > 11 Wdh ♂ > 16 Wdh
Kniebeuge (Beinmuskulatur)	♀ > 45 Wdh ♂ > 60 Wdh	♀ > 33 Wdh ♂ > 43 Wdh	♀ > 22 Wdh ♂ > 30 Wdh
Schulterdrücken (Schulterblatt-muskulatur)	♀ > 15 Wdh ♂ > 20 Wdh	♀ > 11 Wdh ♂ > 15 Wdh	♀ > 6 Wdh ♂ > 11 Wdh
Liegestütz (Brust- und Armmuskulatur)	♀ > 22 Wdh ♂ > 30 Wdh	♀ > 16 Wdh ♂ > 23 Wdh	♀ > 11 Wdh ♂ > 17 Wdh

Normwerte der Kraftausdauertests (Spring 1997). Die Leistungsstufen geben an, wie viel Wiederholungen Sie für eine genügende Kraftausdauer, einer gesunden, regelmäßig sporttreibenden 20-, 40- bzw. 60-jährigen Frau/Mann erreichen sollten.

Kraftausdauertest (McGill)

Der Test dient zur Überprüfung der Stabilisationsfähigkeit der Rumpfmuskulatur. Dabei wird die Zeit gestoppt, in der Sie eine bestimmte Position noch halten können. Die Testergebnisse der drei Muskelgruppen (Seitneiger, Beuger, Strecker) werden dann in ein Verhältnis zueinandergesetzt. Dysbalancen bestehen vermutlich, wenn Sie

- deutlich länger auf einer Seite stützen können als auf der anderen (Verhältnis weicht mehr als 0,05 voneinander ab),
- länger die Beugung ausführen können als die Streckung (Verhältnis größer als 1),
- den Seitstütz (rechts / links) so lange wie die Streckung ausführen können (Verhältnis größer als 0,75).

Test der Seitneigung: Seitstütz lang.

Bedingung: Der Körper (Wirbelsäule) bleibt gestreckt und die Hüfte oben.

Test der Streckung: Überhang in Bauchlage. Horizontale halten.

Bedingung: Der Oberkörper bleibt in der horizontalen Lage.

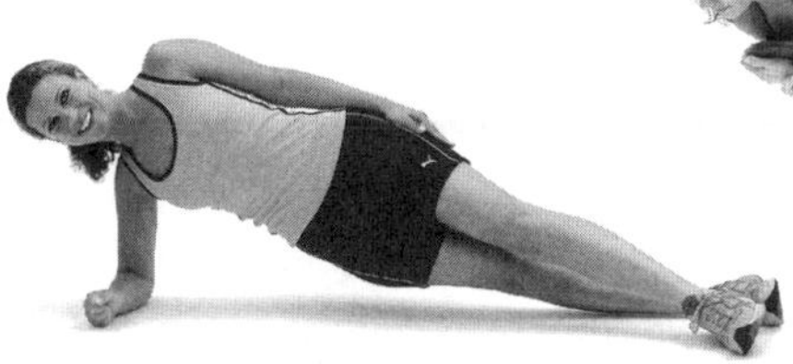

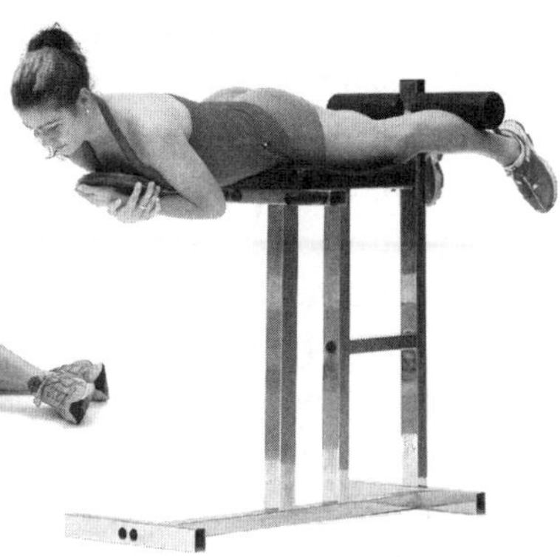

Test der Beugung: Sit-up-Position 55 Grad halten.
Bedingung: Der Oberkörper bleibt gestreckt.

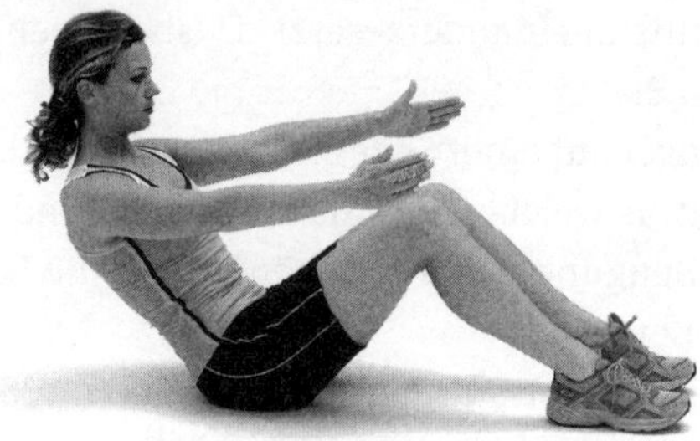

Allgemeine Hinweise für die Übungen

- Führen Sie die Übungen zu Beginn vor einem Spiegel durch. Sie können dadurch die *Ausführung kontrollieren*, sich besser auf die zu trainierende Muskulatur konzentrieren und so ein entsprechendes Bewegungsgefühl aufbauen.
- Führen Sie alle Übungen *ruhig und konzentriert* aus. Üben Sie mit gleichmäßiger Bewegungsgeschwindigkeit und versuchen Sie nicht, durch Schwung dem beschriebenen Bewegungsablauf auszuweichen.
- Führen Sie jede Bewegung mit der größtmöglichen Bewegungsamplitude aus, ohne dabei die natürlichen Grenzen zu überschreiten.
- Eine *korrekte Ausgangsstellung* ist wichtig für die effektive und sichere Ausführung jeder Übung. Sollten Sie bei einer Ausgangsstellung Schmerzen empfinden (z. B. Kniestand), wählen Sie eine Ihnen angenehme Position (z. B. Sitz, Seitenlage). Die meisten Übungen können in unterschiedlichen Ausgangsstellungen durchgeführt werden.

- Einseitig beschriebene Übungen sollten Sie *auch zur anderen Seite* durchführen.
- *Achten Sie immer auf eine gleichmäßige Atmung* (s. S. 75).
- *Schmerz ist ein Warnsignal Ihres Körpers!* Sie üben normalerweise nicht bei Schmerzen oder sollten nicht die Schmerzgrenze bei einer Übung überschreiten (s. S. 67). Korrigieren Sie sich vor dem Spiegel und studieren Sie nochmals die Übung im Lernprogramm. Sollten weiterhin Schmerzen auftreten, sprechen Sie mit Ihrem Arzt oder Therapeuten.
- Sollten Sie einen Krampf bekommen, reduzieren Sie die Belastung oder wiederholen die Übung am nächsten Tag.
- Voraussetzung zum Üben ist, dass Sie sich wohlfühlen. Tragen Sie bequeme Kleidung, ziehen Sie sich leichte Schuhe an oder üben Sie sogar barfuß. Achten Sie auf ausreichenden Bewegungsspielraum. Dann kann es losgehen!
- Üblicherweise hat eine *Trainingseinheit (Work-out) zu Hause* eine Dauer von 30–60 Minuten. Nach dem 5–15-minütigen Aufwärmen folgt die Gymnastikeinheit mit Übungen zur Koordination, zur Kräftigung, zur Mobilisation und zur Dehnung sowie einer abschließenden Entspannung.

Aufwärmen

Bevor Sie mit funktionellen Übungen beginnen, sollten Sie sich durch großräumige Bewegungs- oder Laufformen wie Gehen, Laufen, Radeln oder Aerobic für 10–15 Minuten «aufwärmen». Sie verbessern damit Ihre körperliche und psychische Leistungsbereitschaft. Sie bereiten Ihr Herz-Kreislauf-System und Ihr Gewebe wie Muskulatur, Bänder, Sehnen und Gelenke auf die kommenden Belastungen vor und verbessern gleichzeitig Ihr koordinatives Vermögen, was Verletzungen vorzubeugen hilft. Wählen Sie eine mittlere Belastungsintensität.

Das Abwärmen (Cool Down) führen Sie direkt nach Ihrer Krafttrainingseinheit durch.

Es zielt darauf, dass Sie nicht erschöpft, sondern teilregeneriert die körperliche Belastung beenden. Unmittelbar nach der Trainingseinheit sollten Sie mit verminderter Intensität etwa fünf Minuten locker «Auslaufen oder Ausradeln». Dies dient der Einregulierung erhöhter Körperfunktionen, führt zur gleichmäßigen Durchblutung und zum Abtransport entstandener Stoffwechselschlacken (Freiwald 1998, 1991).

Lernprogramm «Koordination»

Was Sie wissen sollten

Koordinationsübungen verbessern die Bewegungsökonomie

Wenn Sie neue Bewegungen erlernen und diese dann auch gezielt und ökonomisch ausführen wollen, brauchen Sie als Grundlage eine gute Koordination. Das Gleiche gilt, wenn Sie in unvorhergesehenen Situationen des Alltags wie auch beim Sport sicher reagieren müssen, ohne gleich die Gelenkstabilität und Körperbalance zu verlieren.

Verbesserte Koordination wirkt

Koordinationsübungen zielen auf ein verbessertes Zusammenwirken von zentralem Nervensystem und Skelettmuskulatur. Erst ein funktionsfähiges neuromuskuläres System, bestehend aus einem intakten Nervensystem, einer ausgebildeten Wahrnehmung und einer leistungsfähigen Muskulatur, ermöglicht die Umsetzung von Kraft in Bewegung oder Stabilisation. Eine ‹gute› Haltung ist selten eine Sache der Muskelkraft, sondern eher der sensomotorischen Steuerung (s. S. 110). Da insbesondere die Aktivierung und die Regulationsvorgänge der tiefsten Rückenmuskeln auf externe Störungen schnell (reaktiv) und ohne unsere Willkür erfolgen, bieten gerade kleine diagonale Bewegungen und Gleichgewichtsübungen ideale Möglichkeiten zum entsprechenden Stabilisationstraining. Ein mehrwöchiges Balancetraining auf instabilen Unterlagen verbessert nicht nur das Gleichgewichtsverhalten, sondern kann auch ähnliche muskuläre Adaptionen an den Beinmuskeln bewirken wie ein Krafttraining (Heitkamp 2001).

ssern Sie Ihre Koordination?

ssern Ihre koordinativen Fähigkeiten durch vielfältiges Üben, vor allem von neuen und ungewohnten Bewegungen. Dazu gehören Übungen, die die Balance schulen, die Orientierung im Raum verbessern, verschiedene Bewegungen miteinander koppeln, die Geschicklichkeit ansprechen oder Ihre Reaktionsfähigkeit verbessern. Die koordinativen Fähigkeiten werden quasi in allen Praxisinhalten des Buches gefördert. Der Kraftaufwand der Übungen ist meist eher gering, sodass Sie ohne Ausweichbewegungen und mit vielen Wiederholungen üben können.

So führen Sie Koordinationsübungen durch

Die Übungen werden für Sie vermutlich nicht anstrengend sein. Dennoch sollten Sie weder müde noch abgelenkt sein, da Koordinationsübungen Ihre volle Konzentration erfordern. Lockern Sie sich zwischendurch. Üben Sie sowohl barfuß, was besonders die Wahrnehmung Ihrer Füße fördert, als auch mit Schuhen, da Sie im Alltag ja in der Regel Schuhe tragen. Eine Voraussetzung ist allerdings erforderlich: Die beanspruchte Körperregion sollte entsprechend belastbar sein. Das ist dann relevant, wenn Sie frisch verletzt sind.

Die Übungen

Ü 1: Einbeinstand

Ziel: Schulung der statischen Balance

1. Stehen Sie barfuß auf einer festen Unterlage und heben Sie ein Bein. Versuchen Sie die Position 15 Sekunden zu halten und wechseln Sie danach das Bein.
2. Schließen Sie die Augen und versuchen nochmals für 15 Sekunden auf jeweils einem Bein zu stehen.

Übungshinweise

✗ Je kleiner die Unterstützungsfläche ist, desto höher ist die koordinative Beanspruchung. Wechseln Sie vom sicheren Stand auf eine labile Unterlage (Handtuch, Kissen o. Ä.) oder gehen Sie in den Ballenstand.

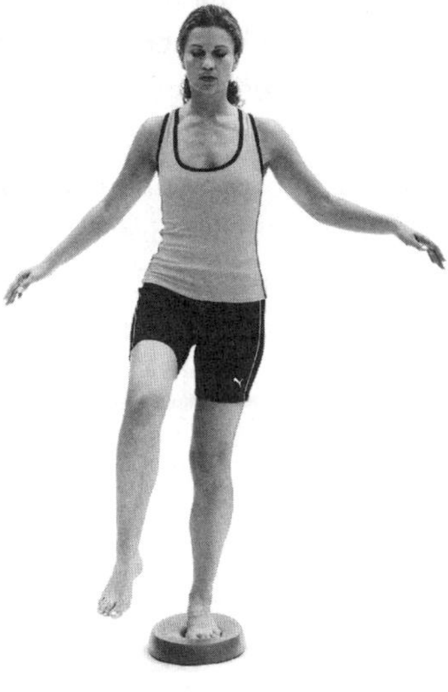

Ü 2: Kopfbewegungen im Einbeinstand
Ziel: Schulung der statischen Balance

1. Stehen Sie barfuß auf einer festen Unterlage und heben Sie ein Bein.
2. Drehen Sie den Kopf nach rechts und nach links und versuchen Sie das Gleichgewicht zu halten.
3. Drehen Sie den Kopf diagonal von rechts unten (Blick auf die Brust) nach links oben (Blick über die Schulter nach oben) bzw. umgekehrt.

Übungshinweise

- ✗ Führen Sie die Kopfbewegungen langsam durch.
- ✗ Diese Übungen können Sie auch im Sitzen, z. B. auf einem Gymnastikball, mit Anheben eines Beines ausführen.

Ü 3: Beinbewegungen im Einbeinstand
Ziel: Schulung der dynamischen Balance und somit der Fähigkeit, den Rumpf bei Extremitätenbewegungen zu stabilisieren

1. Stehen Sie barfuß auf einer festen Unterlage.
2. Bewegen Sie ein Bein nach vorne und nach hinten.
3. Bewegen Sie das Bein in Achterkreisen.
4. Führen Sie ein angewinkeltes Bein nach vorne und strecken Sie es anschließend nach unten und hinten.
5. Bewegen Sie die Arme, wie bei einer Laufbewegung, diagonal dazu nach vorne und nach hinten.

Übungshinweise

- Bei der Laufbewegung kann das Spielbein zu Beginn noch den Boden berühren, später wird die Bewegung ohne Bodenkontakt durchgeführt.
- Stoppen Sie die Laufbewegung, wenn Sie gerade ein Bein nach vorne schwingen. Die Kniescheibe Ihres Standbeines (belastetes Bein) sollte jetzt nach vorne zeigen, die senkrechte Beinachse (von Sprunggelenk bis Hüfte) gerade sein und der Hosenbund horizontal liegen, d. h. nicht zur unbelasteten Seite hängen. Nachdem Sie die Übungen auf einer stabilen Unterlage sicher beherrschen, versuchen Sie die Übungen auf einer labilen Unterlage durchzuführen.

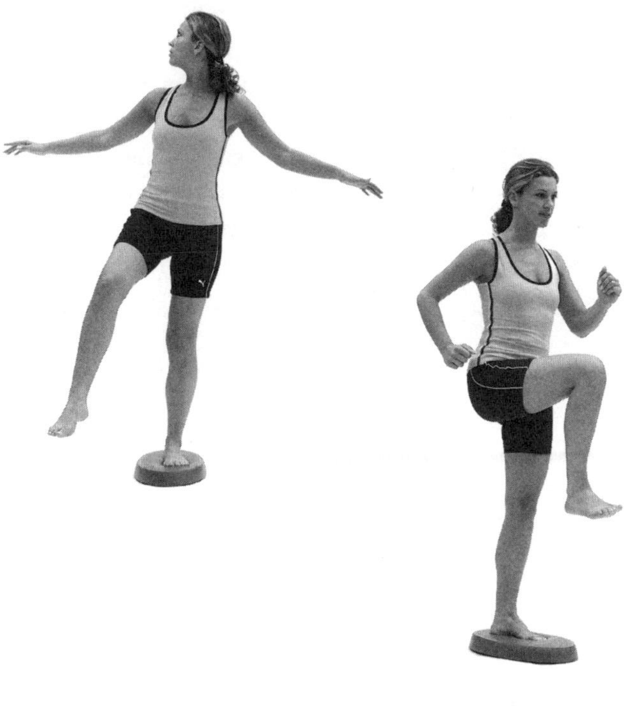

Ü 4: Dynamische Stabilisation mit Armbewegungen
Ziel: Schulung der dynamischen Balance und Verbesserung der Stabilisierungsfähigkeit der Rumpfmuskulatur

1. Stehen Sie im Einbeinstand (oder Parallelstand) mit leicht gebeugtem Bein.
2. Bewegen Sie die gestreckten Arme neben Ihrem Körper in kleinen Bewegungsausschlägen sehr schnell abwechselnd vor und zurück.
3. Winkeln Sie die Arme an und bewegen Sie die Unterarme schnell nach rechts und nach links.
4. Drücken Sie vor Ihrem Körper die Handflächen gegeneinander und bewegen Sie die Hände in schnellen kleinen Bewegungsausschlägen nach rechts und nach links.

Übungshinweise

- ✗ Halten Sie während der gesamten Übung den Rumpf durch ausreichende Rumpfspannung stabil.
- ✗ Sie können die Bewegungen auch im Sitzen auf einem Gymnastikball mit Anheben eines Beines oder in einer intensiveren Variante im Einbeinstand auf einer labilen Unterlage ausführen.

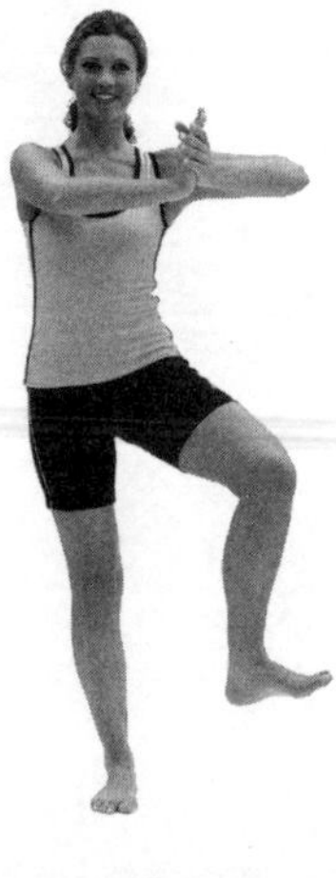

Ü 5: Gleichgewichtsübungen mit Ball

Ziel: Schulung der dynamischen Balance

1. Stehen Sie mit einem Bein auf einer labilen Unterlage (Handtuch, Matratze, Wackelbrett, Stabilitätstrainer).
2. Werfen Sie einen Ball nach oben und fangen Sie ihn anschließend wieder.
3. Werfen Sie einen Ball gegen die Wand (Partner) und fangen Sie ihn anschließend wieder auf.
4. Geben Sie den Ball um den Körper oder unter einem Bein hindurch.
5. Rollen Sie den Ball mit einem Fuß hin und her.

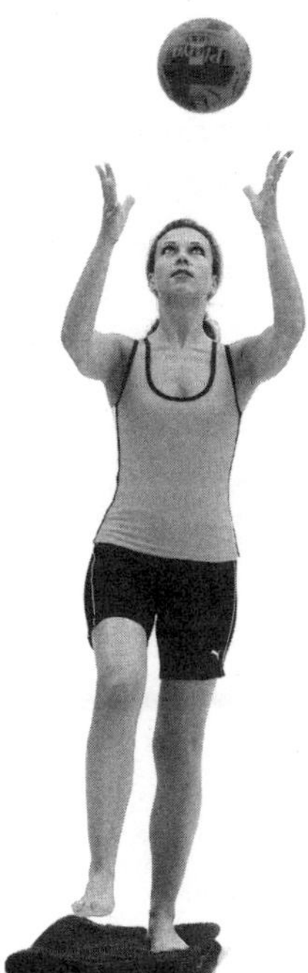

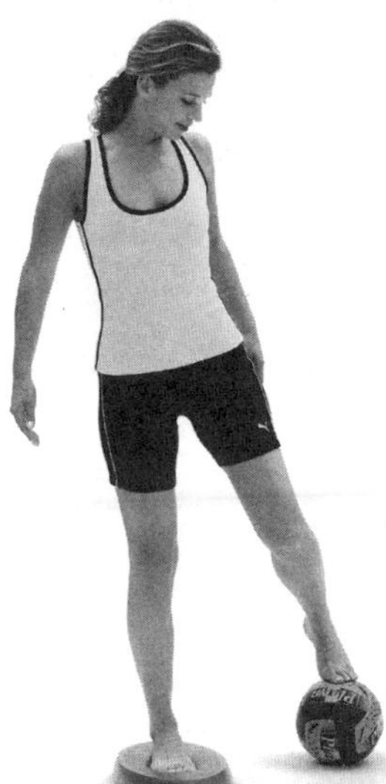

Ü 6: Widerstände geben

Ziel: Schulung des Gleichgewichtssinns und der Reaktionsfähigkeit

1. Stellen Sie sich in den Zweibein- oder Einbeinstand.
2. Ein Partner/-in gibt Ihnen an verschiedenen Stellen Ihres Körpers Widerstände oder versucht Sie mit dem Thera-Band heranzuziehen, und Sie versuchen Ihren Körper dabei zu stabilisieren.
3. Versuchen Sie dabei noch Aufgaben zu lösen, z.B. einen Ball hochzuwerfen und zu fangen, oder rückwärts zu zählen.
4. Versuchen Sie sich auf einem Ball in Bauchlage oder Rückenlage zu balancieren (mit Partnerhilfe).

Übungshinweise

✗ Sie können die Übung auch in unterschiedlicher Ausgangsstellung, z.B. im Vierfüßlerstand, im Unterarmstütz, im Sitz mit angehobenem Fuß, auf stabiler und instabiler Unterlage durchführen.

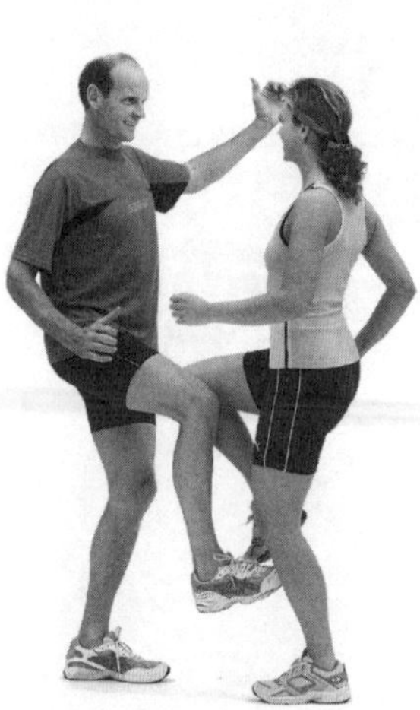

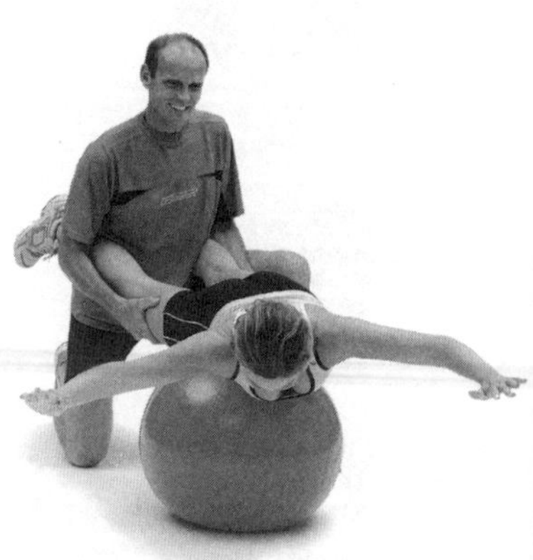

Lernprogramm «Kräftigung»

Kräftigungsübungen sichern die Gelenke

Eine harmonisch ausgebildete und ausreichend kräftige Muskulatur sichert die Gelenke, sorgt für eine ausreichende Körper- und Wirbelsäulenstabilisation im Beruf, Alltag und im Sport, schützt vor Verschleiß und alterstypischen Degenerationserscheinungen und mildert Beschwerden, die durch Abnutzung bedingt sind.

Kräftigungsübungen wirken

Regelmäßiges Krafttraining führt je nach Ausführung zu zahlreichen positiven Anpassungsreaktionen des Organismus, wie z.B. zu einer Vergrößerung des Muskelquerschnitts (Hypertrophie), zu einem verbesserten Stoffwechsel der Muskulatur, zur Verbesserung der Qualität des Binde- und Stützgewebes, insbesondere des Gelenkknorpels, zur Erhöhung der Knochendichte und zu Steigerung des aktiven Bewegungsumfangs innerhalb der Gelenke. Obwohl die Kraft mit fortschreitendem Alter schwindet, ist sie bis ins hohe Alter trainierbar (Mayer et al. 2003), wie z. B. ein Kraftzuwachs von bis zu 170 % bei 72–98-Jährigen zeigt (Fiatarone et al. 1990, 1994). Anfänger erreichen nach 2–4-monatigem Krafttraining schon Kraftzuwächse bis zu 50 %, Fortgeschrittene bis zu 25 % (Cureton 1988, Wirth 2007, McCall 1996).

Wie verbessern Sie Ihre Kraft?

In der Rückenschule nutzen Sie funktionsgymnastische Übungen, die vorzugsweise aktiv-dynamisch, ein- oder mehrgelenkig, mit und ohne Handgerät durchgeführt werden. Zu Beginn Ihres Trainings nutzen Sie einfache, bekannte und leichte Übungen, die Sie nicht überfordern.

Insbesondere in frühen Heilungsphasen nach Verletzungen (in Absprache mit Ihrem Arzt 3 Wochen bis 3 Monate) sollten Sie eher koordinativ mit geringen Intensitäten arbeiten (= Ansteuerung). Bei schmerzhaften Bewegungen oder Haltungen wird die Spannung der Muskulatur vom Körper über reflektorische Mechanismen herunterreguliert. Es kommt dann zu Diskoordination von Bewegungen. Ansteuerung meint, im schmerzfreien Zustand gezielt Muskeln bzw. Muskelketten zur muskulären Führung einzelner Wirbelsegmente oder Wirbelsäulenabschnitte anzuspannen, zur Korrektur aus schmerzhafter Haltung und zur Neuprogrammierung koordinierter Haltung und Bewegungen. Beginnen Sie vorsichtig und langsam mit dem muskulären Spannungsaufbau und halten Sie diese aufgebrachte Spannung für 8–15 Sekunden, die Sie dann mehrmals wiederholen.

Später können Sie alle Übungen in ihrer Intensität und Komplexität durch die Benutzung von Gewichten oder Widerständen, durch die Veränderung der Ausgangsstellung und der Hebel stufenweise verändern. Die im Lernprogramm vorgestellten Kräftigungsübungen können nach Art der Belastung in *dynamische* und *statische* Übungen untergliedert werden.

So führen Sie Kräftigungsübungen durch

Legen Sie Ihr Augenmerk als Einsteiger primär auf eine Verbesserung der Kraftausdauer und den Muskelaufbau. Die Belastungsintensität bei den einzelnen Übungen legen Sie durch «Ausprobieren» fest (Shimano 2006). Im Kraftausdauertraining sollten Sie 15–30 Wiederholungen pro Übung, im Muskelaufbautraining 8–15 Wiederholungen ausführen können. Schaffen Sie bei einer Übung nur acht Wiederholungen, suchen Sie sich die leichtere Ausführungsform. Es ist vor allem für Untrainierte nicht erforderlich, in den einzelnen Serien die Muskulatur bis zur hochgradigen Ermüdung zu trainieren. Üben Sie als Trainingsanfänger so, dass Sie sich in der trainierten Muskulatur «mittel bis schwer» belastet fühlen (Boeck-Behrens / Buskies 2000). Für untrainierte Personen empfiehlt sich in den ersten drei Monaten die Durchführung eines Satzes pro Übung. Durch den relativ kurzen Belastungsumfang ist eine Kombination mit einem Ausdauertraining problemlos möglich. Liegt danach das Ziel in einer Maximierung des Muskelzuwachses oder der Maximalkraft, sollten Sie pro Übung zwei bis drei Sätze durchführen, in den 8–15 Wiederholungen zur Ermüdung kommen und die Pausenzeiten kurz wählen (Greiwing 2006). Wählen Sie die Pausenlänge zwischen den Sätzen nach Ihrem subjektiven Empfinden und Ihrem Leistungsstand (Rehabilitation 60–120 Sekunden, Sportler 30–60 Sekunden).

Innerhalb einer Trainingseinheit verwenden Sie etwa 8–16 Übungen. Unabhängig vom Leistungsniveau sind 2–3 Trainingseinheiten pro Woche besonders effektiv (Wirth 2007).

Trainingsziel	Verbesserung der Kraftausdauer	Aufbau von Muskelmasse
Intensität	etwa 30–60 % der Maximalkraft	etwa 60–80 % der Maximalkraft
Wiederholungszahl pro Serie (Satz) & Dauer bei statischen Übungen	15–20-mal und mehr, Dauer ca. 30–60 Sek.	8–15-mal, Dauer ca. 20–30 Sek.
(Sätze)	Anfänger: 2–3, Fortgeschrittene: 3–6	Anfänger: 1–2, Fortgeschrittene: 3–6
Pausenlänge	0,5 bis 3 Minuten (nach subjektivem Empfinden)	1 bis 5 Minuten (nach subjektivem Empfinden)
Trainingshäufigkeit	Mindestens 2 x pro Woche	Mindestens 1 x pro Woche
Trainingseffekte	• Verbesserung der Kraftausdauer • Muskelaufbau/ Zunahme der Körpermasse (geringer) • Körperformung • Fettabbau (stärker)	• Verbesserung der Maximalkraft • Verbesserung der Kraftausdauer • Muskelaufbau/ Zunahme der Körpermasse (stärker) • Körperformung • Fettabbau (geringer)

Belastungsdosierung im gesundheitsorientierten Fitness-Krafttraining im Überblick

Die Übungen

Ü 1: Hals- Nackenmuskulatur – Kopfbeugen, Kopfstrecken, Kopfseitneigen

Wirkung – Übungsziel: Kräftigung der Halsbeuger, der Halsstrecker und Halswirbelsäulenseitneiger

++ Mm. Scalenii, M. Longus colli,
++ M. sternocleidomastoideus (1)
++ M. trapezius (oberer Teil), ++ M. erector spinae (longissimus, ilicostalis, spinalis) (2)
++ Gleichseitige HWS-Strecker und -Beuger (s. o.),
+ Trapezius (oberer Anteil), Levator Scapulae (3)

1. Stellen oder setzen Sie sich aufrecht hin.
2. Legen Sie Ihre Finger (oder Handfläche) an die Stirn. Drücken Sie gegen den Widerstand der Finger (Hand) die Stirn nach vorne und unten (kleinste Nickbewegung).
3. Legen Sie Ihre Finger an den Hinterkopf. Drücken Sie Ihren Hinterkopf statisch gegen den Widerstand der Finger.
4. Legen Sie Ihre Finger (oder Handfläche) seitlich oberhalb des Ohres. Drücken Sie gegen den Widerstand der Hand statisch zur Seite (kleinste Nickbewegung).

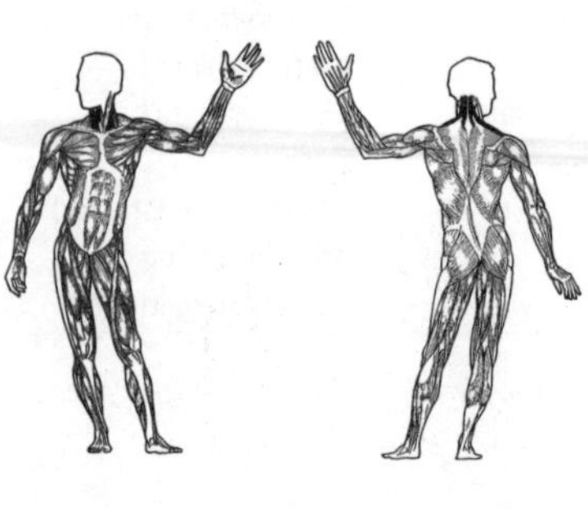

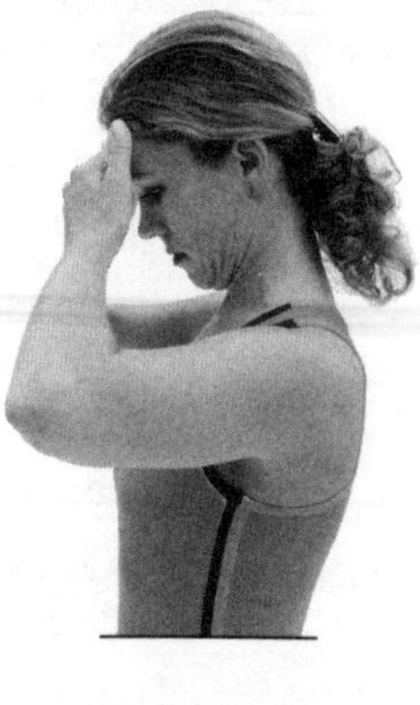

Fehlerquellen und Korrektur:

- Der Kopf wird nach vorne (nach hinten, zur Seite) geschoben / Ziehen Sie das Kinn heran, halten Sie den Kopf lotrecht.
- Der Widerstand wird nicht konstant gehalten, bzw. der Druck zu ruckhaft gegen die Finger / behutsam Widerstände gegeben.

Übungshinweise

✗ Bei auftretendem Schwindel oder Übelkeit sollten Sie die Übung abbrechen und Ihren Arzt konsultieren.

✗ Die große Beweglichkeit der Halswirbelsäule erfordert eine ausreichende Stabilisationsfähigkeit. Führen Sie Kräftigungsübungen für die Halswirbelsäule zu Beginn Ihrer Trainingseinheit durch. Dann sind Sie noch konzentriert, und die oberkörperstabilisierende Muskulatur ist noch frisch.

✗ Sie können die Übungen auch dynamisch ausführen, indem Sie aus der neutralen Ausgangslage den Kopf langsam gegen den konstanten Widerstand der Finger nach vorne in Richtung Brustbein (Doppelkinn) beugen bzw. nach hinten strecken oder zur Seite neigen.

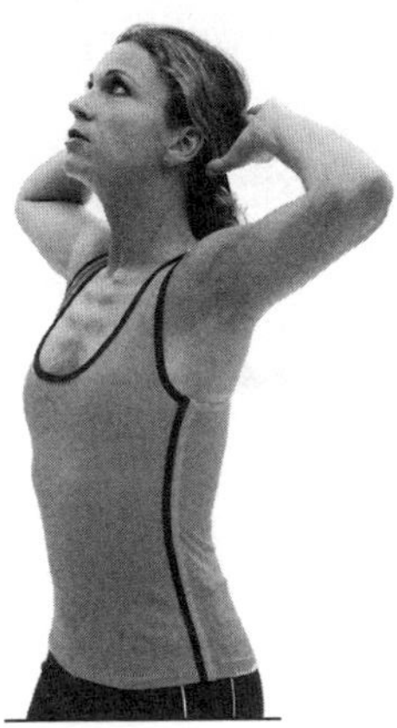

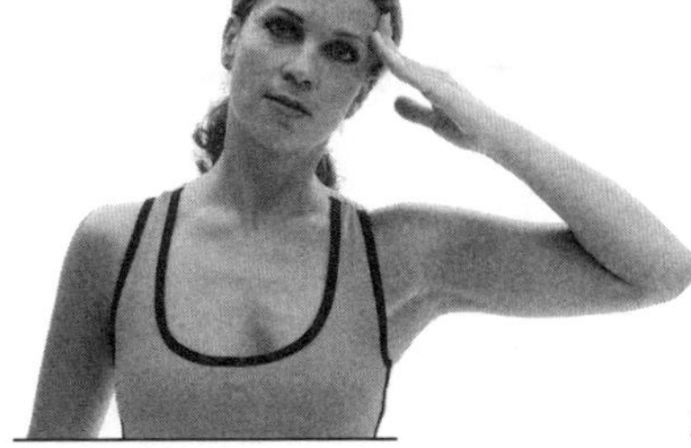

Ü 2: Hals- Nackenmuskulatur – Kopfdrehen

Wirkung – Übungsziel: Kräftigung der Halswirbelsäulendreher

++ Transversospinale Muskelgruppen der HWS

++ Sternocleidomastoideus, Splenius Capitis, Obliquus Capitis

1. Legen Sie eine Hand von hinten an den Kopf, die andere Hand von vorne.
2. Versuchen Sie mit den Händen behutsam den Kopf zu drehen, ohne eine Bewegung zuzulassen.
3. Drehen Sie den Kopf gegen den Widerstand der Hände so weit wie möglich zur Seite und wieder zurück in die Neutrallage. Wechseln Sie die Richtung der Spannung.

Variation:

Umwickeln Sie die Stirn von hinten mit einem Thera-Band, fassen Sie die Bandenden und bauen Sie eine leichte Vorspannung auf. Drehen Sie den Kopf abwechselnd nach rechts und nach links.

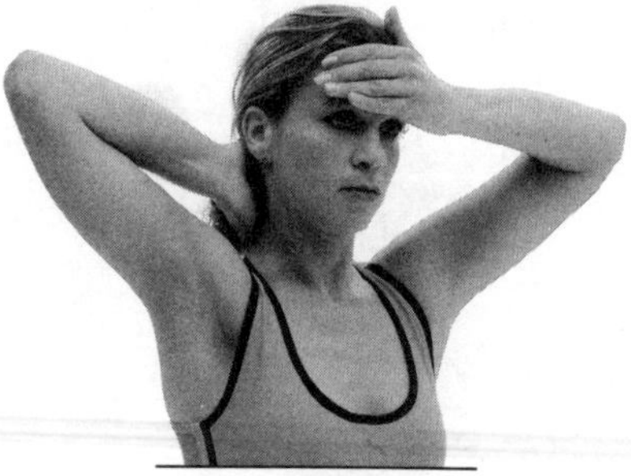

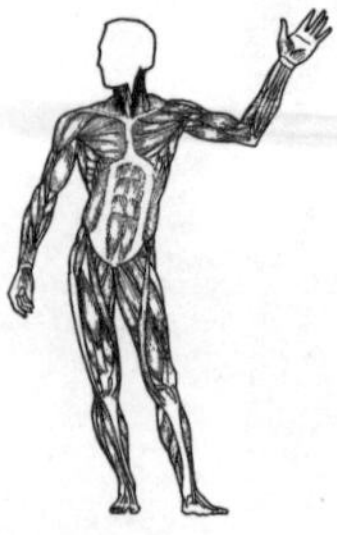

Fehlerquellen und Korrektur:

- Der Kopf wird nicht in Verlängerung der Wirbelsäule gehalten / das Kinn heranziehen.

Übungshinweise

✗ Achten Sie darauf, dass Sie den Kopf in Verlängerung der Wirbelsäule halten.

✗ Es gelten die gleichen Hinweise wie bei der Übung zuvor.

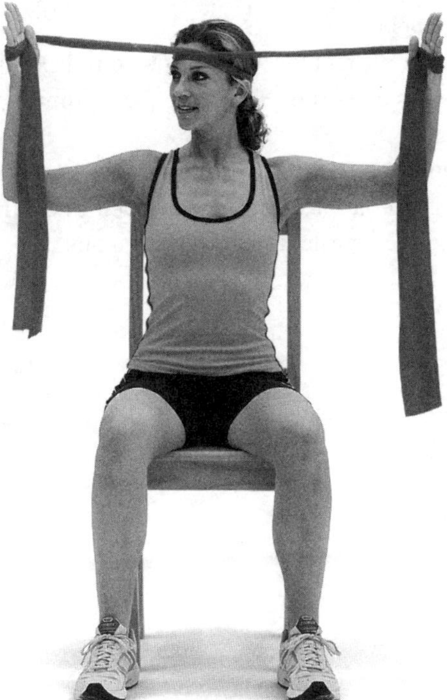

Ü 3: Rumpfmuskulatur – Stabilisation im Sitz

Wirkung – Übungsziel: Ansteuerung (Kräftigen) der Rumpfmuskulatur.

++ M. lattisimus, tiefe segmentale Muskulatur,
++ M. rectus abdominis,
++ M. erector spinae

1. Setzen Sie sich aufrecht auf einen Stuhl.
2. Neigen Sie Ihren aufrechten Oberkörper durch Streckung in den Hüftgelenken nach hinten. Kontrollieren Sie die Stellung der Wirbelsäule durch Ihre Hände. Halten Sie die Spannung etwa 7 bis 10 Sekunden.
3. Neigen Sie den aufrechten Oberkörper durch Beugen in den Hüftgelenken nach vorne. Halten Sie die Spannung etwa 7 bis 10 Sekunden.
4. Intensivieren können Sie die Übung durch Verlängerung des Hebels. Strecken Sie Ihre Arme nach oben und führen kleine Bewegungen nach vorne und nach hinten aus.

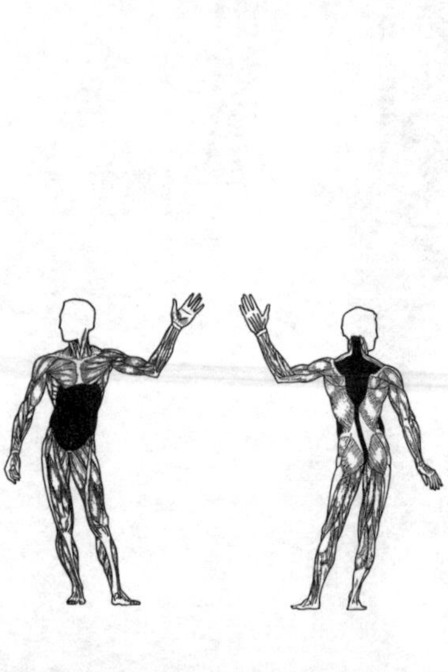

Variation Rumpfdrehen (Russian Twist):

Neigen Sie Ihren Oberkörper nach hinten und führen Sie eine Drehbewegung mit dem Oberkörper aus. Zusatzgewichte vor dem Körper (ggf. fixierte Füße) oder der Einsatz von Zuggeräten (z. B. Gymstick) intensivieren die Übung.

Fehlerquellen und Korrektur:

- Die Wirbelsäule wird gerundet / Strecken Sie Ihr Brustbein nach vorne (Handkontrolle).

Übungshinweise

- ✗ Achten Sie darauf, dass die Beugung und Streckung in den Hüftgelenken geschieht und die Wirbelsäule möglichst ihre physiologische Stellung hat.
- ✗ Diese Übung eignet sich zum Einstieg vor allem für weniger gut trainierte Personen. Die Dosierung findet über die Oberkörperneigung (je schräger desto intensiver), die Ausgangsstellung (Stehen schwerer als Sitzen) oder die Nutzung von Widerständen oder Gewichten statt.
- ✗ Sie können die Übungen auch im Sitzen auf dem Boden ausführen.

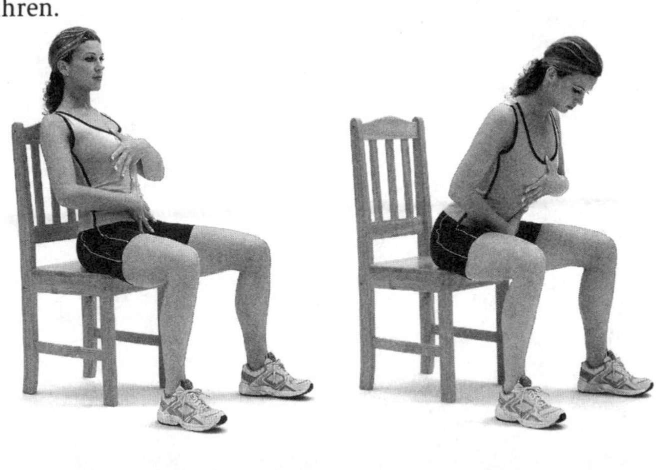

Ü 4: Rumpfmuskulatur – Stabilisation im Stand (allein / mit Partner)

Wirkung – Übungsziel: Ganzkörperkräftigung, Ansteuerung der Rumpfmuskulatur, vorwiegend der rotatorisch wirkenden Muskulatur

++ schräge Bauchmuskulatur (M. obliquus internus abdominis, M. obliquus externus abdominis), Rotatoren des Rückens (Mm. rotatores, Mm. multifidi),

++ M. rectus abdominis, M. erector spinae

1. Stellen Sie sich hüftbreit mit leicht gebeugten Beinen, geradem Oberkörper und gestreckten Armen einem Partner gegenüber (vor eine Schrankseite). Die Handrücken der Partner berühren sich auf einer Seite. Drücken Sie die Fußsohlen «in den Boden» und spannen Sie Ihre Rumpfmuskulatur an.
2. Drücken Sie dann die Hände gegeneinander, seitlich oder übereinander. Versuchen Sie aber gleichzeitig Rumpf und Becken, trotz des entstehenden Drehmomentes, in der ursprünglichen Lage zu halten.

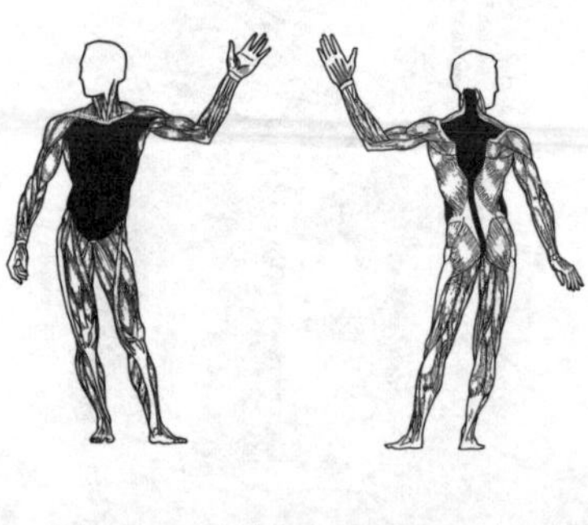

Variation U-Halte:

Ein Partner drückt gegen einen Ellbogen und zieht den anderen Ellbogen gleichzeitig heran.

Variation «Holzhacken»:

Eine Person faltet die Hände, nimmt wie beim Holzhacken die Hände über den Kopf und versucht, gegen den leichten Druck der Partnerin die Hände nach unten zu bewegen.

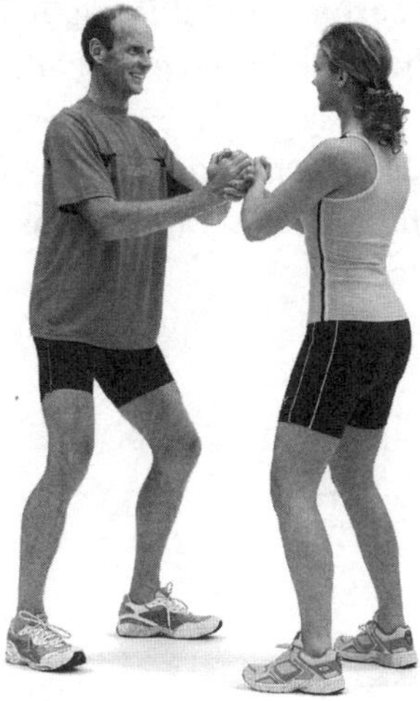

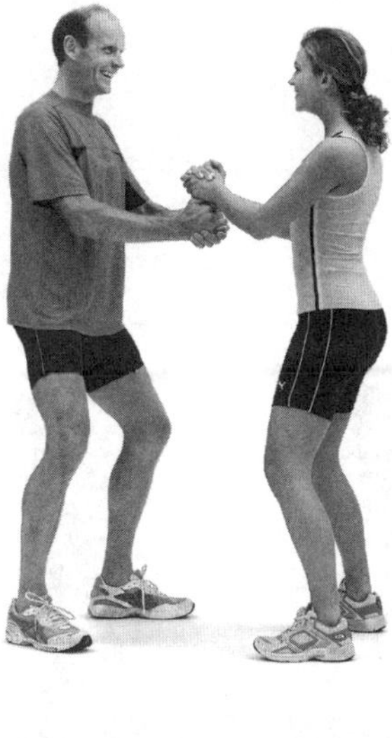

Fehlerquellen und Korrektur:

- Stand mit durchgedrückten Knien, im Hohlkreuz und mit zurückgelegtem Oberkörper / Beine beugen, Oberkörperleicht nach vorne neigen und Bauchnabel einziehen.
- Die Ausgangsstellung wird nicht stabilisiert / den Druck reduzieren.

Übungshinweise

✗ Sie können die Übung auch ohne Partner durchführen, indem Sie gegen einen Türrahmen, Schrank oder eine Tischfläche drücken.

✗ Unterschiedlicher Druck der Hände verändert die Körperspannung. Der Druck sollte immer nur so stark sein, dass das Becken noch stabilisiert werden kann.

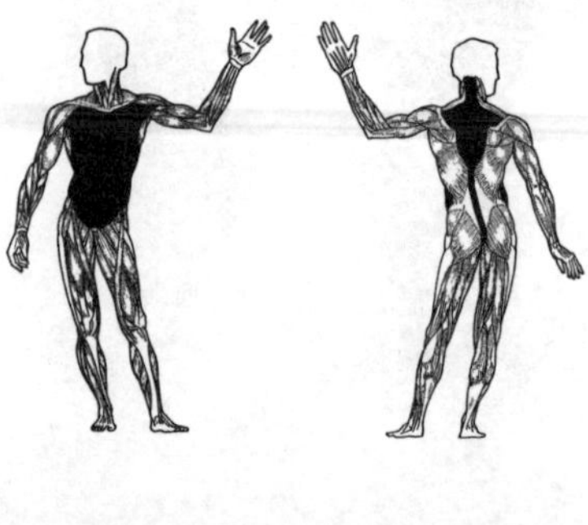

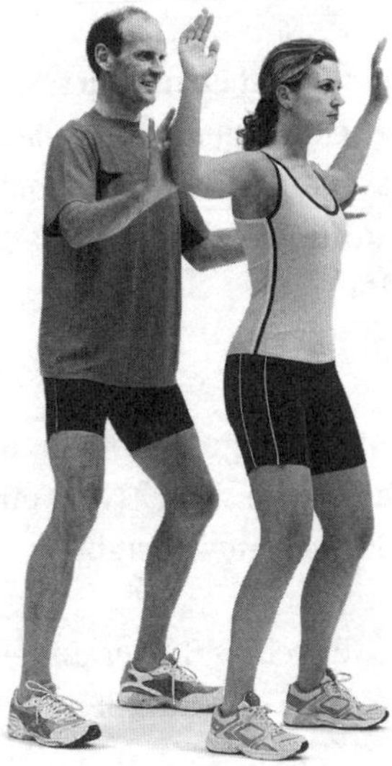

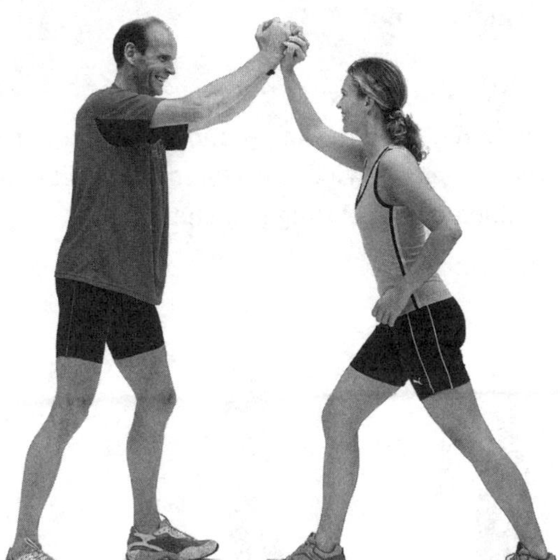

Ü 5: Rumpfmuskulatur – Stabilisation im Stand – reaktiv

Wirkung – Übungsziel: Ganzkörperkräftigung, Ansteuerung der Rumpfmuskulatur, vorwiegend der rotatorisch wirkenden Muskulatur

++ schräge Bauchmuskulatur (M. obliquus internus abdominis, M. obliquus externus abdominis), Rotatoren des Rückens (Mm. rotatores, Mm. multifidi)

\+ M. rectus abdominis, M. erector spinae

1. Stellen Sie sich hüftbreit mit leicht gebeugten Beinen und geradem Oberkörper einem Partner gegenüber (vor einer Wand). Zur Intensivierung stehen Sie auf einer instabilen Unterlage.
2. Werfen Sie sich einen Medizinball (Gewichtball oder anderen Ball) in Brusthöhe zu. Versuchen Sie dabei den Rumpf und das Becken zu stabilisieren.
3. Werfen Sie sich den Ball rechts und links, oben und unten, mit Antäuschen zu.

Variation «Gleichgewicht stören»:

Fixieren Sie ein Thera-Band an Ihrem Partner. Versuchen Sie sein Gleichgewicht zu stören, indem Sie das Band in unterschiedliche Richtungen ziehen.

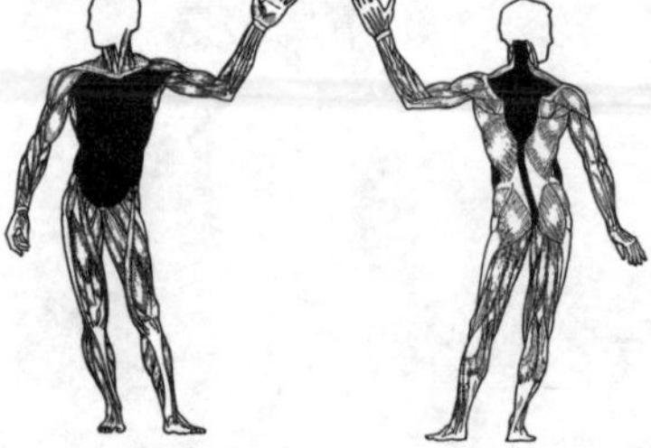

Variation «Diagonal drücken»:

Stellen Sie sich frontal gegenüber und drücken Sie die rechten Hände in Höhe des Brustbeins gegeneinander. Wechseln Sie schnell zwischen der rechten und linken Hand. Kombinieren Sie die Bewegung, indem Sie in die Ausgangsstellung aufeinander zu springen und dann den Rumpf stabilisieren müssen.

Fehlerquellen und Korrektur:

- Stand mit durchgedrückten Knien, im Hohlkreuz und mit zurückgelegtem Oberkörper / Beine beugen, Oberkörper leicht nach vorne neigen und Bauchnabel einziehen.
- Die Ausgangsstellung wird nicht stabilisiert / leichteren Ball nehmen, weniger stark werfen.

Übungshinweise

✗ Unterschiedlicher Druck der Hände verändert die Körperspannung. Der Druck sollte immer nur so stark sein, dass das Becken noch stabilisiert werden kann.

✗ Im Alltag ist es wichtig, bei plötzlich auftretende Belastungen schnell reagieren und dabei die Wirbelsäule stabilisieren zu können. Hierfür dienen diese koordinativen Übungen (s. a. 234).

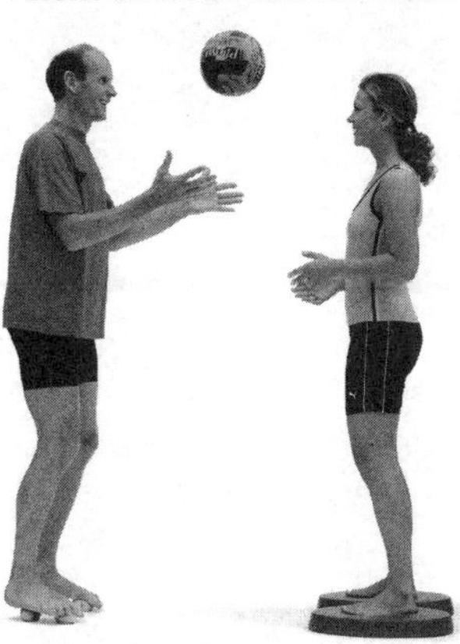

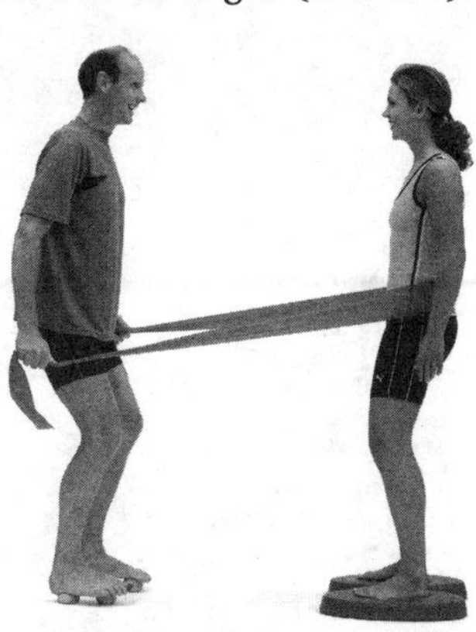

Ü 6: Rückenmuskulatur – Diagonales Arm-Beinheben

Wirkung – Übungsziel: Ansteuerung der tiefen Rumpfmuskulatur, Kräftigung der Rückenstrecker

++ M. erector spinae, M. glutaeus maximus,
++ Interscapuläre Muskulatur

1. Strecken Sie in Bauchlage Ihren Körper und versuchen Sie mit Ihren Fingern möglichst weit nach vorne zu kommen. Ihr Kopf ist in Verlängerung der Wirbelsäule.
2. Drehen Sie die Handinnenseiten nach oben.
3. Heben Sie nun den linken Arm und das rechte Bein einen Zentimeter vom Boden ab und drücken Sie gleichzeitig den rechten Arm sowie das linke Bein leicht gegen die Unterlage.
4. Halten Sie die Spannung für einige Sekunden, wechseln Sie danach zum anderen Arm-Bein-Paar und wiederholen Sie die komplette Übung. Die Nase befindet sich während der ganzen Übung leicht über dem Boden.

Variation «Reverse Flys lang»:
Heben Sie beide Arme an.

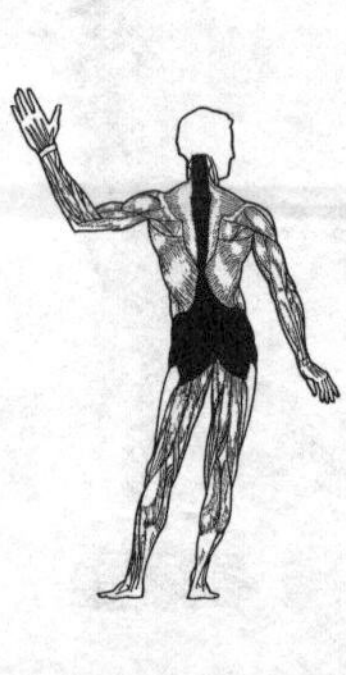

Variation «Arme und Beine bewegen»:

Bewegen Sie die Arme im Wechsel auf und ab. Danach kraulen Sie mit beiden Beinen auf und ab. Verbinden Sie die Arm- und Beinbewegungen miteinander.

Fehlerquellen und Korrektur:

- Die Bauchspannung wird nicht gehalten / Bauchnabel zur Wirbelsäule ziehen (ggf. Hebel verkürzen).
- Kopf wird überstreckt / Schauen Sie auf den Boden (Kinn heranziehen).
- Bewegungseinschränkungen im Hüft- oder Schultergelenkbereich führen zu Verdrehungen der Wirbelsäule.
- Oberkörper wird angehoben / Oberkörper stabil halten, zur Kontrolle ggf. Stirn auf Boden legen.

Übungshinweise

✗ Durch Widerstände an den abgehobenen Extremitäten kann diese Übung auch als Partnerübung durchgeführt werden.

✗ Sollten Sie Probleme in der Bauchlage haben (z. B. bei Wirbelgleiten oder Wirbelkanalverengung), führen Sie die Übungen auf einem kleinen Pezziball durch.

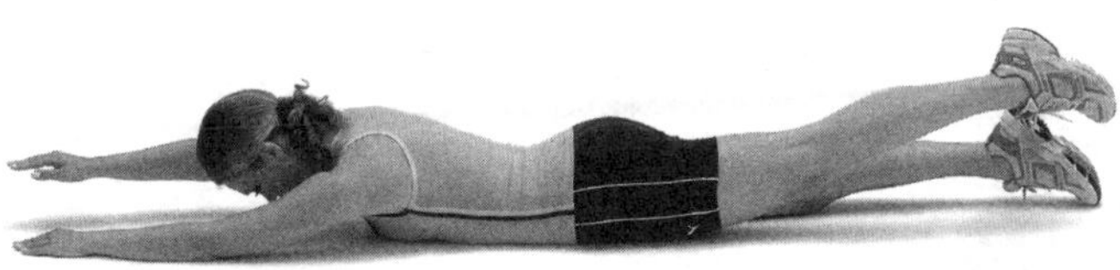

Ü 7: Rückenmuskulatur – diagonale Vierfüßlerübung

Wirkung – Übungsziel: Ansteuerung der tiefen Rückenmuskulatur, aktive Gelenksicherung der Lendenwirbelsäule

++ M. erector spinae,

\+ M. glutaeus maximus

1. Stellen Sie sich in den Vierfüßlerstand. Beugen Sie die Ellbogen ein wenig. Die Knie sind schulterbreit geöffnet in Höhe des Beckens aufgestellt.
2. Spannen Sie Ihre Bauchmuskulatur an, indem Sie leicht (!) den Bauchnabel in Richtung Wirbelsäule ziehen, und strecken Sie das linke Bein nach hinten.
3. Strecken Sie anschließend den rechten Arm nach vorne, mit dem Daumen nach oben. Strecken Sie noch zusätzlich den Nacken, der Blick bleibt zum Boden gerichtet.

Variationen der Grundübung:

✗ Wenn Sie in dieser Position stabil stehen, können Sie nun den Fuß des aufgestellten Beines anheben (Variation).

✗ Sie können die Übung auch dynamisch durchführen. Führen Sie dazu kontrolliert Knie und diagonale Hand unter dem Körper zusammen, und strecken Sie Bein und Arm wieder.

✗ Diese Übung als Partnerübung. Wenn Ihr Partner sich in der Endstellung befindet, drücken Sie leicht gegen einzelne Körperteile. Ihr Partner versucht, die Stellung zu halten.

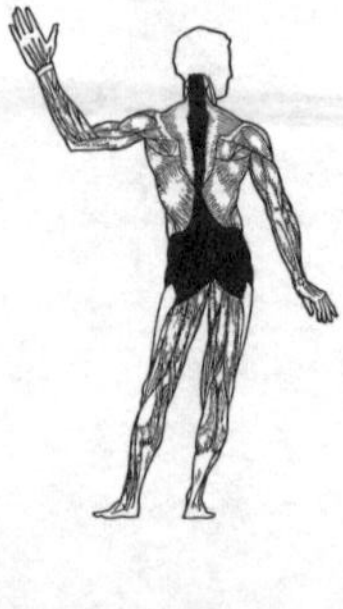

Fehlerquellen und Korrektur:

- Die Wirbelsäule hängt durch (Hohlkreuz) / Bauchnabel leicht einziehen (Handkontrolle).
- Der Kopf wird in Überstreckung gehalten / Kinn leicht heranziehen, Blick zum Boden.
- Die Hüftseite des gestreckten Beines dreht auf / Zehen leicht nach innen drehen, Handkontrolle.

Übungshinweise

- ✗ Falls Schmerzen im Knie entstehen, ist auf einer weicheren Unterlage zu üben, die Wiederholungszahl zu verkürzen und häufiger das Bein zu wechseln.
- ✗ Kontrollieren Sie die Haltung, indem Sie eine Hand auf die LWS legen.
- ✗ Die Übung ist auch gut auf einem Fitnessball zu machen.
- ✗ Diese Übung ist ideal, um eine aktive Gelenksicherung der Lendenwirbelsäule anzusteuern. Die Intensität ist für einen Muskelmasseaufbau zwar relativ niedrig, dafür sind die Kompressions- und Scherkräfte auch nicht sehr hoch.
- ✗ Qualitative Testübung zur Stabilisierungsfähigkeit.

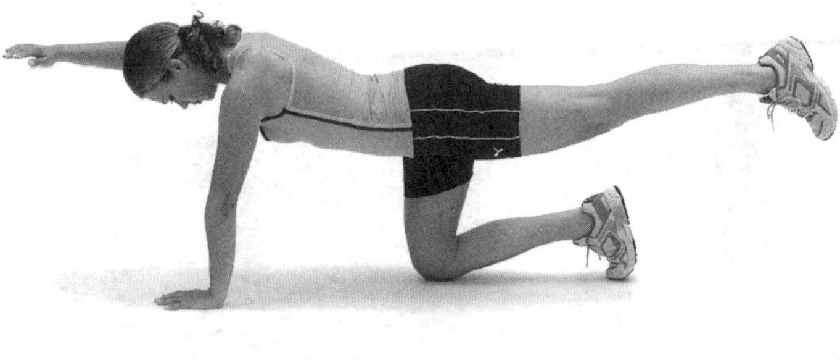

Ü 8: Rückenmuskulatur – Beinrückheben am Stuhl

Wirkung – Übungsziel: Kräftigung der tiefen Rücken- und Gesäßmuskulatur

++ M. erector spinae, M. glutaeus maximus

1. Legen Sie sich bäuchlings mit dem Oberkörper bis zur Hüfte auf einen Stuhl und winkeln Sie die Beine an. Fassen Sie die Stuhlbeine des vorderen Stuhles.
2. Ziehen Sie die Oberarme zum Körper hin und strecken Sie Ihre Brustwirbelsäule.
3. Strecken Sie ein Bein nach hinten oben bis zur Waagrechten. Winkeln Sie das gestreckte Bein nun wieder an und strecken Sie gleichzeitig das andere Bein.

Variante «Beidbeinig»:

Beide Beine nach hinten schieben.

Variation «Y-Übung»:

Halten Sie in der U-Halte die Daumen nach oben. Spannen Sie die Bauchmuskulatur an und ziehen Sie die Sitzbeinhöcker zusammen. Führen Sie die Schulterblätter nach hinten und unten. Halten Sie die Ellbogen unten und heben Sie die Hände so weit wie möglich nach oben. Heben Sie die angewinkelten Beine einen Zentimeter vom Boden ab.

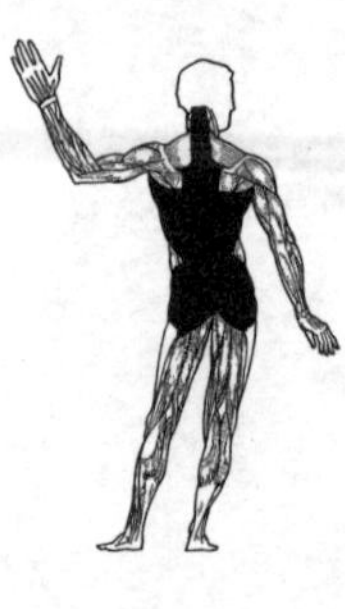

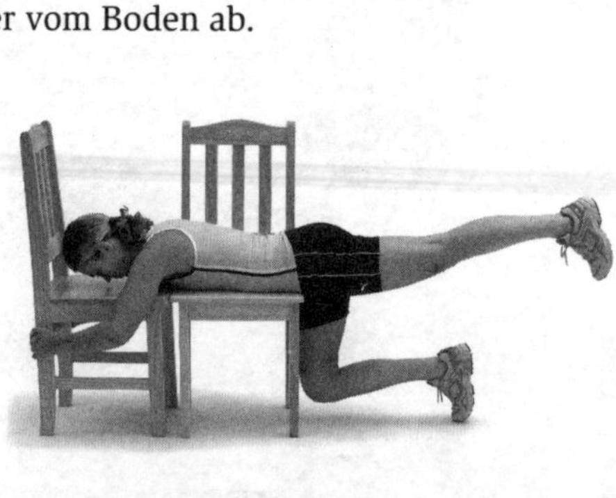

Fehlerquellen und Korrektur:

- Der Kopf wird zu stark nach hinten gezogen / Blick zum Boden.
- Der Oberkörper wird gehoben / Oberkörper auf Stuhl liegen lassen.

Übungshinweise

✗ Durch das angewinkelte Bein sind das Becken und die Lendenwirbelsäule recht gut stabilisiert.

✗ In der normalen Variante liegt der obere Teil Ihres Beckens (Darmbeinstachel) gerade noch auf. Ist das Becken frei beweglich, wird die Übung schwieriger.

✗ Sie können die Übung mit angewinkelten oder gestreckten Beinen auch am Boden ausführen. Sollten Sie Probleme in der Bauchlage haben (z. B. bei Wirbelgleiten oder Wirbelkanalverengung), führen Sie die Übungen mit kleiner Bewegungsamplitude auf einem Pezziball durch oder verzichten Sie auf die Übung.

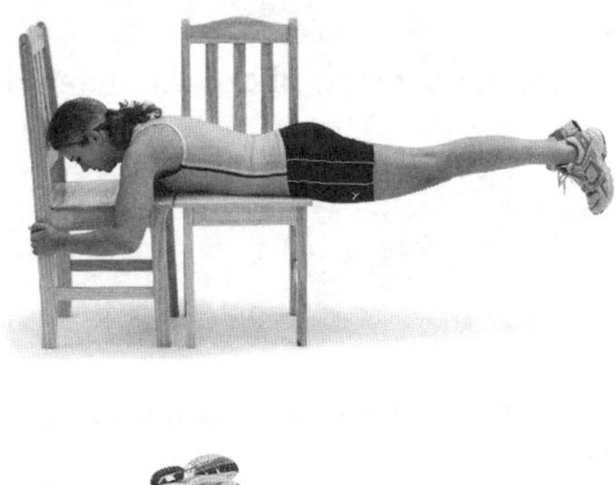

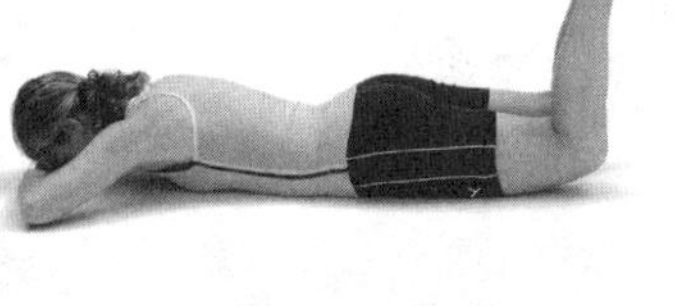

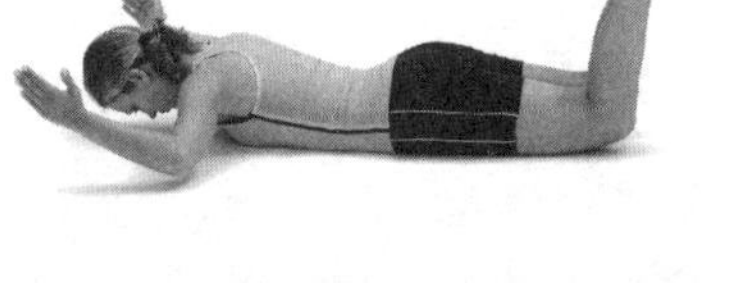

Ü 9: Rückenmuskulatur – Oberkörper heben

Wirkung – Übungsziel: Kräftigung der tiefen Rückenmuskulatur
++ M. erector spinae

1. Legen Sie in Bauchlage die Stirn auf die Hände.
2. Spannen Sie die Gesäßmuskulatur an und ziehen Sie leicht den Bauchnabel nach innen.
3. Ziehen Sie die Schulterblätter nach hinten unten und heben Sie den Oberkörper nach oben.

Variation «Ball»:

Einen längeren Bewegungsweg erhalten Sie durch die Aufrichtung über einen Ball oder eine zusammengerollte Matte auf einem Stuhl. Rollen Sie den Oberkörper «Rippe für Rippe» so weit wie möglich nach oben auf.

Fehlerquellen und Korrektur:

- Die Hebebewegung wird ruckhaft durchgeführt / gleichmäßig anheben.
- Der Kopf wird überstreckt / Blick nach unten richten.

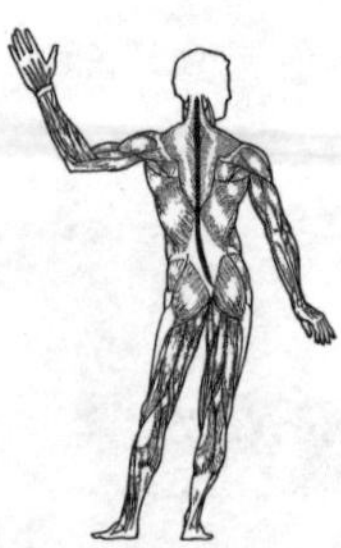

Übungshinweise

- ✗ Im Normalfall können Sie mit Ihrem Rückenstrecker den Oberkörper nach hinten, bzw. nach oben heben. Bei Wirbelgleiten vermeiden Sie die Überstreckung.
- ✗ Intensiver wird die Übung, wenn Sie die Arme in U-Halte neben den Kopf nehmen, oder nach vorne strecken.
- ✗ Je weniger der Oberkörper unterstützt ist, desto schwieriger ist die Übung.

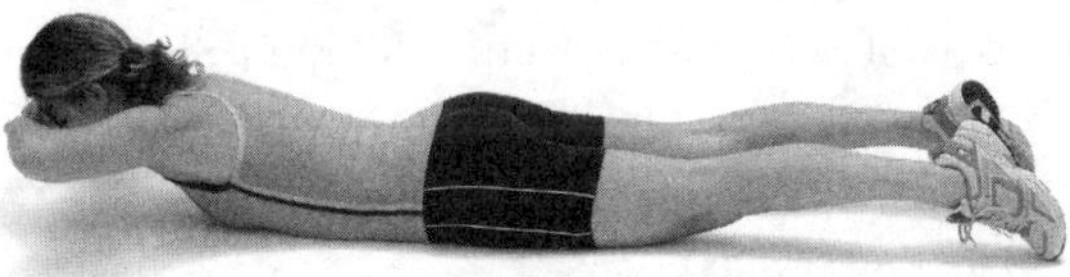

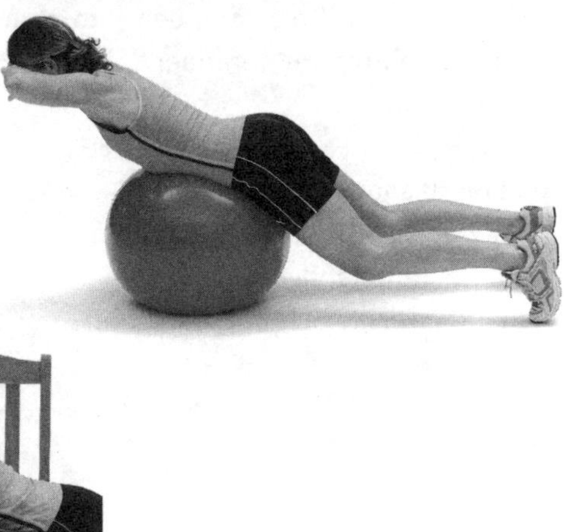

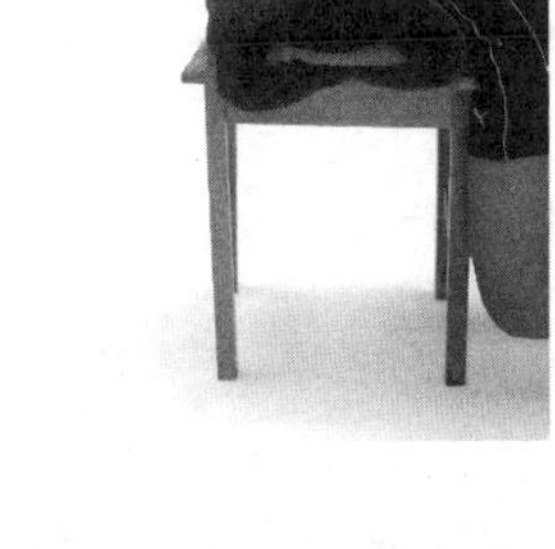

Ü 10: Rückenmuskulatur – Oberkörper aufrollen

Wirkung – Übungsziel: Kräftigung der tiefen Rückenmuskulatur
++ M. erector spinae (lumbalis und thorakalis)

1. Stehen Sie hüftbreit mit leicht gebeugten Beinen.
2. Kippen Sie das Becken leicht nach vorne. Spannen Sie die Gesäßmuskulatur an, um die Beckenstellung zu stabilisieren. Halten Sie die Arme vor der Brust.
3. Beugen Sie den Oberkörper kontrolliert nach unten und rollen Sie ihn wieder so weit wie möglich auf. Nehmen Sie in der Streckphase die Arme nach hinten.

Variation «Aufrichten im Kniestand»:

Richten Sie im Kniestand den Rumpf auf, ohne die Bein- und Beckenstellung zu verändern. Ziehen Sie dabei die Arme in eine U-Halte.

Variation «Diagonal Aufrollen»:

Stützen Sie sich mit der linken Hand am linken Knie ab. Bewegen Sie mit stabilem Becken die rechte Hand vom linken Fuß über die rechte Schulter nach hinten und oben.

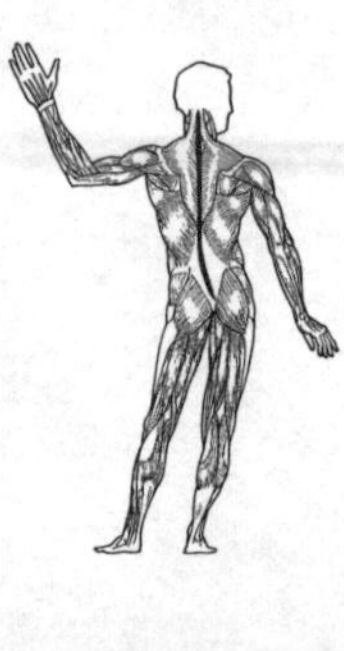

Fehlerquellen und Korrektur:

- Die Beckenstellung verändert sich / Üben mit Handkontrolle am Becken.
- Oberkörper wird nicht komplett auf und abgerollt / mit Abstützen der Hände üben.

Übungshinweise

✗ Je weiter Sie das Becken in der Ausgangsstellung nach vorne kippen, desto höher wird der Trainingswiderstand. Wenn Sie sich an den Knie abstützen, können Sie die Belastung reduzieren.

✗ Zur besseren Kontrolle legen Sie eine Hand auf das Becken oder berühren mit dem Po eine Wand.

✗ Wenn Sie lediglich ihren Brustkorb runden («Brust rein») und das Brustbein wieder nach vorne und oben schieben, trainieren Sie verstärkt die Rückenstrecker im Brustwirbelsäulenbereich.

✗ Diese Übung können Sie auch im Fersensitz, im Kniestand oder im Sitz auf einer Bank ausführen. Durch die Auflage der Darmbeinstachel am Oberschenkel können Sie die Übungsausführung sehr gut kontrollieren.

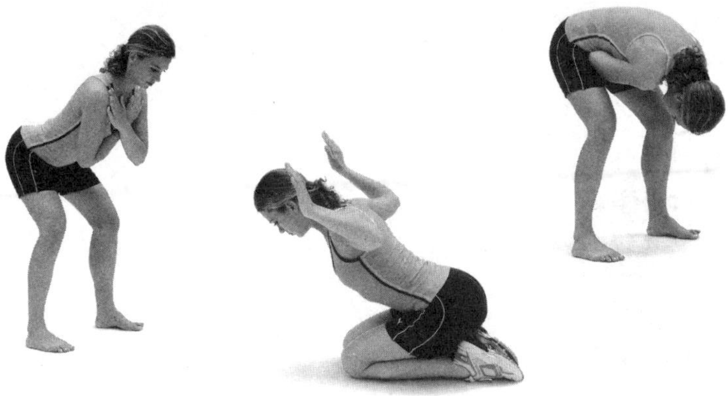

Ü 11: Rückenmuskulatur – Kraulübung

Wirkung – Übungsziel: Kräftigung der oberflächlichen Rückenmuskulatur

++ Mm. Rhomboideen, M. trapezius, M. erector spinae,
+ M. glutaeus maximus

1. Strecken Sie in der Bauchlage Ihren Körper und spannen Sie die Bauch- und Gesäßmuskulatur an.
2. Führen Sie die Arme wechselseitig dicht am Körper entlang über dem Boden nach hinten zum Gesäß und wieder nach vorne (kraulen), als ob Sie eine Wand wegschieben wollten. Berühren Sie mit den Daumen beim Wechseln immer die Achselhöhlen.

Variation «U-Halte»:
Führen Sie die Arme aus der U-Halte nach oben und unten.

Variation «Reverse Flys»:
Ziehen Sie die Ellbogen senkrecht nach oben, sodass die Fäuste abheben.

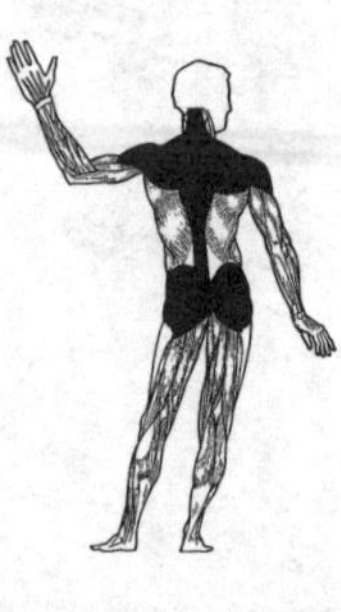

Fehlerquellen und Korrektur:

- Sie führen die Arme nicht dicht am Körper entlang / Daumen berühren immer die Achseln.
- Sie strecken den Kopf nach hinten / Blick nach unten.
- Sie heben den Oberkörper / Oberkörper flach liegen lassen.

Übungshinweise

✗ Das durch die Bewegung entstehende Ein- und Auswärtsdrehen der Arme führt weiterlaufend zu einer Mobilisation der Schulterblätter.

✗ Achten Sie auf eine ausreichende Bauchspannung.

✗ Sollten Sie sich z. B. aufgrund einer Schwangerschaft nicht auf den Bauch legen können, neigen Sie im Kniestand den gestreckten Rumpf nach vorne.

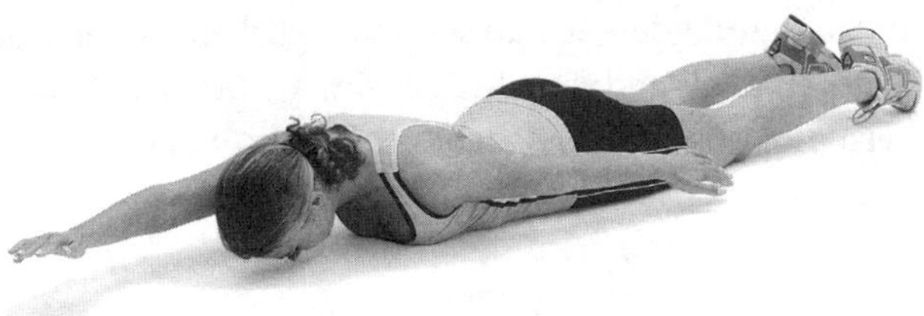

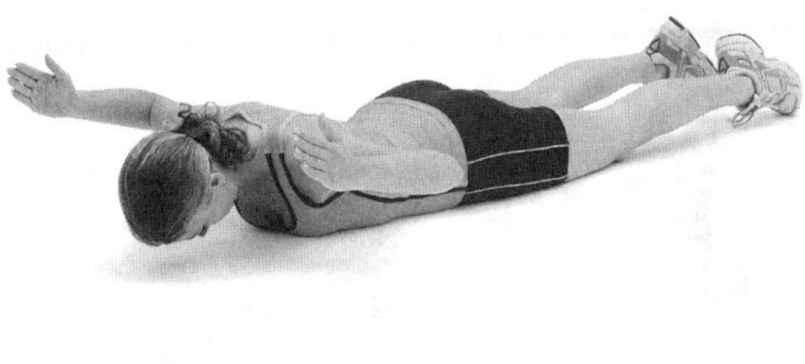

Ü 12: Rückenmuskulatur – Wanddrücken

Wirkung – Übungsziel: Kräftigung der oberflächlichen Rückenmuskulatur, Aufrichtung der Brustwirbelsäule

++ Interscapuläre Muskulatur

\+ M. trapezius, M. deltoideus

1. Stellen Sie sich im Abstand von einer bis eineinhalb Fußlängen an eine Wand.
2. Legen Sie die Oberarme etwa in Schulterhöhe an die Wand und winkeln Sie die Unterarme rechtwinklig nach vorne ab.
3. Drücken Sie den gestreckten Körper nach vorne, sodass sich die Schulterblätter etwa 3 cm von der Wand entfernen.
4. Gehen Sie wieder zurück in die Ausgangsstellung, ohne dass die Schulterblätter die Wand berühren (Reverse Flys kurz).

Variation:

Drehen Sie die Hände nach außen und drücken Sie die Handrücken gegen die Wand. Das Kreuzbein, die Brustwirbelsäule, Schultern und Kopf haben dabei Kontakt zur Wand.

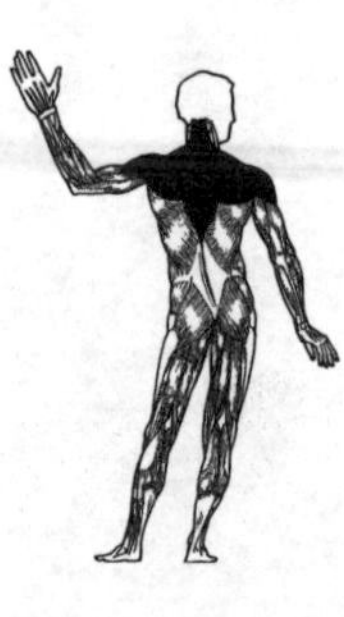

Fehlerquellen und Korrektur:

- Die Schultern werden aufgehoben / Schulterblätter eher nach unten ziehen.
- Der Körper fällt an die Wand zurück / Spannung kontinuierlich aufrechterhalten.

Übungshinweise

✗ Die Übung eignet sich vor allem für sitzende Personen, da sie durch die einfache Ausführung eine optimale Entlastung der Brustregion, Aufrichtung der Brustwirbelsäule und Tonisierung der gesamten Rückenmuskulatur bewirkt.

✗ Zur Intensivierung werden die Beine weiter weggestellt oder ein Bein angehoben.

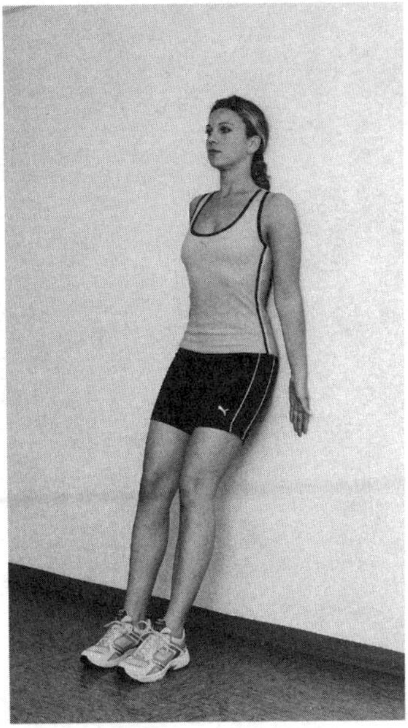

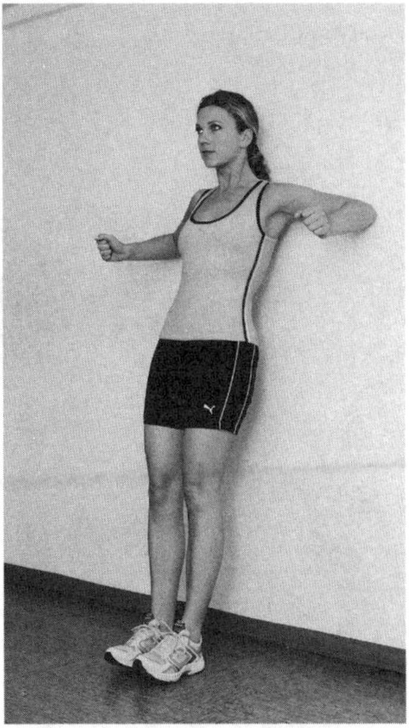

Ü 13: Bauchmuskulatur (Crunch)

Wirkung – Übungsziel: Kräftigung der Bauchmuskulatur

++ M. rectus abdominis, M. obliqii abdominii, M. transversus abdominis

1. Winkeln Sie in Rückenlage die Beine an.
2. Heben Sie Ihren Kopf und die Schultern von der Unterlage. Rollen Sie kontrolliert den Rumpf «Wirbel für Wirbel» ein.
3. Bewegen Sie das Brustbein nach oben und vorne in Richtung Decke und richten Sie auch Ihren Blick dorthin.

Fehlerquellen und Korrektur:

- Am Kopf wird gezogen / schräg nach vorne und oben schauen.
- Die Schultern heben kaum ab / Brustbein nach oben schieben, stärker einrollen.

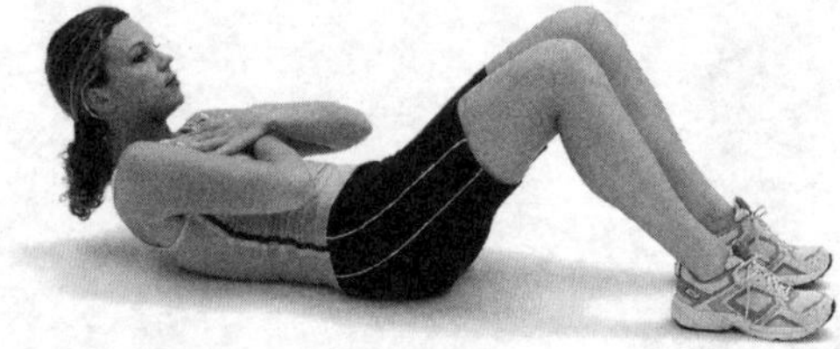

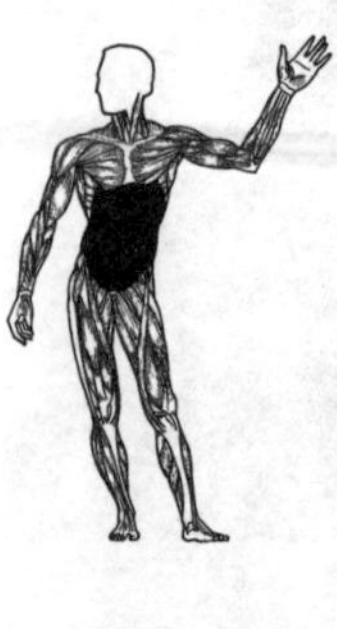

Übungshinweise

- Zur Intensivierung der Übung verlängern Sie den Hebel der Arme. Unterstützen Sie mit den Händen den Kopf, ohne den Kopf nach vorne zu ziehen (!).
- Sie können auch die Beinhaltung variieren, z. B. die Füße frei aufsetzen, 90 Grad anwinkeln oder an einer Kante festhaken.
- In einer statischen Variante drücken Sie in der Ausgangsstellung die Hände gegen die Knie.
- Bei Problemen den Kopf zu heben, unterstützen Sie ihn mit einer Hand oder mit einer Handtuchschlinge.
- Für Trainer: Das Training auf instabiler Unterlage (Ball) erhöht die Muskelaktivität auf das Doppelte (McGill 2007).

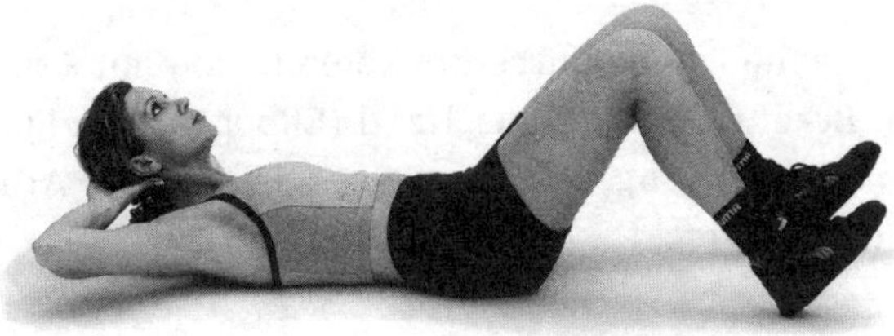

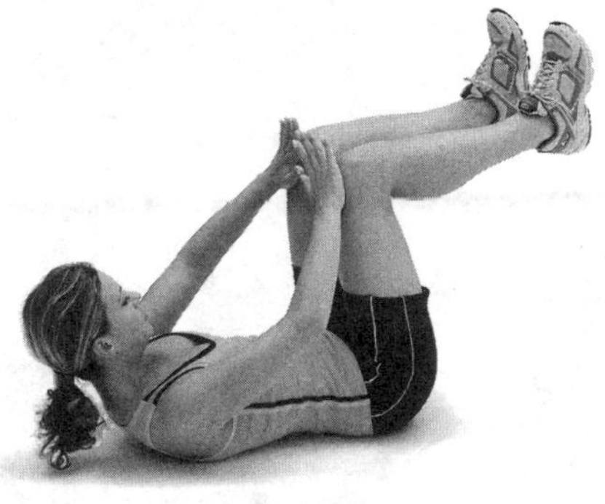

Ü 14: Kräftigung – Bauchmuskulatur (Herausschieben des Beines)

Wirkung – Übungsziel: Kräftigung der Bauchmuskulatur

++ M. rectus abdominis, M. obliquii abdominis, M. transversus abdominis

+ M. iliopsoas

1. Legen Sie sich auf den Rücken und winkeln Sie die Beine 90 Grad an, sodass Sie deutlich den Kontakt zum Boden spüren. Ziehen Sie leicht den Bauchnabel ein.
2. Heben Sie den Kopf leicht an und schieben Sie die Beine wechselseitig nach vorne heraus. Schieben Sie die Beine nur so weit nach vorne, dass die Lendenwirbelsäule noch Kontakt zum Boden behält.

Variante «Käfer-Crunch»:

Intensivieren Sie die Übung durch die Kombination mit Armbewegungen: Berühren Sie mit der Hand (Ellbogen) den Fuß (Knie) des diagonal herangezogenen Beines. Der andere Arm wird nach hinten gestreckt.

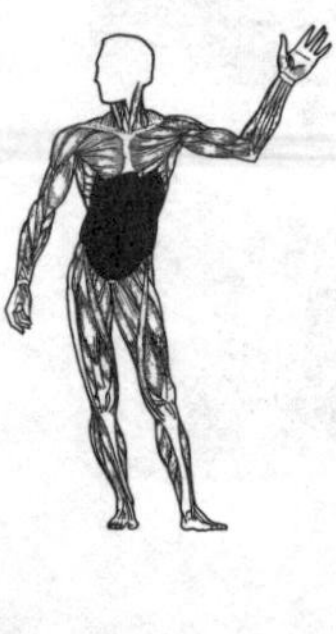

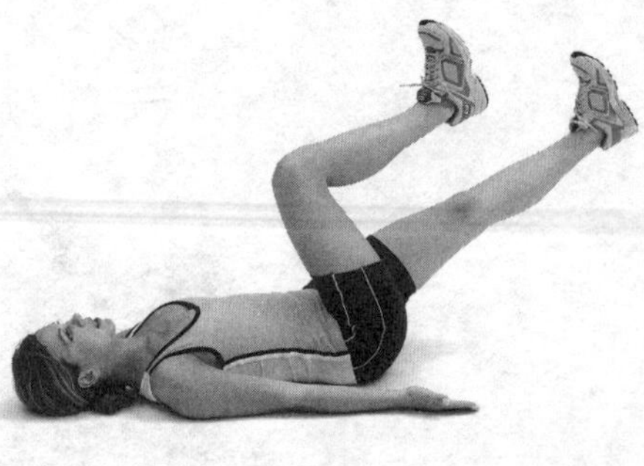

Fehlerquellen und Korrektur:

- Das Becken kippt nach vorne / Halten Sie mit der Lendenwirbelsäule Kontakt zur Unterlage.
- Der Kopf ist zu stark eingerollt / schräg nach vorne und oben schauen.

Übungshinweise

✗ Eine statische Übungsvariante erhalten Sie durch Aneinanderdrücken von diagonaler Hand und Knie.

✗ Eine andere Variantenart erhalten Sie durch Hochschieben der Beine (Beckenlift). Schieben Sie die gestreckten Beine abwechselnd nach oben.

✗ Bei dieser Übung wird besonders der untere Bauchmuskelanteil gekräftigt.

✗ Bei diesen Übungen muss die Bauchmuskulatur durch den Hebel der Beine der das Becken kippenden Hüftbeugemuskulatur entgegenwirken (s. a. S. 136). Das angewinkelte Bein unterstützt Sie dabei, die Beckenstellung zu halten.

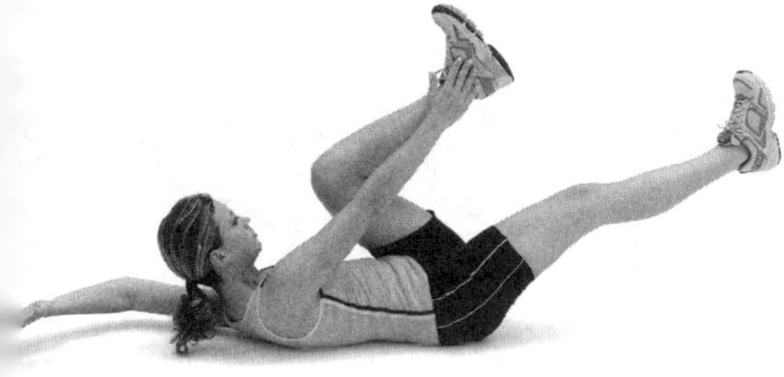

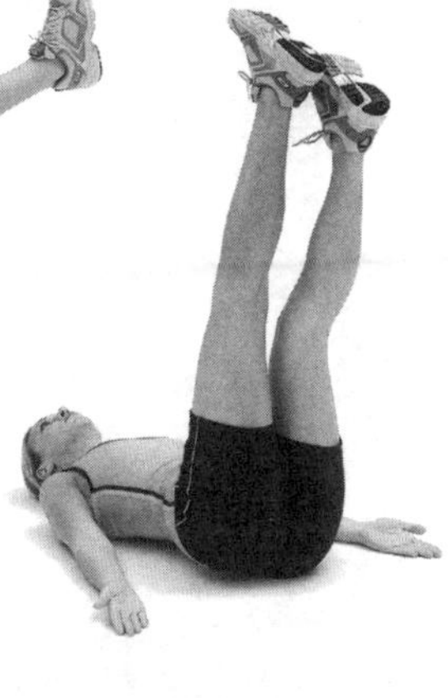

Ü 15: Kräftigung – Bauchmuskulatur im Vierfüßlerstand

Wirkung – Übungsziel: Kräftigung der Bauchmuskulatur (Ganzkörperkräftigung)

++ M. abdominis

1. Beugen Sie im Vierfüßlerstand leicht die Ellbogen. Die Knie sind hüftbreit geöffnet.
2. Halten Sie die Wirbelsäule gerade, heben Sie die Knie eine Handbreite vom Boden ab.
3. Schieben Sie mit Ihren Händen in verschiedene Richtungen, ohne dass eine sichtbare Bewegung stattfindet: in Richtung Füße, nach innen und nach außen.

Fehlerquellen und Korrektur:

- Rumpf hängt zwischen den Schultern. Aus den Schultern herausschieben.
- Wirbelsäule ist zu stark gerundet. Rücken absenken.

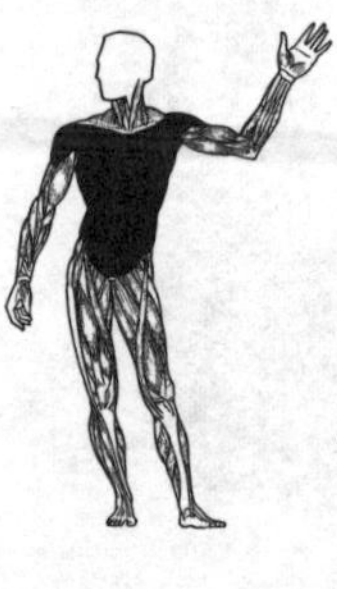

Übungshinweise

- In Varianten drücken Sie die Hände oder Füße (Tippeln) schnell abwechselnd in den Boden.
- Weniger intensive Übungsvarianten sind auch mit aufliegendem Knie möglich. Versuchen Sie dabei die Knie «leicht» zu machen.
- Diese Bauchmuskelübungen sind zusammen mit Übungsausführungen im Stand Alternativen zu den Übungen in Rückenlage.
- Die Wirbelsäule soll bei allen Übungen stabilisiert bleiben (s. S. 134) und darf beim Heben der Knie nicht absinken.

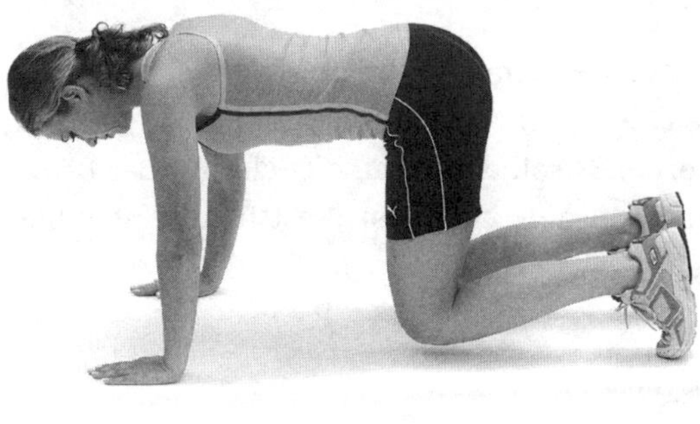

Ü 16: Gesäßmuskulatur – Beckenlift

Wirkung – Übungsziel: Kräftigung der Hüftstreckmuskulatur

++ M. biceps femoris, M. semitendinosus, M. semimembranosus, M. glutaeus maximus,

\+ M. erector spinae

1. Stellen Sie in der Rückenlage Ihre Beine an. Ziehen Sie die Zehen nach oben. Drücken Sie die Arme leicht in den Boden und ziehen Sie die Schultern nach hinten unten.
2. Heben Sie nun langsam das Becken vom Steißbein und rollen Sie die Wirbelsäule «Wirbel für Wirbel» nach oben, bis der Oberkörper mit dem Standbein eine Linie bildet.
3. Senken Sie abschließend das Becken langsam nach unten bis knapp über die Unterlage.

Variante mit angewinkeltem Bein:

Winkeln Sie ein Bein 90 Grad oder ziehen Sie es zur Brust heran. Heben und senken Sie abwechselnd das Becken.

Variante mit gestrecktem Bein (Brücke-Test):

Strecken Sie in der Ausgangsstellung (s. o.) ein Bein langsam nach vorne. Es soll dabei keine Drehung oder Beugung in der Lendenwirbelsäule auftreten (Test für die Stabilität der Lendenregion).

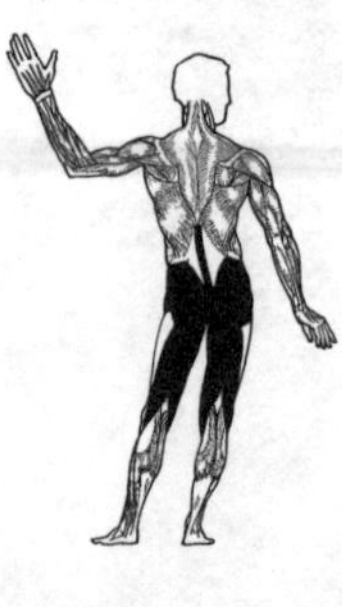

Fehlerquellen und Korrektur:

- Das Becken sinkt beim Anheben des Beines ab / erneutes Anheben des Beckens.

Übungshinweise

✗ Je weiter das aufgestellte Bein gestreckt ist (langer Hebel), desto höher ist die Spannung für die rückwärtige Oberschenkelmuskulatur. Das Gleiche gilt für einen erhöhten Fersenzug (Zehen heranziehen) und ein höheres Becken.

✗ Sollten Sie einen Krampf bekommen, nähern Sie die Fersen an das Gesäß.

✗ Sie können Ihre Arme in Variation auch neben den Kopf nehmen.

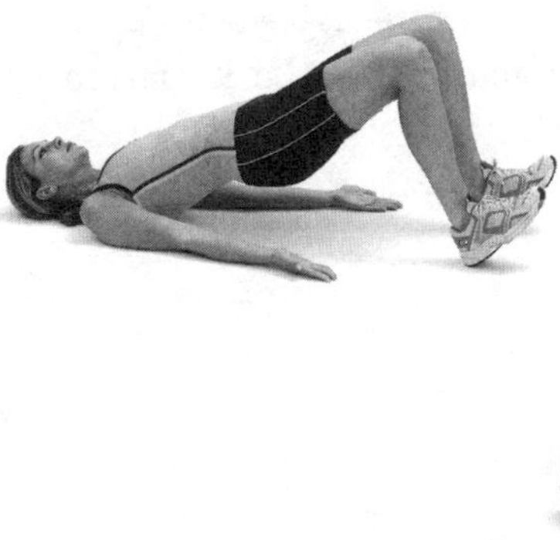

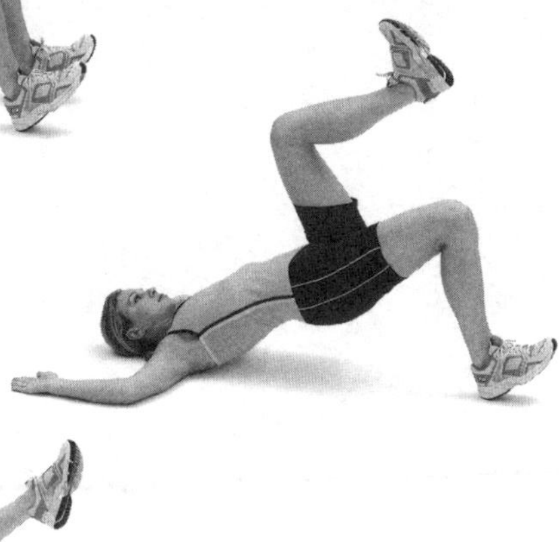

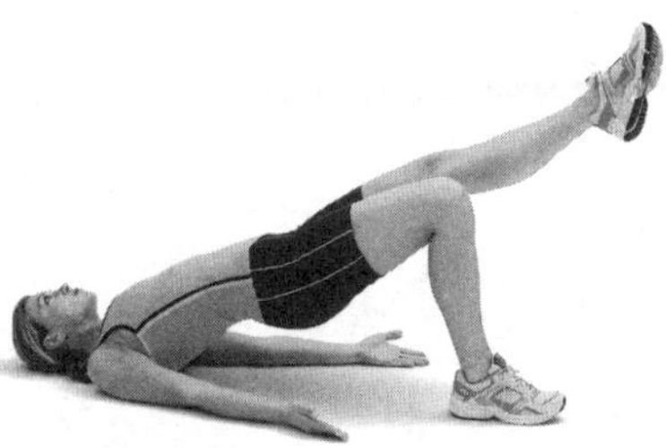

Ü 17: Beckenbodenmuskulatur – Ansteuerung

Wirkung – Übungsziel: Ansteuerung der Beckenbodenmuskulatur

1. Stehen Sie in aufrechter Haltung hüftbreit mit leicht angewinkelten Beinen. Lassen Sie die Arme locker seitlich am Körper hängen und berühren mit Ihrem Zeige- und Mittelfinger den jeweiligen Sitzbeinhöcker.
2. Bringen Sie beide Sitzbeinhöcker «in Gedanken» zueinander, ohne dabei die Gesäßmuskeln zusammenzukneifen.
3. Für Frauen: Versuchen Sie zusätzlich Ihre Schamlippen zusammenzukneifen. Für Herren: Versuchen Sie zusätzlich in Gedanken Ihr Glied auf und ab zu bewegen.

Fehlerquellen und Korrektur:
- Verlust der aufrechten Haltung / Aufrecht bleiben.
- Zusammenkneifen der Gesäßmuskulatur / Locker lassen.

Übungshinweise

- ✗ Häufig besteht eine Beckenbodenschwäche, die ebenfalls Rückenschmerzen als Folgeerscheinung hervorrufen kann. Die Beckenbodenschwäche wird oft unterschätzt.
- ✗ Aktive Beckenbodenmuskulatur ist nur in aufrechter Haltung möglich! Sobald Sie eine gekrümmte Haltung einnehmen, verlieren Sie die aktive Stabilisierung des Beckenbodens.

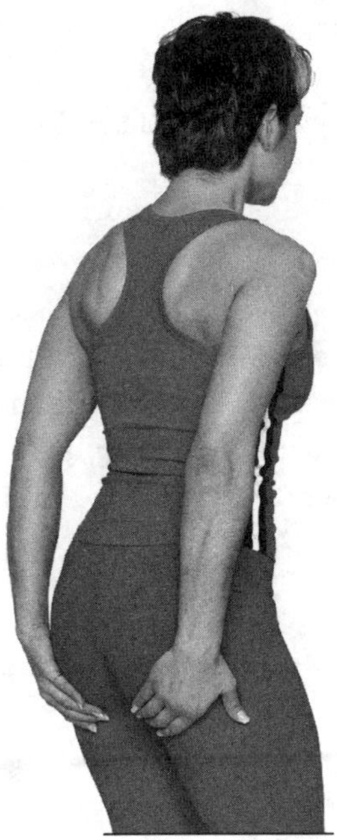

Ü 18: Beinmuskulatur – Kniebeuge

Wirkung – Übungsziel: Kräftigung der Beinmuskulatur
++ M. quadriceps femoris, + M. glutaeus maximus,
+ M. erector spinae

1. Stehen Sie im Parallelstand etwa schulterbreit. Halten Sie den Oberkörper in normaler «physiologischer» Stellung.
2. Beugen Sie die Beine im Kniegelenk so weit, wie Sie eine korrekte Fuß- und Oberkörperhaltung beibehalten können (etwa 60–80 Grad). Neigen Sie dabei den «geraden» Oberkörper leicht nach vorne (Bücken).
3. Heben Sie den Kopf, bewegen Sie das Brustbein nach vorne oben und strecken Sie gleichmäßig Hüft-, Knie- und Sprunggelenk.

Variation Einbeinkniebeuge:

Aus der Schrittstellung senken Sie das Gesäß nach unten, bis das hintere Knie fast den Boden berührt. Danach strecken Sie sich wieder. Wenn Sie direkt aus dem Stand nach vorne in den Ausfallschritt gehen, wird die Übung nicht nur dynamischer, sondern aufgrund der bremsenden Bewegung noch intensiver.

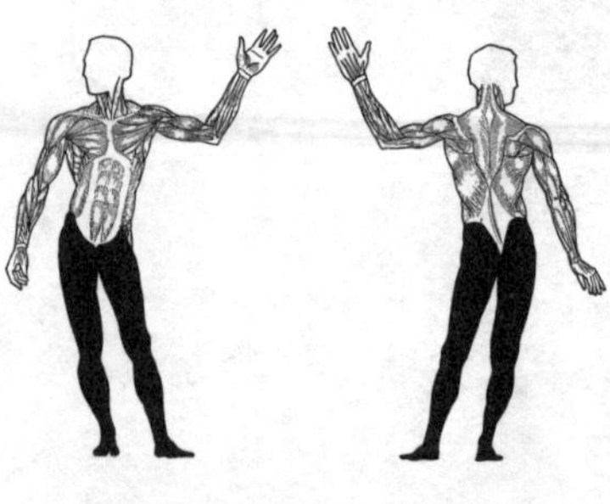

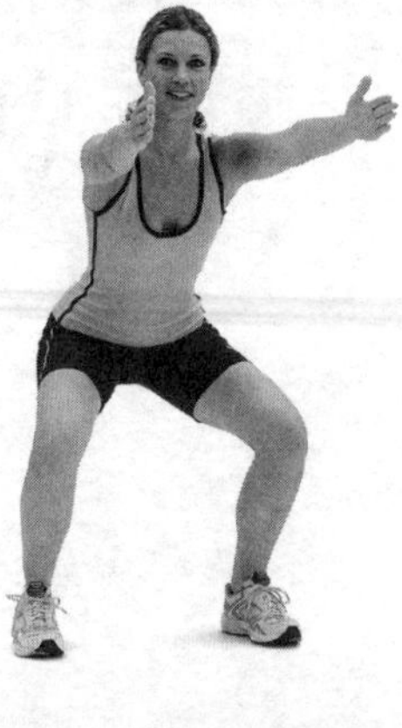

Fehlerquellen und Korrektur:

- Die Knie bewegen sich nach innen(außen) / Beinachse beachten.
- Der Oberkörper (Wirbelsäule) wird gebeugt / Rücken «gerade» halten.
- Fersen heben ab / Ganze Fußsohle hat Kontakt zum Boden (außer Einbeinkniebeuge).

Übungshinweise

✗ Schieben Sie beim Beugen die Knie nicht nach vorne, sondern eher das Gesäß nach hinten. Führen Sie die Knie nicht über die Zehenspitzen. Tiefere Kniebeugen (spitzer Winkel zwischen Ober- und Unterschenkel) aktivieren den geraden Oberschenkelmuskel stärker, sind aber nur für trainierte Personen empfehlenswert.

✗ Fuß-, Knie- und Hüftgelenk befinden sich möglichst in einer Ebene (bei Beschwerden ist auch eine andere Ausführung zulässig). Die ganze Fußsohle ist belastet.

✗ Variieren Sie die Übungen, z. B. führen Sie die Arme nach vorn oder oben, führen Sie kleine Bewegungen in der Endposition durch oder nutzen Sie Gewichte (Hanteln, Medizinball) zur Intensivierung.

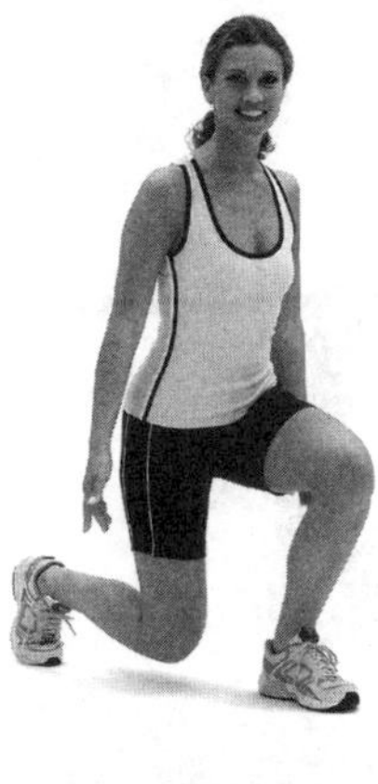

Ü 19: Brust-, Arm- und Schultermuskulatur – Gesundheitsliegestütz

Wirkung – Übungsziel: Kräftigung der Brust-, Arm- und Schultermuskulatur

++ M. triceps, M. pectoralis major, + M. deltoideus, M. serratus anterior

1. Legen Sie sich im Vierfüßlerstand ein weiches Kissen unter die Knie und überkreuzen Sie die Fußgelenke.
2. Drücken Sie leicht die Füße gegeneinander, halten Sie den Rücken gestreckt.
3. Spannen Sie Bauch- und Gesäßmuskulatur an (Rumpf stabilisieren).
4. Beugen und strecken Sie im Wechsel langsam Ihre Arme.

Variation «Gestreckter Liegestütz» (Torsionstest)

Durch eine Streckung des Körpers wird die Übung schwerer. Wenn Sie in der Ausgangsstellung eine Hand oder einen Fuß leicht heben können, ohne dass der Rumpf verdreht, verfügen Sie über eine gute Stabilität.

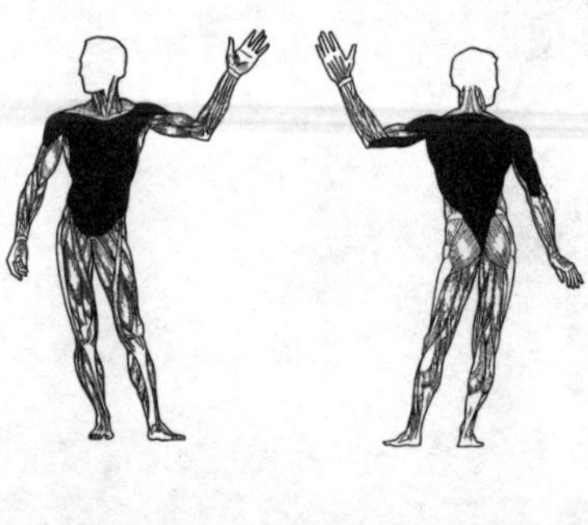

Fehlerquellen und Korrektur:

- Hüfte bewegt sich nach oben und unten / Rumpf mit Bauchspannung stabil halten.
- Schulterbereich ist nicht stabil / aus den Schultern herausschieben.
- Wirbelsäule sinkt ein / Bauchspannung, Hebel verkürzen.

Übungshinweise

✗ Achten Sie darauf, dass Sie während der Bewegung Ihren Körper durch eine entsprechende Körperspannung stabil halten. Der Rumpf und der Kopf bilden eine Linie.

✗ Das Gegeneinanderdrücken der Füße bewirkt eine zusätzliche Stabilisation des Beckens und der unteren Wirbelsäule.

✗ Leichter wird die Übung, wenn Sie im Stehen gegen eine Wand gelehnt üben oder wenn Sie aus dem Vierfüßlerstand heraus die Arme beugen.

✗ Je enger Sie die Handstellung (Schulterbreit oder Daumen berühren sich) wählen, desto intensiver wird die Übung. Die Ellbogen wandern dabei nach hinten (enge Oberarmführung).

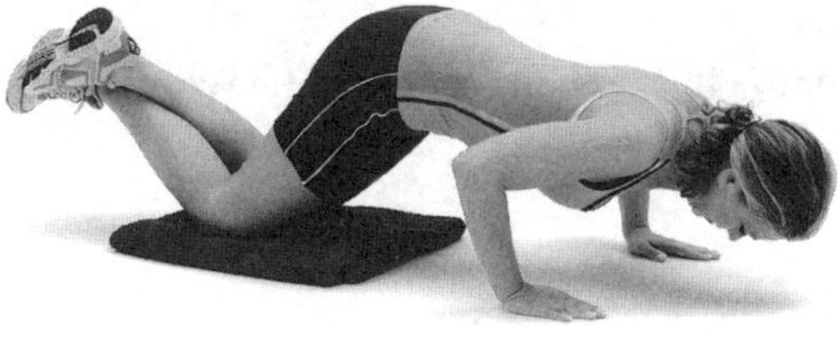

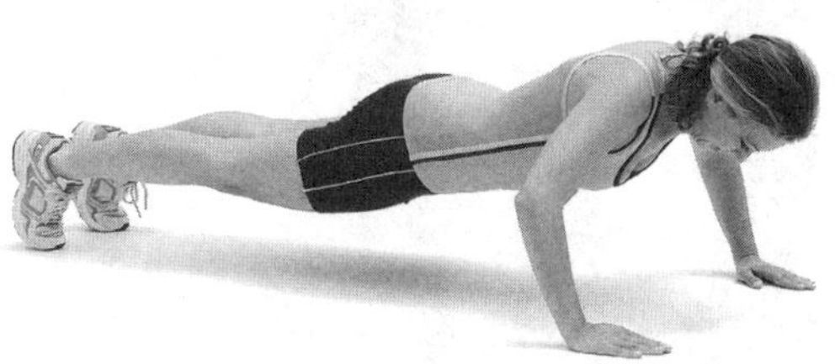

Ü 20: Ganzkörperstabilisation – Seitstütz

Wirkung – Übungsziel: Ganzkörperkräftigung, unter Berücksichtigung der seitlichen Rumpfstabilisatoren

++ M. quadratus lumborum, M. obliquii abdominii, + M. abdominis, M. glutaeii, M. erector spinae, M. deltoideus

1. Legen Sie sich auf die Seite. Winkeln Sie Ihre Unterschenkel 90 Grad an. Rumpf und Oberschenkel bilden eine Linie.
2. Stützen Sie sich auf dem Unterarm ab. Der Ellbogen befindet sich unter dem Schultergelenk.
3. Heben Sie Ihr Gesäß, bis Ihr Körper vom Kopf bis zu den Knien eine Linie bildet.

Variation «Seitstütz lang»:

Ihr gestrecktes oberes Bein liegt etwas vor dem unteren Bein (stabilere Unterlage). Vor dem Anheben des Beckens ziehen Sie die Fußspitzen hoch, um die Kniegelenke zu stabilisieren.

Fehlerquellen und Korrektur:

- Der Körper wird verdreht / Körperspannung überprüfen und Haltung korrigieren.
- Der Oberkörper hängt in der Schulter / aktiv die Schultern nach unten drücken.

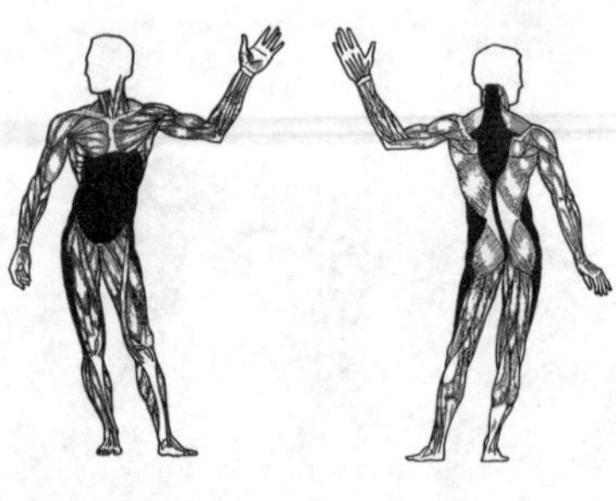

- Die Kniegelenke sind nicht stabilisiert (gestreckte Beine)/ Zehen heranziehen.

Übungshinweise

- ✗ Zur Erleichterung kann die Hand des oberen Armes beim Anheben des Beckens als Stütze benutzt werden.
- ✗ Sie können die Übungen auch dynamisch ausführen. Heben und senken Sie im Wechsel die Hüfte, führen Sie in der Endstellung Gehbewegungen aus oder heben Sie das obere Bein und den oberen Arm nach oben an.
- ✗ Beim gestreckten Seitstütz können die Beine auch übereinanderliegen. Die Muskelaktivität ist hier relativ hoch im Verhältnis zur Kompression der Lendenwirbelsäule.
- ✗ Zur Intensivierung rollen Sie den Körper leicht nach vorne und nach hinten.

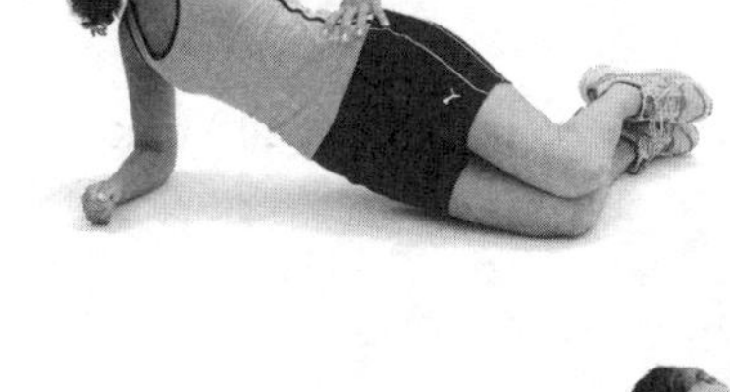

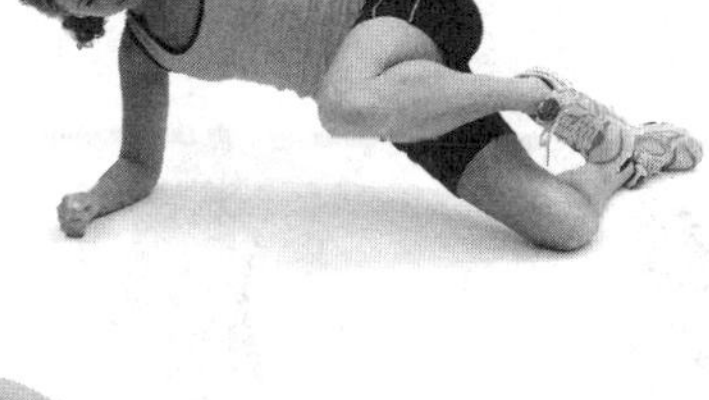

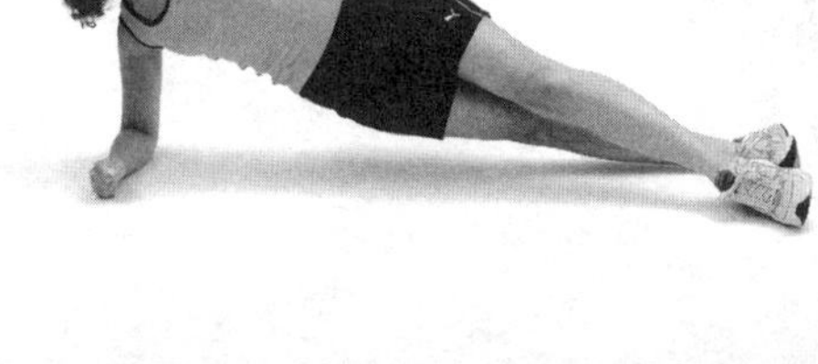

Ü 21: Ganzkörperstabilisation – Bein- und Rumpfseitheben

Wirkung – Übungsziel: Ganzkörperkräftigung, unter Berücksichtigung der seitlichen Rumpfstabilisatoren

++ M. quadratus lumborum, M. obliquii abdominis,
+ M. abdominis, M. glutaeii, M. erector spinae, M. deltoideus, M. tensor faciae latae

1. In der gestreckten Seitenlage stützen Sie sich mit der oberen Hand am Boden ab. Als Alternative können Sie auch die Hände vor der Brust verschränken.
2. Heben Sie beide Beine vom Boden ab. Halten Sie die Position.
3. In einer dynamischen Form heben und senken Sie abwechselnd die Beine.

Variation «Rumpfseitheben»:

Heben Sie zusätzlich den unteren Arm und den Oberkörper vom Boden.

Fehlerquellen und Korrektur:

- Die obere Hüfte dreht nach hinten/Becken steht senkrecht, obere Hüfte vordrehen.

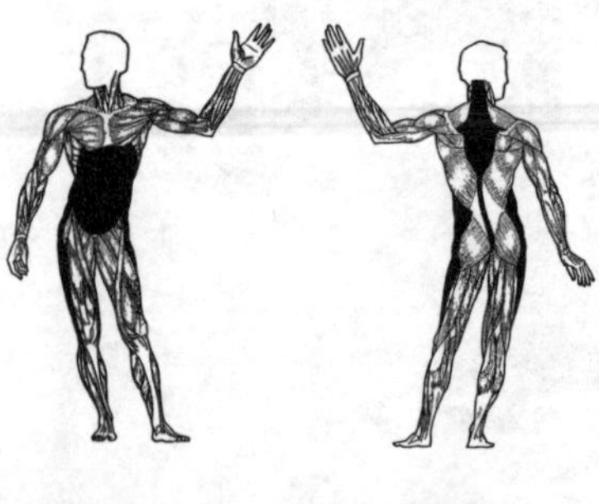

Übungshinweise

- ✗ Um die Grundübung leichter zu machen, heben Sie die angewinkelten Beine.
- ✗ Versuchen Sie die Lendenwirbelsäule zu stabilisieren, indem Sie die untere Taille leicht einziehen (Blatt durchschieben).
- ✗ Intensivieren können Sie die Übung durch Gewichte zwischen den Oberschenkeln (Füße, langer Hebel) und in der Hand.
- ✗ Diese Übung ist eine Alternative zur vorherigen Stützübung für alle Personen mit Schulterproblemen.

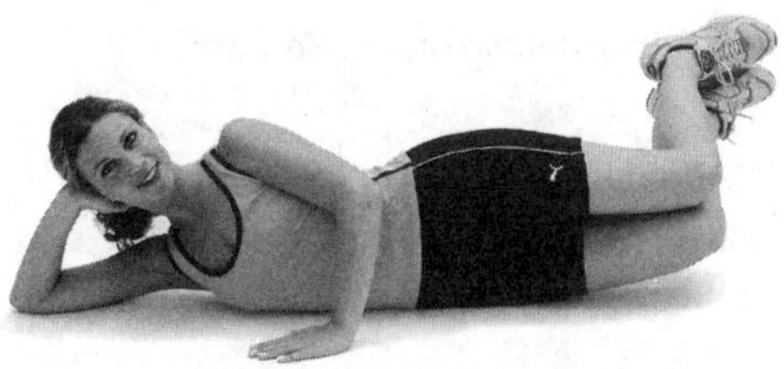

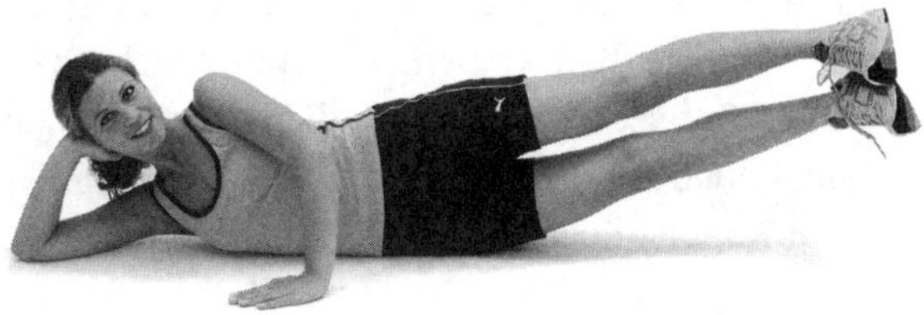

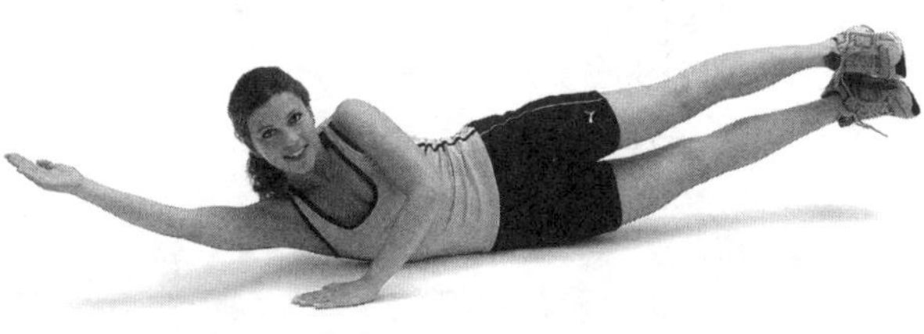

Ü 22: Ganzkörperstabilisation – Unterarmstütz

Wirkung – Übungsziel: Ganzkörperkräftigung, unter Berücksichtigung der vorderen und hinteren Rumpfmuskulatur

++ M. abdominis, M. erector spinae,
+ M. pectoralis major, M. deltoideus

1. Stützen Sie sich im Vierfüßlerstand auf den Unterarmen und den Knien ab. Die Zehen sind aufgestellt, die Knie stehen ca. 10 cm hinter den Hüftgelenken.
2. Spannen Sie Ihre Rumpfmuskulatur an, halten Sie Ihren Rücken gerade.
3. Heben Sie Ihre Knie einen Zentimeter vom Boden ab.

Variation «Fußheben im Unterarmstütz»:

Heben Sie abwechselnd die Füße (die Unterarme), ohne den Rumpf zu drehen. Gehen Sie auf der Stelle.

Fehlerquellen und Korrektur:

- Die Wirbelsäule wird rund oder hängt durch / Rumpf stabilisieren, Brustbein vorschieben und Bauch fest.
- Oberkörper sinkt zwischen die Arme / aus den Schultern herausschieben.
- Der Kopf ist überstreckt / Blick nach unten.

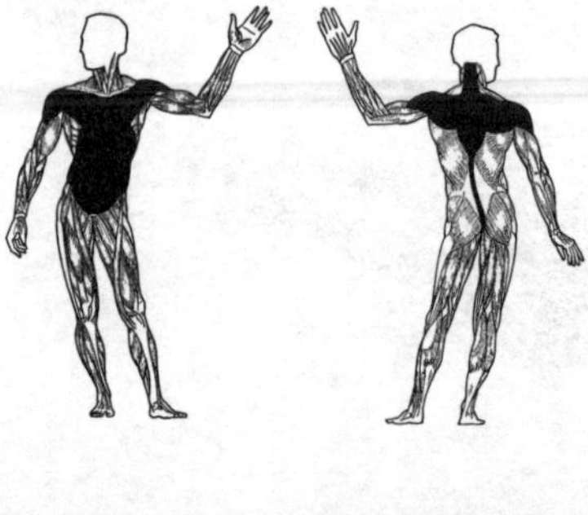

Übungshinweise

- ✗ Sie können durch Hebelverlängerung die Übung intensivieren. Vergrößern Sie den Abstand zwischen Unterarmen und Knien. Wichtig ist eine ausreichende Rumpf- und Beckenstabilisation.
- ✗ Die Wirbelsäule darf bei dieser Übung nicht absinken.

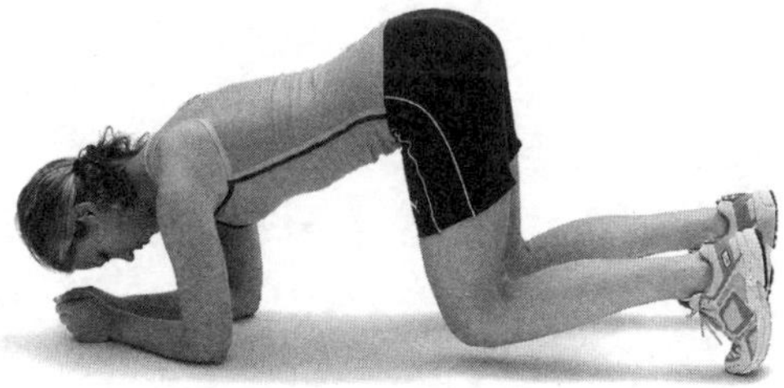

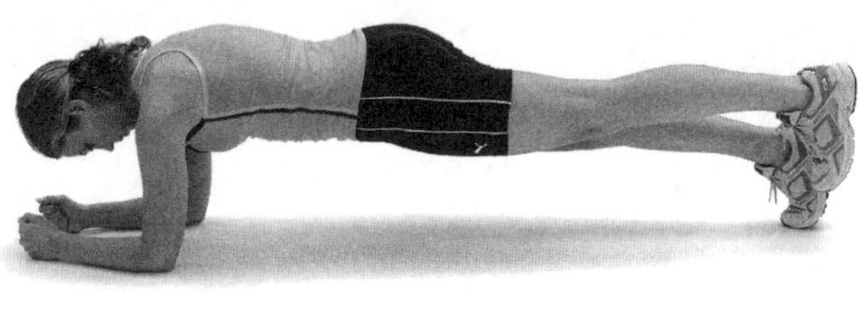

Lernprogramm «Beweglichkeit»

Was Sie wissen sollten

Was bedeutet Beweglichkeit?

Beweglichkeit beschreibt die Fähigkeit, Bewegungen in einem oder mehreren Gelenken mit großer Bewegungsamplitude durchführen zu können. Abhängig ist die Beweglichkeit dabei von der Form und Struktur der Gelenke, der Dehnfähigkeit der Muskeln, Sehnen, Bänder und Gelenkkapseln sowie von der Kraft der bewegenden Muskulatur. So können Ursachen von Bewegungseinschränkungen vielfältig sein. Prinzipiell unterscheidet man zwischen nichtstrukturellen, funktionalen und strukturellen Bewegungseinschränkungen. Regelmäßig durchgeführte Bewegungen (mit kleinen Bewegungsausschlägen bis hin zum endgradigen Bewegungsbereich) können zu einem Abbau pathologischer Prozesse führen, z. B. Lösen von Verklebungen der Kapsel, zwischen Menisken, Knorpelfläche etc. Es kommt zu einer Wiederherstellung der Gleitfähigkeit zwischen zwei Gelenkflächen.

Woran können Sie Bewegungseinschränkungen erkennen?

Meist spüren Sie Bewegungseinschränkungen oder Muskelverkürzungen selbst recht gut, wenn sich beispielsweise ein Körperteil zu verschiedenen Seiten unterschiedlich weit bewegen lässt. Ein Gefühl der Steifheit oder Müdigkeit nach längerer Inaktivität (langem Sitzen) kann ebenfalls ein Hinweis sein. Verkürzte Schulter- und Nackenmuskeln verursachen häufig Unbehagen oder Schmerzen in diesem Bereich oder gar Kopfschmerzen. Verkürzte Rückenstrecker im Bereich der Lendenwirbelsäule führen zu Kreuzschmerzen und Beschwerden bei Bewegungen. Verkürzte Muskeln im Hüftbereich können dort Schmerzen oder ein Unbehagen in der Leistengegend und der Bauch- und Rückenregion auslösen. Eine verspannte Bein- und Fußmuskulatur verursacht neben Beschwerden auch häufig eine falsche Gehtechnik.

Eine «gute» Beweglichkeit hat Vorteile

Eine «gute» Beweglichkeit bietet gute mechanische Arbeitsvoraussetzungen im Gelenk und wirkt sich somit auf die Leistungsfähigkeit positiv aus. Beweglichkeitsübungen, wie aktive Gelenkmobilisationstechniken und Muskeldehntechniken zielen dementsprechend darauf ab, die individuelle Beweglichkeit zu verbessern oder zumindest zu erhalten. Das ist insofern wichtig, da bei den meisten Alltagsbewegungen, aber auch sportlichen Aktivitäten die Gelenke nicht immer in ihrem ganzen Bewegungsumfang benutzt werden. Beweglichkeitsübungen sind wichtige Bestandteile jahrtausendealter Körperarbeit verschiedener Kulturen. Sie führen bei regelmäßiger Anwendung zu strukturellen Anpassungen, zu einer besseren Leistung und zu mehr Wohlbefinden.

Problematisch können diese Übungen allerdings werden, wenn eine Überbeweglichkeit oder Gelenkinstabilität vorliegt oder Verspannungen, die aus einer Verletzung resultieren, grob gelöst werden.

Dehnen können Sie auf verschiedene Weise

Die Muskulatur kann mit verschiedenen Methoden gedehnt werden. Alle Dehnmethoden haben dabei Ihre Berechtigung. Wir möchten Ihnen zu Beginn das statische Dehnen empfehlen, da Sie die zu dehnende Muskulatur gut spüren und die Ausführung der Übung leicht kontrollieren können. Dabei gehen Sie langsam an die maximale Dehngrenze heran, halten die Position 10–20 Sekunden lang, und gehen langsam wieder in die Ausgangsstellung zurück. Wenn Sie über ein gutes Körpergefühl verfügen, lohnt sich ein mehrmaliges dynamisches Dehnen in der Endposition oder ein kurzes Anspannen in der Endposition, bevor sie weiter dehnen. Besonders bewährt hat sich das Dehnen in der beschriebenen Weise am Ende Ihrer Trainingseinheit – quasi als Cooldown zur Entspannung. Die Beweglichkeit wird vor allem durch die Aufwärmmaßnahmen gesteigert, die ein Dehnprogramm enthalten (Wydra 2004, 2006). Sollten Sie im Rahmen Ihres Aufwärmens vor einem Wettkampf dehnen wollen, tun Sie das pro Übung nur 5–8 Sekunden lang. Dehnen Sie immer langsam und kontrolliert. Lenken Sie Ihre Aufmerksamkeit auf die zu dehnende Muskulatur und atmen Sie bewusst bei der Dehnung aus. Das Dehngefühl sollten Sie immer als angenehm empfinden!

Empfohlene Dehnmethoden im Überblick

- *Statisches Dehnen:* Langsames Einnehmen und Halten der Dehnposition (10–20 Sekunden).
- *Aktives Dehnen:* Dehnung durch Kontraktion des Gegenspielers (Antagonisten).
- *Dynamisches Dehnen*: Mehrfach wiederholte, langsam durchgeführte federnde Bewegungen (bis 10 maximale Dehnungen).
- *Anspannungs-Entspannungs-Dehnen:* Vorheriges Anspannen des zu dehnenden Muskels (ca. 3–5 Sekunden).

Trainingspraktische Hinweise zum Dehnen im Überblick (Wydra 2006, Wiemann 1998, Freiwald 1998)

- Die Reizintensität wird dem Leistungsniveau angepasst: Beginner «sanftes» Dehnen, Fortgeschrittene intensives Dehnen, zur Regeneration möglichst dynamisches Dehnen nach Auslaufen.
- Die Reizdauer (Dehndauer) beträgt zum Aufwärmen 5–8 Sekunden, zum Cool-down und zur Beweglichkeitsverbesserung etwa 10–20 Sekunden.
- Reizumfang: 1–5 Serien. Bei den ersten Wiederholungen hat man die größten Erfolge.
- Reizdichte: Nach Gefühl, da wissenschaftlich noch nicht eindeutig geklärt.

- Trainingshäufigkeit: 2 – 3 Mal / Woche.
- Nach intensiven Kraftausdauerbelastungen erst Auslaufen oder Ausradeln, dann Flüssigkeitsaufnahme und nach 60 Minuten Dehnen.

Die Übungen

Ü 23: Mobilisation der Halswirbelsäule – Nasenpinsel

1. Drehen Sie den Kopf langsam nach rechts und links. Schauen Sie dabei so weit wie möglich über die Schulter.
2. Schauen Sie nach oben und schauen Sie nach unten.
3. Stellen Sie sich vor, an Ihrer Nase sei ein Pinsel befestigt. Malen Sie in aufrechter Haltung nun mit Ihrem Pinsel kleine Kreise auf ein Blatt Papier. Die Kreise dürfen Tischtennisballgröße erreichen.

Fehlerquellen und Korrektur:

- Kopfbewegungen werden zu schnell durchgeführt / langsam drehen.
- Der Kopf kreist / Stopp! Keine Kreisbewegung.

Übungshinweise

✗ Führen Sie die Übungen langsam durch. Sie können die Übung auch in entlastender Rückenlage durchführen.

✗ Unterschiede im Rechts-Links-Vergleich deuten auf Funktionsstörungen hin.

✗ Sollte Ihnen schwindelig werden, reduzieren Sie den Bewegungsausschlag oder brechen Sie die Übung ab.

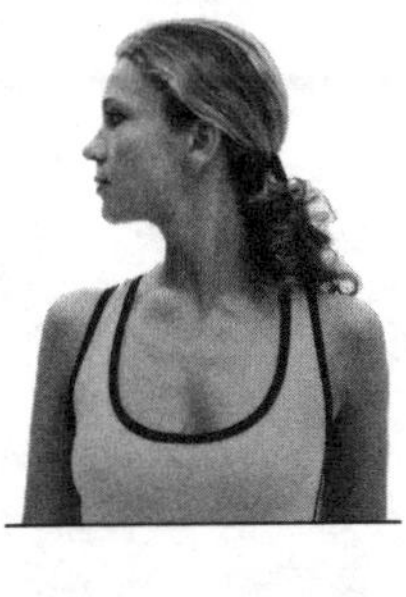

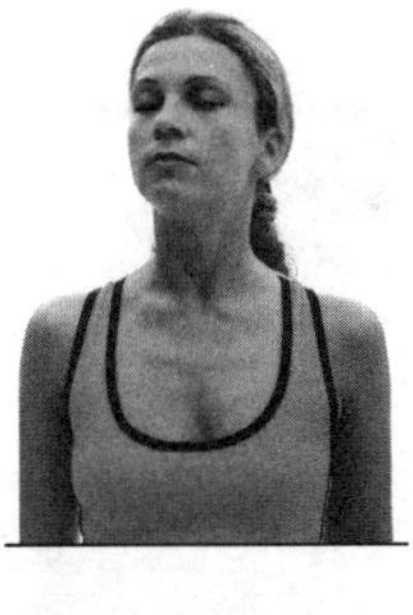

Ü 24: Mobilisation des Schultergürtels – Schulterkreisen

1. Heben und senken Sie die Schultern.
2. Ziehen Sie die Schultern nach hinten und zusammen mit den Armen nach vorne.
3. Beschreiben Sie mit Ihren Schultern große Kreise rückwärts. Legen Sie dazu ggf. Ihre Hände auf die Schultern.

Variation «Rückengreifen»:

Versuchen Sie, hinter dem Rücken mit der linken Hand von oben und mit der rechten Hand von unten die Finger zu berühren bzw. zu greifen.

Übungshinweise

- ✗ Beim Zurückkreisen der Schultern spüren Sie ein Heben des Brustkorbs und somit eine Körperaufrichtung.
- ✗ Schulterkreisen ist eine der einfachsten und wirksamsten Übungen für Zwischendurch.
- ✗ Mit der zweiten Übung erreichen Sie auch eine Dehnung der Außenrotatoren des Schultergelenks. Dazu ziehen Sie ggf. die unteren Finger noch leicht nach oben.

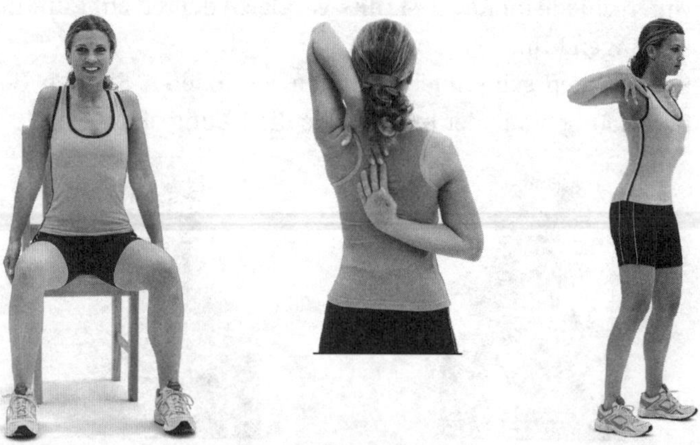

Ü 25: Mobilisation der Brustwirbelsäule – Streckung

Wirkung – Übungsziel: Mobilisation der Brustwirbelsäule (BWS) in Streckung; Dehnung der Bauch- und Zwischenrippenmuskulatur

1. Winkeln Sie in der Rückenlage ein Bein an und stellen Sie den Fuß des anderen Beines auf das Knie des gebeugten.
2. Legen Sie eine feste Rolle (zusammengerolltes Handtuch) mit ca. 10 cm Durchmesser unter den Rücken in Höhe des Brustbeines.
3. Verschränken Sie die Hände hinter dem Kopf, ziehen Sie Ihr Kinn etwas ein und senken Sie langsam die Schultern zum Boden hin. Sie spüren bei dieser Übung auch deutlich eine Dehnung in den vorderen Muskeln des Brustkorbes.

Variation «Kobra»:

Stützen Sie sich in Bauchlage auf die Unterarme. Atmen Sie einige Male tief ein und aus. Schieben Sie das Brustbein nach vorne oben, lassen das Becken locker am Boden liegen. Intensiver wird die Übung, wenn Sie die Hände direkt neben den Schultern aufstützen und den Oberkörper so weit wie möglich aufrichten. Becken, Hüfte und Beine bleiben schlaff liegen. Nach zwei Sekunden sinken Sie wieder nach unten und wiederholen die Übung einige Male.

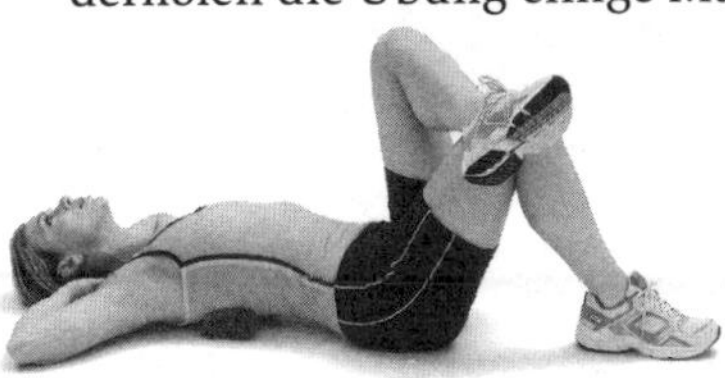

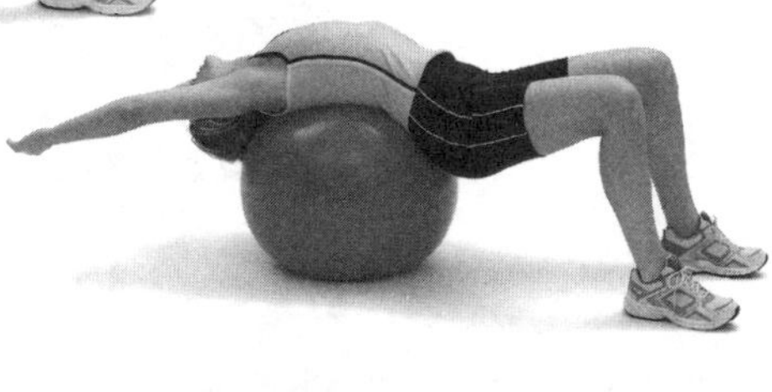

Fehlerquellen und Korrektur:

- Handtuchrolle zu klein / längeres Handtuch nehmen.
- Becken ist nicht ausreichend fixiert / Bein mehr heranziehen.

Übungshinweise

✗ Neben einer Stabilisation der Hals- und Lendenwirbelsäule ist eine Mobilisation der Brustwirbelsäule besonders wichtig, vor allem für Personen mit Rundrückenhaltung. Die Beugung der Beine bewirkt eine Stabilisierung der Beckens und der Lendenwirbelsäule.

✗ Durch eine leichte Verschiebung der Rolle nach oben und unten wird mehr der obere bzw. untere Teil der Brustwirbelsäule mobilisiert.

✗ Die Grundübung ist auch auf einem Fitnessball möglich.

✗ Bei der Übung Kobra kommt es zu einer weiterlaufenden Bewegung auch auf die Lendenwirbelsäule.

✗ Die Übungen Kobra und Streckung im Stand bewirken auch eine Streckung der Lendenwirbelsäule und gleichzeitig die Durchsaftung der Bandscheiben.

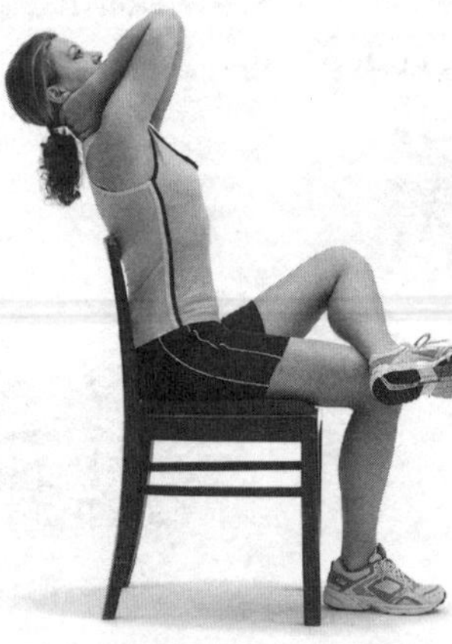

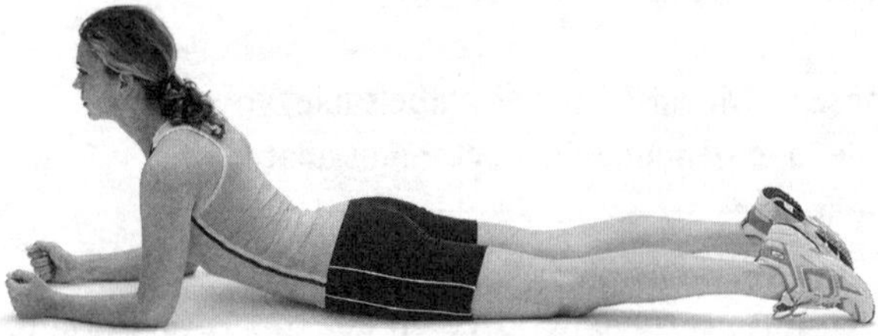

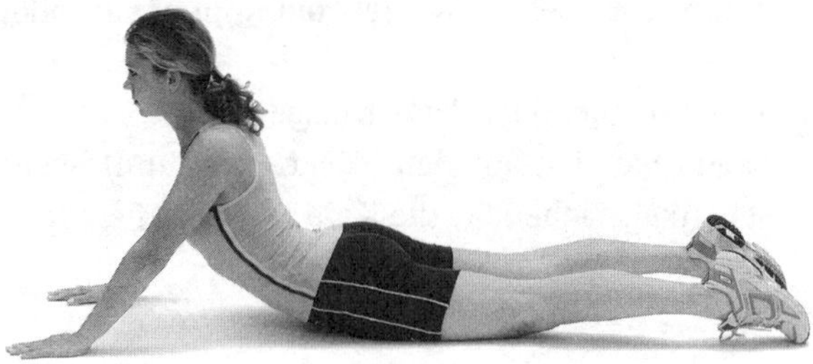

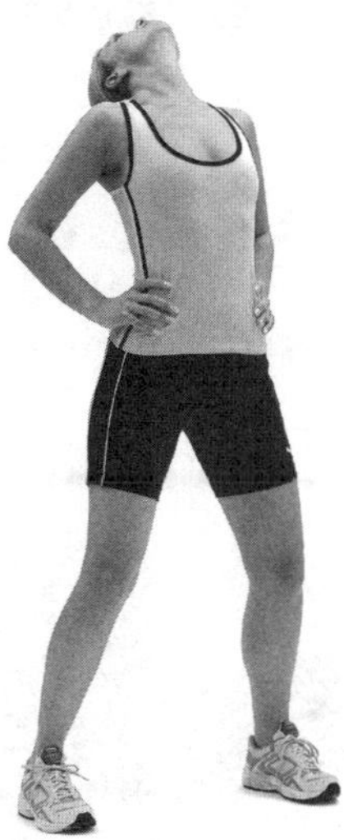

Ü 26: Mobilisation – Wirbelsäule in Beugung

Wirkung – Übungsziel: Mobilisation der Wirbelsäule (vor allem Lendenwirbelsäule) und Dehnung der Rückenmuskulatur

++ M. erector spinae

1. Setzen Sie sich mit gegrätschten Beinen auf das vordere Ende der Sitzfläche.
2. Senken Sie langsam den Oberkörper zwischen Ihre Beine, indem Sie Wirbel für Wirbel vom Kopf her abrollen.

Variation «Umgekehrte Päckchenlage»:

Legen Sie sich auf den Rücken und umfassen Sie die Oberschenkel. Ziehen Sie die Knie so weit wie möglich zur Brust.

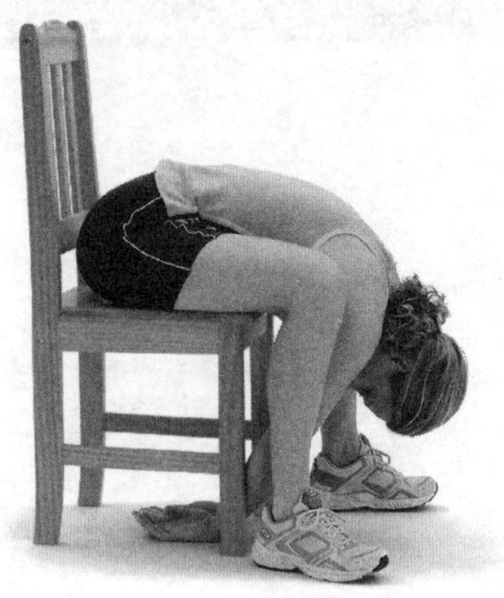

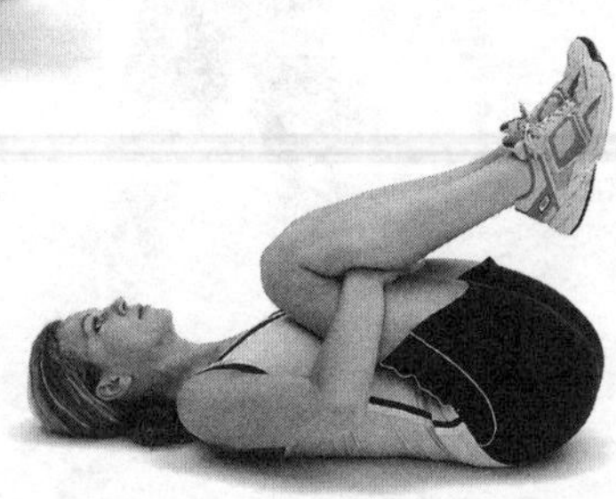

Fehlerquellen und Korrektur:

- Pressatmung / locker weiteratmen.

Übungshinweise

✗ Eingeschränkte Beweglichkeit im Hüftbereich kann eine fehlende Beweglichkeit in der Lendenwirbelsäule vortäuschen.

✗ Diese Übungen werden meist als sehr wohltuend empfunden, da sie zu einer Streckung der Lendenwirbelsäule führen.

✗ Morgendliche Beugeübungen des unteren Rückens können zu Rückenschmerzen führen. Möglicherweise setzen viskoelastische Veränderungen (Creeping-Effekt) die Stabilität der Wirbelgelenke für eine geraume Zeit herab (McGill 2007).

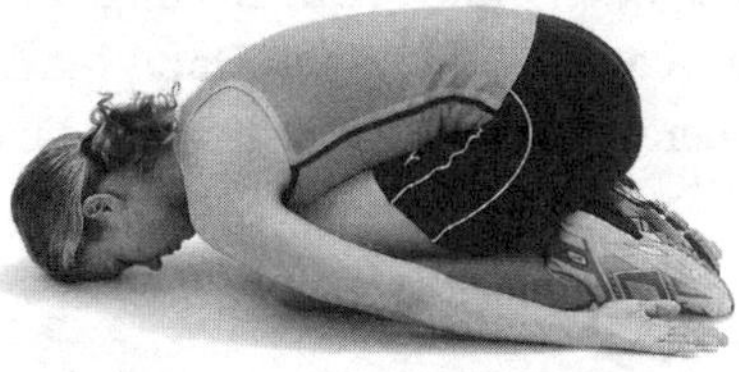

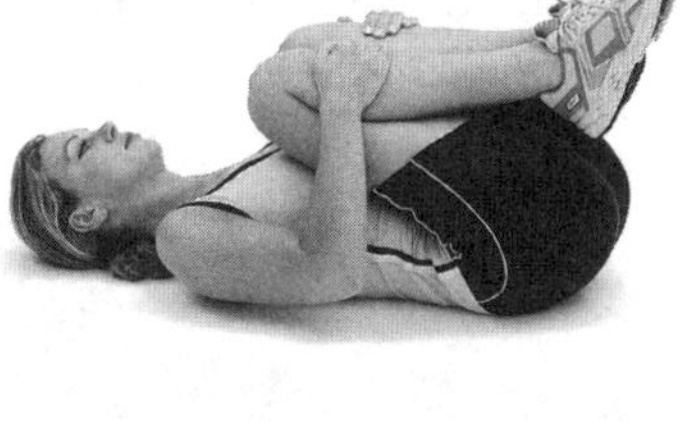

Ü 27: Mobilisation Brustwirbelsäule – Drehdehnlagerung

Wirkung – Übungsziel: Dehnung der Brustmuskulatur, Mobilisation der (Brust-) Wirbelsäule

++ M. pectoralis major, + M. Quadratus lumborum, Rotatoren im thorako-lumbalen Übergangsbereich

1. Legen Sie sich auf eine Seite und winkeln Sie beide Beine mindestens 90 Grad an. Fixieren Sie die Beine mit der unteren Hand.
2. Drehen Sie den Kopf, den oberen Arm und die obere Schulter behutsam nach hinten und nach unten. Schauen Sie der Hand nach. Durch bewusstes Ausatmen in die gedehnte Region können Sie die Dehnung positiv unterstützen.

Variation «Drehdehnsitz»:

Stellen Sie den rechten Fuß neben das linke Knie. Überkreuzen Sie mit dem gegenüberliegenden linken Arm das angewinkelte rechte Bein. Stützen Sie sich mit der rechten Hand hinten ab. Drehen Sie den Oberkörper nach rechts und schauen Sie dabei nach hinten.

Fehlerquellen und Korrektur:

- Das aufliegende Knie hebt vom Boden ab / Knie mit der Hand fixieren.
- Der Arm wird zur Seite gestreckt / etwas neben dem Kopf absenken.
- Kopf dreht nicht mit / Augen schauen der Hand nach.

Übungshinweise

- Durch das Anbeugen der Beine wird die Lendenwirbelsäule recht gut stabilisiert, sodass die Drehung überwiegend in der Brustwirbelsäule stattfindet.
- Um die Mobilisation intensiver zu gestalten, strecken Sie das untere Bein. Dadurch wird das Becken vorgedreht.
- Sollten im Schultergelenk Schmerzen auftreten, kann der Arm auch angewinkelt abgesenkt werden.
- Legen Sie ggf. ein Lendenkissen unter die Taille und ein Handtuch unter den Kopf.

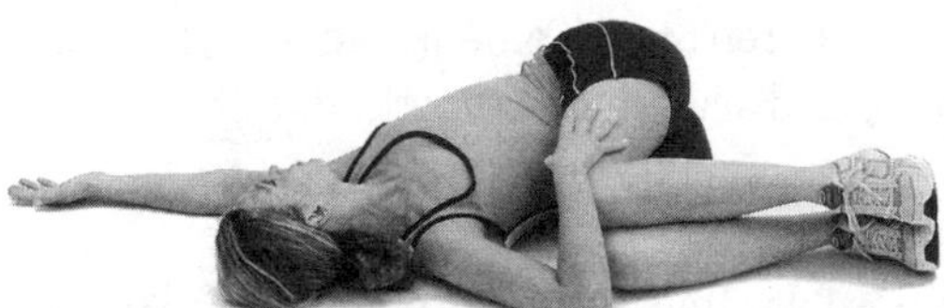

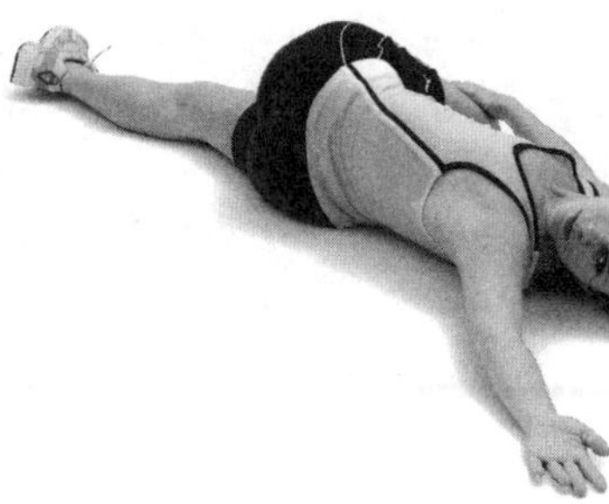

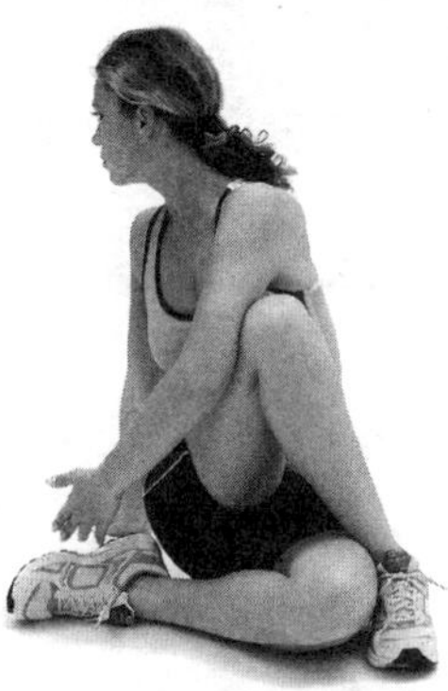

Ü 28: Mobilisation Brustwirbelsäule – Seitneigung

Wirkung – Übungsziel: Dehnung der Zwischenrippenmuskulatur, Rippenbeweglichkeit verbessern

1. Umfassen Sie im Stand mit der linken Hand Ihren rechten Ellbogen, der Richtung Decke zeigt.
2. Neigen Sie Ihren Oberkörper behutsam zur Seite. Durch bewusstes Ausatmen in die gedehnte Region können Sie die Dehnung positiv unterstützen.

Variation «Seitsitz am Ball»:

Setzen Sie sich seitlich zu einem Fitnessball, der an eine Wand angelehnt ist. Fixieren Sie mit einer Hand Ihre Halswirbelsäule und lehnen Sie sich seitlich über den Ball.

Fehlerquellen und Korrektur:

- Oberkörper wird verdreht / Oberkörper in einer Ebene neigen.

Übungshinweise

✗ Schauen Sie während der Übung nach vorne.

✗ Sie verbessern damit Ihre Einatemfähigkeit (wichtig für Ausdauersport).

✗ Die Übung verbessert die Beweglichkeit der Rippengelenke und der Rippenzwischenräume.

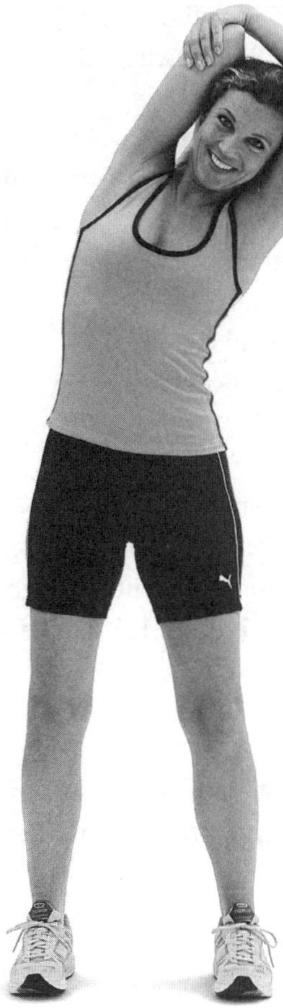

Ü 29: Mobilisation Kreuzdarmbeingelenk (ISG) – Becken vorschieben

Wirkung – Übungsziel: Automobilisation des Kreuzdarmbeingelenks und Stoffwechselförderung Lendenwirbelsäule.

1. Schieben Sie in der Rückenlage abwechselnd die rechte und die linke Fußsohle von sich weg. Die Bewegung erfolgt nur aus der Hüfte.
2. Führen Sie die Bewegungen schneller durch.

Variation «Mobilisation ISG im Sitzen»:

Schieben Sie im Sitzen abwechselnd jeweils ein Knie (eine Gesäßhälfte) nach vorne.

Variation «Mobilisation ISG im Vierfüßler».

Knien Sie im Vierfüßlerstand an einer Bettkante oder Bank und lassen Sie das äußere Bein überhängen. Heben und senken Sie im Wechsel die äußere Hüfte. Die Mobilisation findet auf der Standseite statt.

Fehlerquellen und Korrektur:

- Die Beine heben ab / die Beine bleiben ganz am Boden liegen.
- Nur die Knie beugen und strecken / die Bewegung erfolgt aus der Hüfte.

Übungshinweise

- ✗ Die Beine liegen gestreckt am Boden. Achten Sie bewusst auf die Bewegung des Beins. Sie werden durch die weiterlaufende Bewegung auch eine Bewegung des Beckens und der Wirbelsäule feststellen können.
- ✗ Führen Sie die Bewegungen bewusst durch.
- ✗ Die sanften Bewegungen fördern den Stoffwechsel in der Lenden-Becken-Hüftregion und sind mit der Beckenkippung (s. S. 125) eine Selbsthilfe bei Verspannungen und Schmerzen in der Lendenwirbelsäule.

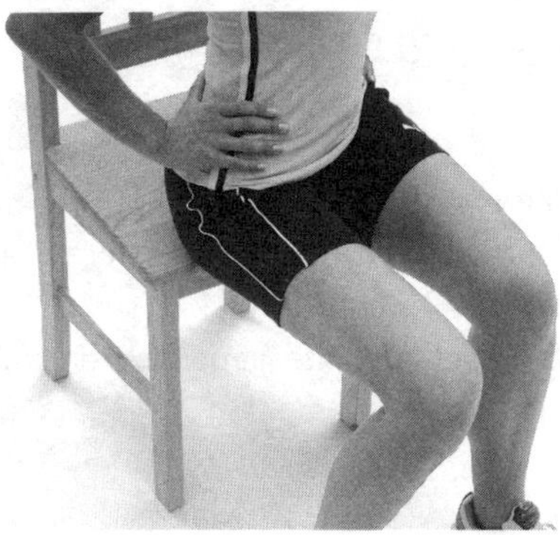

Ü 30: Dehnung – seitliche Hals-Nacken-Muskulatur

Wirkung – Übungsziel: Dehnung der seitlichen Hals- und Nackenmuskulatur

++ M. trapezius (absteigender Teil), ++ M. levator scapulae

1. Neigen Sie den Kopf so weit wie möglich nach rechts in Richtung Schulter. Fixieren Sie den Kopf, indem Sie ihn mit der rechten Hand umfassen (nicht ziehen!).
2. Schieben Sie die linke Hand nach unten, bis Sie deutlich eine Dehnung an der seitlichen Hals-Nacken-Muskulatur spüren.

Variation «Schulterblattheber»:

Stehen Sie seitlich direkt an eine Wand und heben Sie den wandnahen Arm nach oben. Schauen Sie in die gegenüberliegende Achselhöhle und drehen Sie Ihren Kopf in diese Richtung.

Fehlerquellen und Korrektur:

- Es wird am Kopf gezogen / nur Kopf fixieren, ggf. Kopf aktiv halten.
- Kopf wird zur falschen Seite geneigt / Kontrollieren Sie die Kopfstellung.

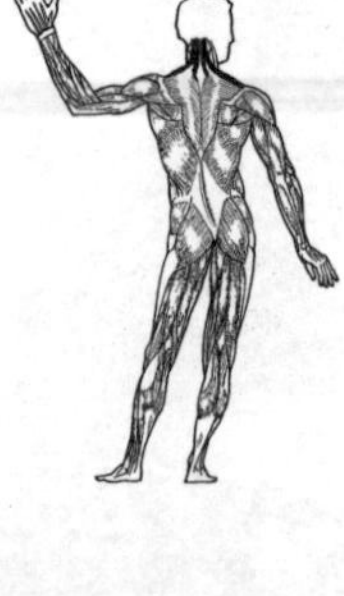

Übungshinweise

- ✗ Falls Schmerzen, Schwindel oder ein Taubheitsgefühl im Halswirbelsäulenbereich auftreten, ist die Übung abzubrechen und die Ursache mit dem Arzt abzuklären.
- ✗ Richten Sie den Blick nach vorne.
- ✗ Zum Anspannungs-Entspannungs-Dehnen die linke Stirnhälfte zuvor für ca. 5 Sekunden gegen die linke Hand drücken.
- ✗ Zur Dehnung des Schulterblatthebers können Sie auch die linke Hand hinter dem Gesäß nach unten schieben.
- ✗ Die Hals-Nacken-Muskeln sind häufig verspannt. Mobilisieren und dehnen Sie behutsam diesen Bereich.

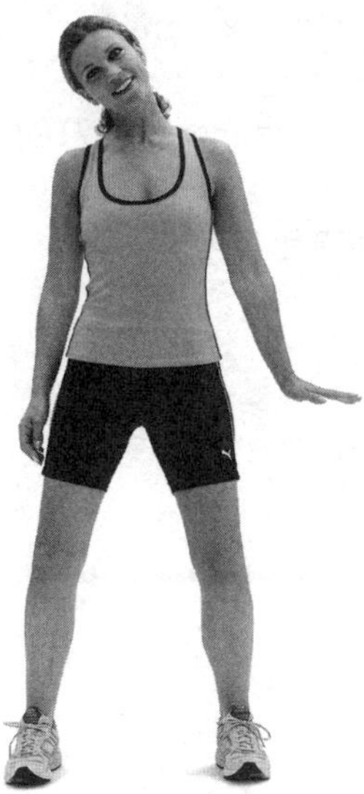

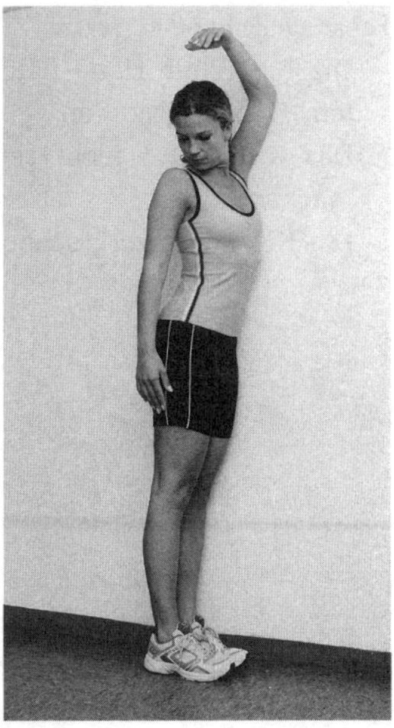

Ü 31: Dehnung – hintere Hals-Nacken-Muskulatur

Wirkung – Übungsziel: Dehnung der Rückwärtsbeuger des Kopfes und des Nackens

++ M. rectus capitis, M. obliquus capitis,

\+ M. splenius capitis, Mm. interspinales

1. Umfassen Sie mit einer Hand den oberen Teil des Nackens.
2. Mit der anderen Hand fassen Sie über den Kopf, sodass beide Ellbogen nach vorne zeigen.
3. Ziehen Sie nun das Kinn bei leicht geöffnetem Mund ein und schauen nach unten.
4. Ziehen Sie den Kopf so weit in Richtung Doppelkinn, dass Sie eine Dehnung in der Muskulatur am oberen Nacken spüren.

Fehlerquellen und Korrektur:

- Die fixierende Hand hält nicht fest oder greift zu weit unten / Hand korrigieren.
- Das Kinn wird nicht genügend herangezogen / Doppelkinn machen.
- Das Kinn wird vorgeschoben / Kinn heranziehen.

Übungshinweise

- ✗ Die Dehnung sollten Sie nur in der hinteren Nackenmuskulatur spüren. Falls Schmerzen, Schwindel oder ein Taubheitsgefühl im Halswirbelsäulenbereich auftreten, ist die Übung abzubrechen und die Ursache mit dem Arzt abzuklären.
- ✗ Streichen Sie mit den Fingerkuppen den Nacken von oben nach unten und zur Seite aus.
- ✗ Die längeren Anteile der hinteren Hals-Nacken-Muskulatur erreichen Sie durch folgende Übung. Setzen Sie sich dicht an die Rückenlehne und verschränken die Hände hinter dem Kopf. Beugen Sie den Kopf und den Nacken so weit wie möglich nach vorne, ohne aber mit den Händen am Kopf zu ziehen. Drücken Sie den Kopf fünf Sekunden gegen die Hände. Entspannen Sie und beugen Sie den Kopf und Nacken wieder so weit wie möglich nach vorne.
- ✗ Die tiefe Nackenmuskulatur kann bei Verspannungen Kopfschmerzen verursachen, sodass Sie Massage, leichte Mobilisation und Dehnung als Gegenmaßnahme versuchen können.

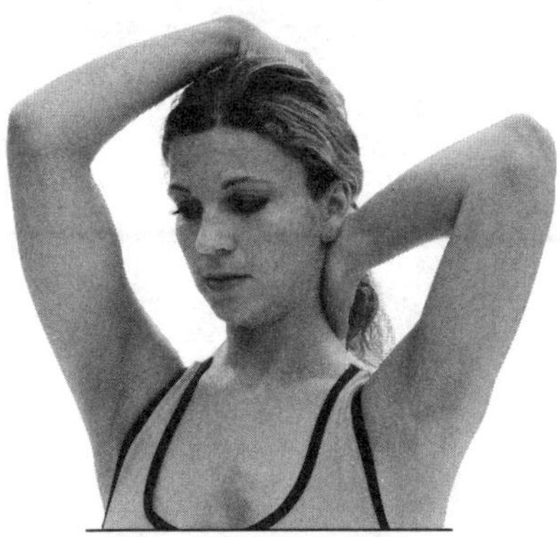

Ü 32: Dehnung – Brustmuskulatur

Wirkung – Übungsziel: Dehnung der Brustmuskulatur
++ M. pectoralis major

1. Stellen Sie sich mit der linken Seite zur Wand (oder Türrahmen).
2. Winkeln Sie den linken Arm an und legen Sie ihn etwa in einem 45-Grad-Winkel nach hinten an die Wand.
3. Drehen Sie nun leicht den Körper nach rechts, bis Sie eine Dehnung in der linken Brustmuskulatur spüren.

Fehlerquellen und Korrektur:

- Die Schulter wird nach vorne geschoben / Schulter nach hinten nehmen.

Übungshinweise

✗ Durch unterschiedliches Abwinkeln des Armes (waagrecht, nach oben, nach unten) werden verschiedene Anteile der Brustmuskulatur gedehnt.

✗ Alternativ können Sie die Drehdehnlagerung ausführen, s. S. 296.

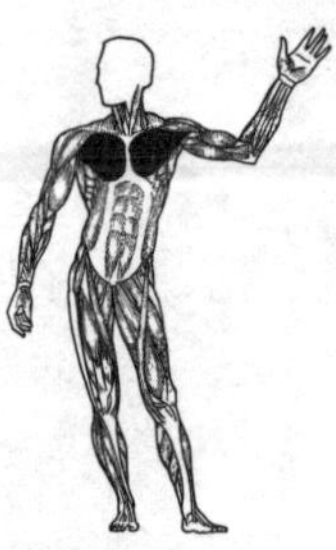

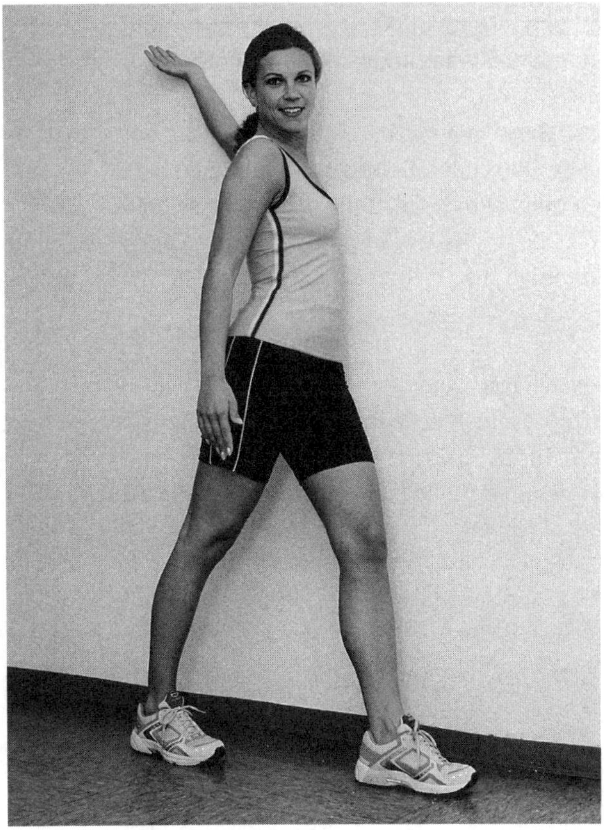

Ü 33: Dehnung – Gesäßmuskulatur

Wirkung – Übungsziel: Dehnung der tiefen Gesäßmuskulatur

++ M. piriformis,

+ M. glutaeus medius, M. glutaeus minimus,
M. glutaeus maximus, M. obturatorius

1. Setzen Sie sich auf eine Matte. Stellen Sie einen Fuß über das Knie des liegenden Beines auf den Boden.
2. Umfassen Sie das Knie und richten Sie sich auf.
3. Ziehen Sie das Knie sanft zur gegenüberliegenden Schulter, bis Sie deutlich eine Dehnung in der Gesäßhälfte des unteren Beines spüren.

Variation in Rückenlage:

Winkeln Sie in Rückenlage Ihr rechtes Bein an und fassen Sie es mit Ihrer linken Hand am Knie. Ziehen Sie das gebeugte Bein behutsam nach links, ohne dass die Gesäßhälften vom Boden abheben.

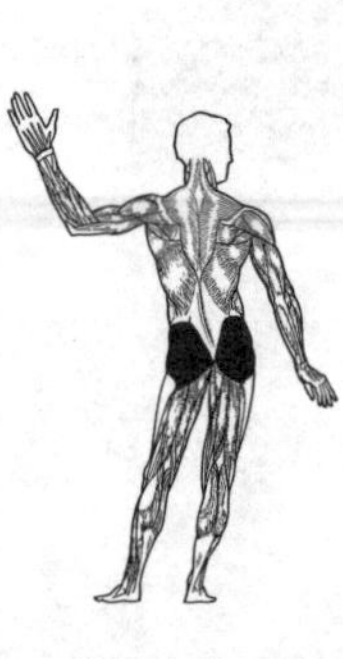

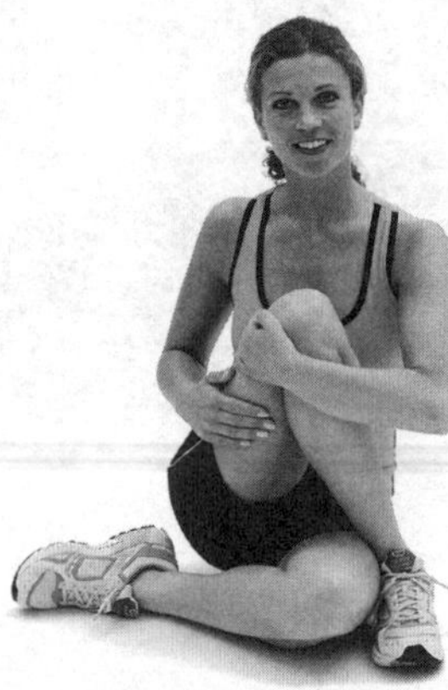

Fehlerquellen und Korrektur:

- Der Rücken ist rund / Brustbein im Sitzen nach vorne strecken.
- Der Fuß steht zu weit von der Hüfte entfernt / Fuß weiter heranstellen.

Übungshinweise

✗ Falls Schmerzen im Hüftgelenk oder in der Leiste auftreten, versuchen Sie die Dehnung in einer anderen Hüftstellung oder Sie unterlassen diese Übung.

✗ Beide Gesäßhälften haben Kontakt zum Boden. Durch Variation der Hüftbeugung (Fuß näher an das Becken heranstellen) werden unterschiedliche Teile der Gesäßmuskulatur gedehnt.

✗ Die Grundübung können Sie auch auf einem Hocker durchführen. Legen Sie das gebeugte rechte Bein mit der Außenseite auf einen Hocker. Neigen Sie den Oberkörper mit geradem Rücken im Hüftgelenk Richtung rechtes Knie.

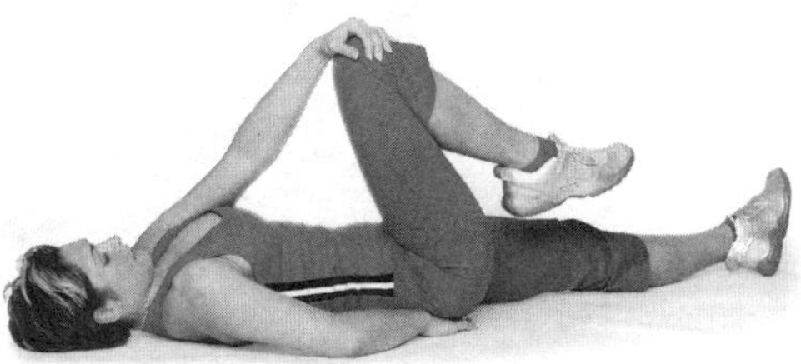

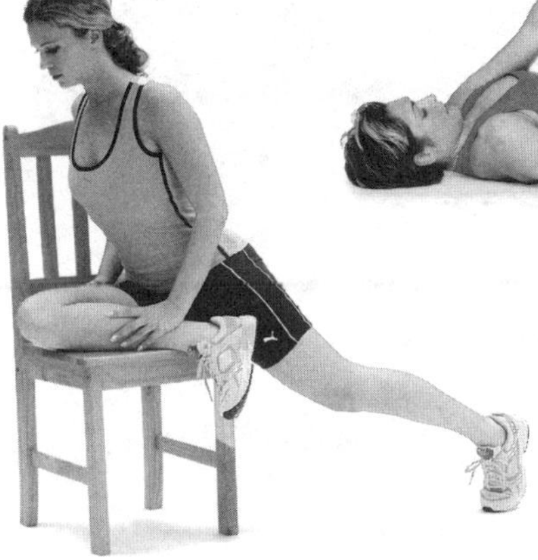

Ü 34: Dehnung – Innenseite Oberschenkelmuskulatur

Wirkung – Übungsziel: Dehnung der Schenkelanzieher (lange Anteile)
++ M. adductor longus, M. adductor magnus, M. gracilis

1. Stellen Sie sich mit weit gegrätschten Beinen frontal vor einen Stuhl oder Tisch. Die Füße zeigen nach vorne.
2. Stützen Sie sich mit den Unterarmen oder Händen ab und halten Sie den Oberkörper aufrecht.
3. Verlagern Sie Ihr Gewicht langsam auf das rechte Bein. Das linke Bein schieben Sie gestreckt nach außen, während Sie das rechte Bein immer weiter beugen, bis Sie deutlich eine Dehnung der langen Muskeln an der linken Oberschenkelinnenseite spüren.

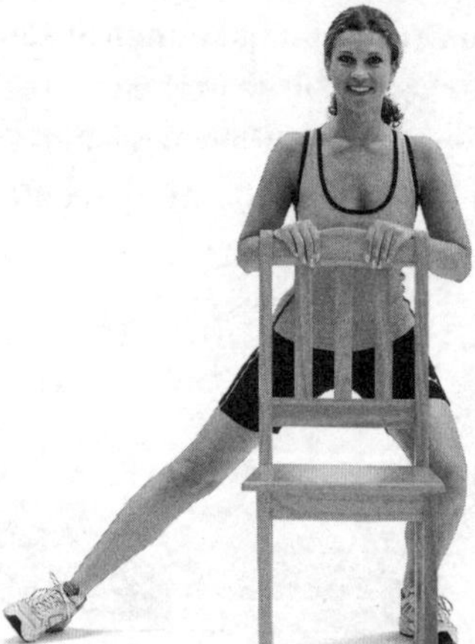

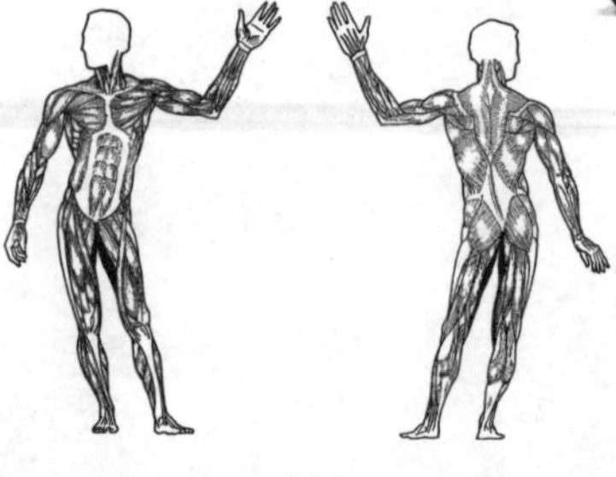

Fehlerquellen und Korrektur:

- Beine werden zu stark belastet / mehr Gewicht auf den Stuhl abgeben.
- Der Rücken wird nicht gerade gehalten / Oberkörper strecken.
- Das beugende Knie dreht nach innen oder außen / Beinachsenstellung beachten.

Übungshinweise

✗ Die Dehnung des M. gracilis als zweigelenkiger Muskel erfolgt bei gestrecktem Bein.

✗ Zum Anspannungs-Entspannungs-Dehnen wird das gestreckte Bein vorher 5 Sekunden gegen den Boden gepresst.

✗ Alternativ führen Sie die Übung im Sitzen durch.

✗ Zur Dehnung der kurzen Anteile (pectineus, adductor brevio) öffnen Sie die Beine so weit Sie können und drücken mit den Handaußenseiten die Oberschenkel auseinander.

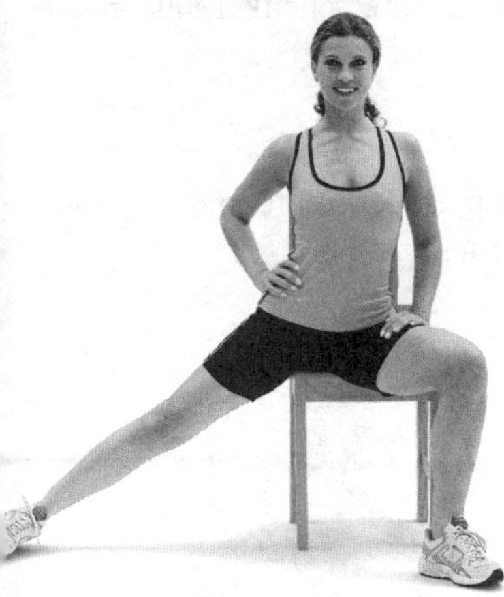

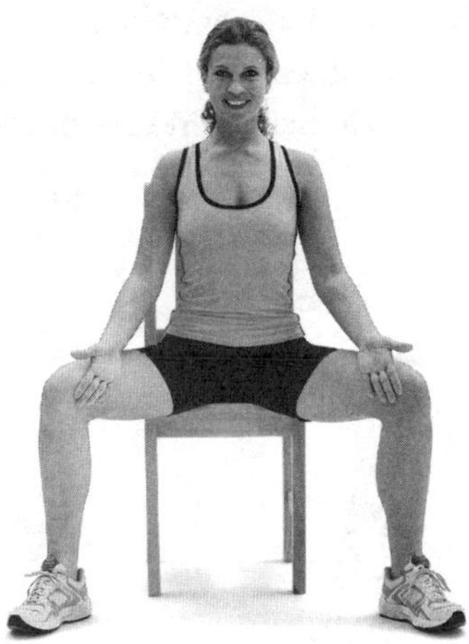

Ü 35: Dehnung – Vordere Hüftmuskulatur

Wirkung – Übungsziel: Dehnung des Hüftgelenkbeugers
++ M. iliopsoas (M. psoas major, M. iliacus)

1. Stützen Sie sich in weitem Einbeinkniestand auf dem vorderen Oberschenkel oder mit den Händen am Boden ab.
2. Schieben Sie die Hüfte nach vorne und unten, bis Sie deutlich eine Dehnung im geöffneten Hüftbereich spüren. Sie können die Streckung noch unterstützen, indem Sie die Hüftseite des hinteren Beines nach vorne und innen drehen.

Variation in Rückenlage:

Umfassen Sie in Rückenlage einen Oberschenkel, und ziehen Sie das Knie so weit wie möglich an die Brust heran. Das andere Bein drücken Sie gestreckt in den Boden hinein. Diese Dehnung bietet sich vor allem bei stark verkürzten Hüftbeugern an und ist auch als Testübung geeignet (Oberschenkel sollte nicht vom Boden abheben).

Variation auf dem Tisch / Bank:

Sie sitzen seitlich auf einem Tisch an der Kante und schieben das äußere Bein so weit wie möglich nach hinten.

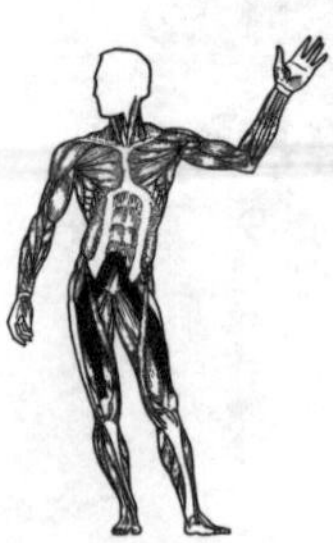

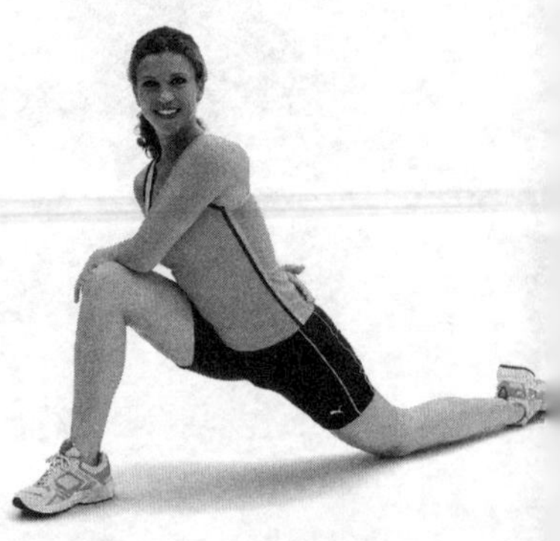

Fehlerquellen und Korrektur:

- Das vordere Bein wird zu stark gebeugt (Winkel im Knie zu spitz) / Bein weiter nach vorne stellen.
- Die Hüfte wird nicht gestreckt / die Hüfte nach vorne und innen schieben.

Übungshinweise

✗ Wenn Sie den Oberkörper zusätzlich zur offenen Seite neigen, bzw. davon wegneigen, erhalten Sie die unterschiedliche Anteile des Hüfbeugers (iliacus bzw. psoas).

✗ Zum Anspannungs-Entspannungs-Dehnen die Hüftmuskulatur anspannen, als ob Sie in der gestreckten Hüfte beugen wollten.

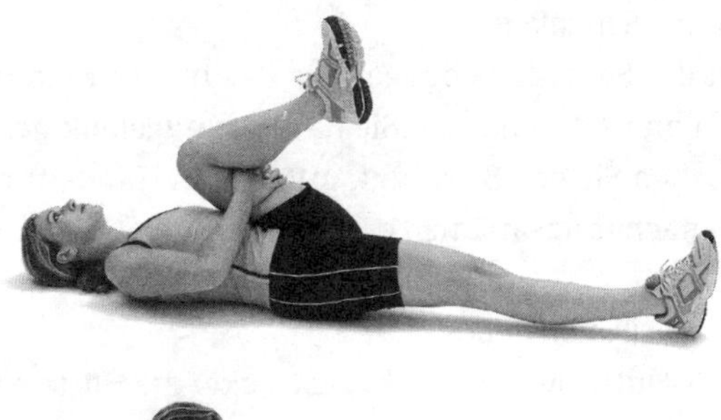

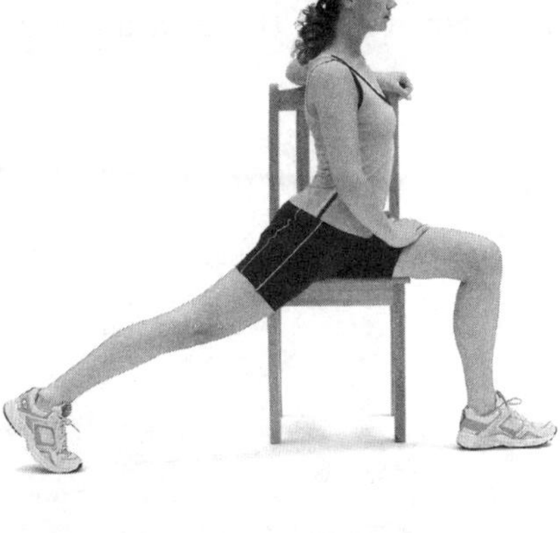

Ü 36: Dehnung – Vordere Oberschenkelmuskulatur

Wirkung – Übungsziel: Dehnung des Kniegelenkstreckers
++ M. rectus femoris

1. Knien Sie auf ein Kissen und halten Sie Ihr Gleichgewicht, indem Sie sich mit einer Hand an einem Stuhl oder am Oberschenkel abstützen.
2. Umfassen Sie das hintere Sprunggelenk. Strecken Sie die Hüfte nach vorne.
3. Bewegen Sie behutsam die Ferse in Richtung Gesäß, bis Sie deutlich eine Dehnung an der Vorderseite des Oberschenkels spüren.

Variation Seitenlage:

In der Seitenlage beugen Sie das untere Bein im rechten Winkel an und umfassen Sie das Sprunggelenk des oberen Beines. Ziehen Sie das Bein (ggf. mit beiden Händen) nach hinten und danach langsam die Ferse in Richtung Gesäß.

Fehlerquellen und Korrektur:

- Das Hüftgelenk ist nicht gestreckt / die Hüfte nach vorne schieben.
- Das Becken dreht nach hinten auf / die Hüfte nach innen drehen.

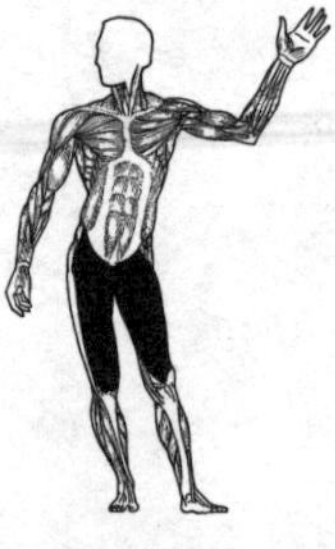

Übungshinweise

- Weichen Sie bei Kniegelenksbeschwerden auf eine Alternativübung, z. B. im Sitzen oder in Seitenlage aus.
- Zur Erleichterung kann der Fuß auch mit einem Handtuch zum Gesäß herangezogen werden.
- Zum Anspannungs-Entspannungs-Dehnen pressen Sie vor der Dehnung das rechte Fußgelenk für ca. 5 Sekunden gegen die Hand.

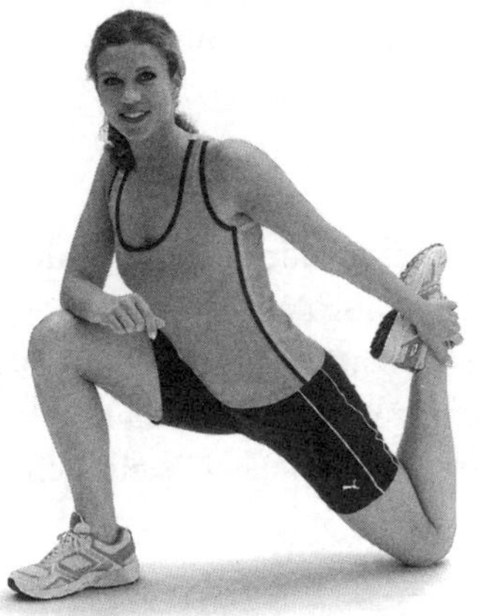

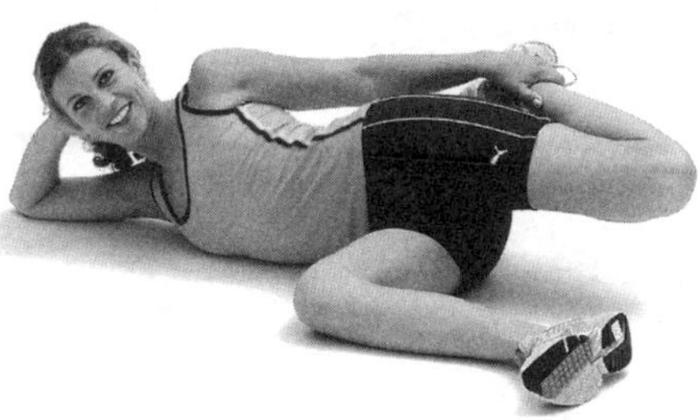

Ü 37: Dehnung – Hintere Oberschenkelmuskulatur

Wirkung – Übungsziel: Dehnung des Kniegelenkbeugers

++ Ischiocrurale Muskulatur (M. biceps femoris, M. semitendinosus, M. semimembranosus)

1. Stellen Sie im Kniestand ein Bein leicht gebeugt nach vorne und stützen Sie sich mit den Armen auf seitlich stehende Stühle ab.
2. Kippen Sie das Becken und den aufrechten Oberkörper so weit nach vorne, bis Sie deutlich eine Dehnung an der Rückseite des Oberschenkels spüren.

Variation Rückenlage:

Umfassen Sie den Oberschenkel mit beiden Händen (oder einem Handtuch) und strecken behutsam das gebeugte Bein nach oben. Ziehen Sie es in der Endposition behutsam zu sich heran. Als passive Langzeitdehnung rutschen Sie mit Ihrem Gesäß ganz an einen Türrahmen und strecken jeweils ein Bein.

Fehlerquellen und Korrektur:

- Die Hüfte wird nach hinten (auswärts) gedreht / das Becken stabil halten.
- Das Becken wird aufgerichtet (Rundrücken) / das Becken kippt nach vorne.

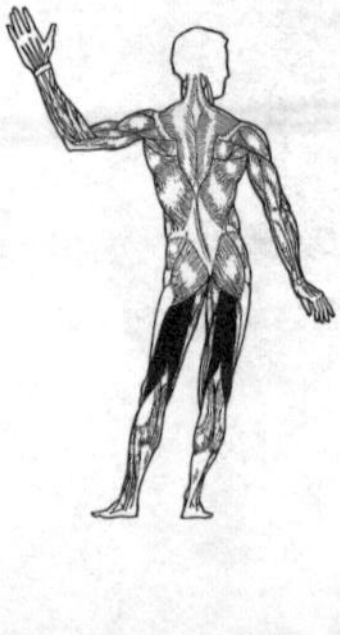

Übungshinweise

✗ Einseitige Verkürzungen der ischiokruralen Muskulatur können in Wechselbeziehung zu Iliosakralgelenksbeschwerden stehen und mit einer Veränderung der Gesamtstatik einhergehen.

✗ Ziehen Sie die Fußspitzen nicht hoch, da dies nur eine Verstärkung vortäuscht.

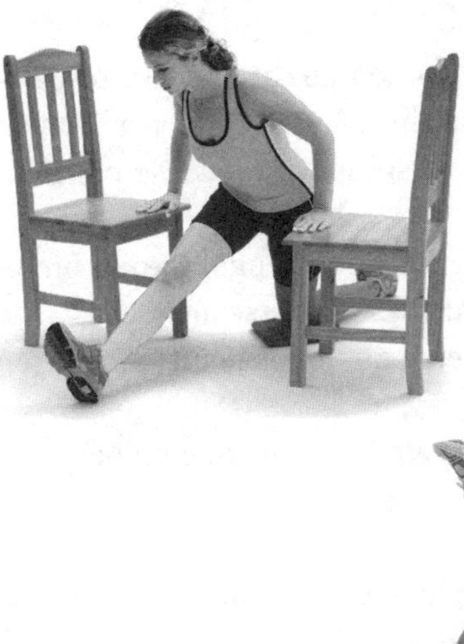

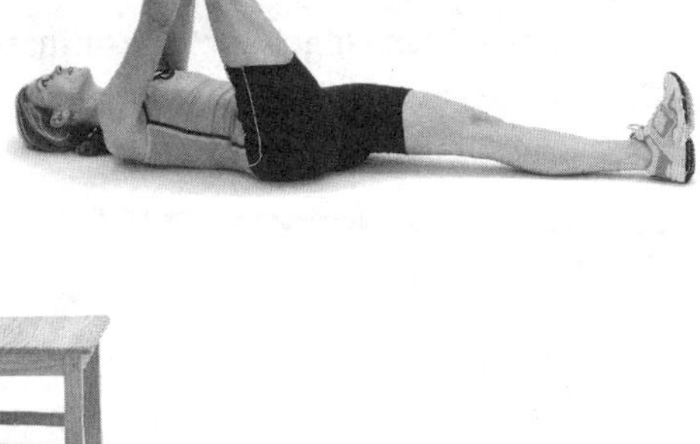

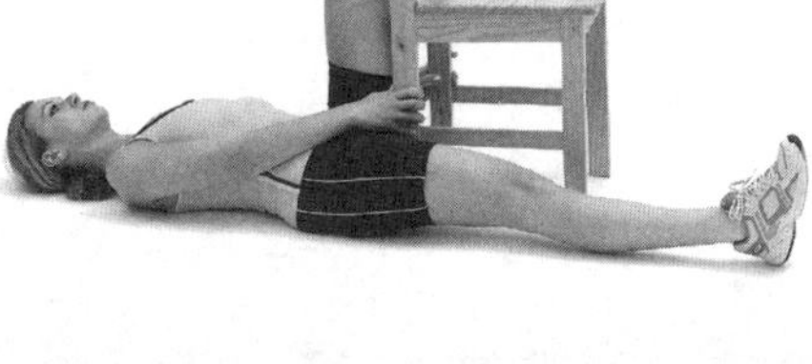

Ü 38: Dehnung Wadenmuskulatur

Wirkung – Übungsziel: Dehnung Wadenmuskulatur

++ M. gastrocnemius, M. soleus, + Mm. peroneus longus et brevis

1. Stellen Sie sich in Schrittstellung hinter einen Stuhl (an eine Wand). Beide Füße zeigen nach vorne und stehen mit der ganzen Sohle auf dem Boden. Das hintere gestreckte Bein und der Körper bilden eine Linie.
2. Bewegen Sie den Körper nach vorne und drücken Sie die hintere Ferse in den Boden, bis Sie einen Dehnreiz in der Wadenmuskulatur des hinteren Beines spüren. Halten Sie die Dehnung.
3. Wählen Sie eine enge Schrittstellung und beugen Sie das hintere Knie so weit, wie es ohne Anheben der Ferse möglich ist. Die Dehnung spüren Sie im Vergleich zu vorher jetzt im unteren Teil der Wadenmuskulatur.
4. Lockern Sie das Bein und wechseln Sie zum anderen Bein.

Fehlerquellen und Korrektur:

- Der Po wird nach hinten geschoben / die Hüfte nach vorne schieben.
- Das hintere Bein ist gebeugt / das hintere Bein strecken.
- Die hintere Ferse hebt ab / die ganze Fußsohle bleibt am Boden.

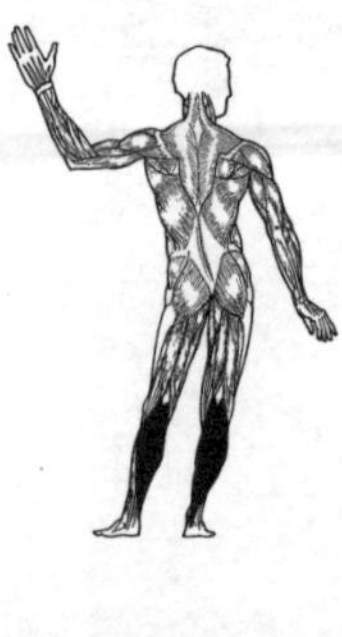

Übungshinweise

- ✗ Die Dehnung sollten Sie nur an der Rückseite der Wade und des Knies spüren. Ein Druckgefühl an der Vorderseite des Fußgelenks kann auf das Erreichen der vollen Beweglichkeit hinweisen.
- ✗ Eine Kniebeugung (wichtig beim Bücken und Heben) mit stabiler Fußstellung setzt eine ausreichend gedehnte Wadenmuskulatur voraus. Erfahrungsgemäß liegt hier bei vielen Menschen ein Defizit vor.
- ✗ Diese Dehnübung ist wichtig für Jogger und Walker zum Schutz vor Achillessehnenverletzungen und günstig für Menschen, die häufig einen Wadenkrampf bekommen.

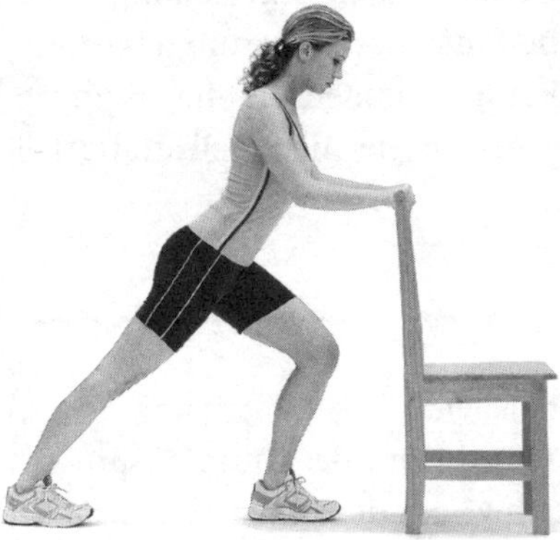

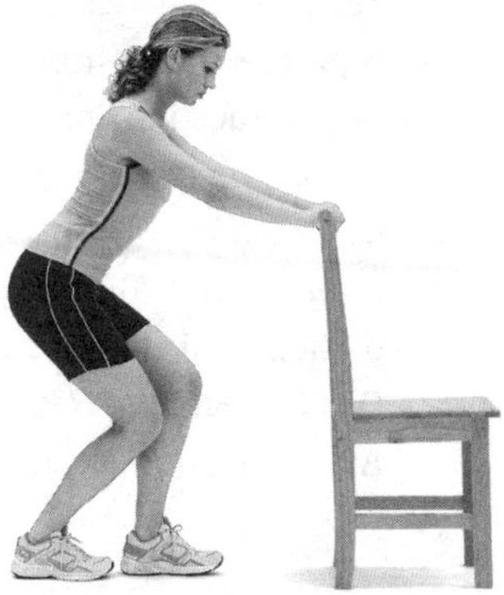

Trainingsprogramme

Im Lernprogramm wurden Ihnen Übungen mit unterschiedlicher Zielsetzung vorgestellt. Um Ihnen für das tägliche Heimtraining die Übungszusammenstellung zu erleichtern, wurden die folgenden Übungsprogramme ausgearbeitet. Sie versuchen, alle Aspekte eines zielgerichteten Rückentrainings abzudecken. Trainingsprogramme werden erfahrungsgemäß nur dann zu Hause regelmäßig durchgeführt, wenn sie nicht länger als zehn Minuten dauern. Sollte für Sie persönlich das Training einer anderen Muskelgruppe angezeigt sein, ergänzen Sie das Programm durch die entsprechende Übung. Das Funktionstraining bei Wirbelsäulenerkrankungen enthält Übungen, die speziell auf einige Krankheitsbilder ausgerichtet sind. Sie sollen Ihnen Hilfestellungen für ein effektives Heimtraining geben, das der Sicherung eines Behandlungsergebnisses dienen kann. Stimmen Sie die Übungen mit Ihrem Therapeuten ab. Trainieren Sie nicht selbsttätig bei akuten Schmerzen!

Hinweise zu den Trainingsprogrammen:

- Beachten Sie bei der Durchführung der Trainingsprogramme unbedingt die Hinweise, die Ihnen schon zu Beginn des Lernprogramms gegeben wurden!
- Bevor Sie mit einem Trainingsprogramm beginnen, üben Sie die darin enthaltenen Übungen erst im Lernprogramm. Falls Sie sich bei einer Übungsausführung unsicher fühlen, schauen Sie im Lernprogramm nach. Die angegebene Übungsnummer dient zum schnellen Auffinden der Übung.

- Wählen Sie die richtige Belastung und finden Sie Ihr persönliches Leistungsniveau! Führen Sie lieber einfachere Übungen «richtig» durch, als schwierigere Übungen «falsch». Auch Fehlbelastungen können zu Überlastungsschäden führen. Steigern Sie, um eine Intensivierung Ihres Programms zu erreichen, zuerst die angegebene Wiederholungszahl, bei dynamischen Übungen die Übungsdauer oder verkürzen Sie die Pausendauer.
- Überprüfen Sie durch regelmäßige Kontrolle Ihren Trainingszustand und gleichen Sie die Intensität des Trainings einem veränderten Ausgangsniveau an. Gehen Sie dabei langsam vor und vermeiden Sie Überbelastungen! Versuchen Sie bitte regelmäßig die Programme durchzuführen.

Beginnerprogramm Stabilisation (nach McGill 2007)

	Dauer	Wiederholungen	Pause
1. Katze und Pferd (S.129)	30 Sek.	5–8 x langsam	
2. Kniebeuge (18)	40 Sek.	15–20 x	
3. Curl-Up (13)	20 Sek.	10 x je Seite	
4. Seitstütz (20)	8–15 Sek.	3 x je Seite	15 Sek. Pause
5. Vierfüßler (7)	8–15 Sek.	3 x je Seite	15 Sek. Pause
6. Beckenlift (16)	8–15 Sek.	3 x	15 Sek. Pause

Basisprogramm Stabilisation

	Dauer	Wiederh.	Pause
1. Stabilisation im Stand (4)	20 Sek. je Seite	1–3 x	15 Sek. Pause
2. Stabilisation im Stand (5)	30–40 Sek.	1–3 x	15 Sek. Pause

	Dauer	Wiederh.	Pause
3. Beckenlift (16)	20 – 30 Sek. je Seite	1 – 3 x	15 Sek. Pause
4. Oberkörper heben (9)	30 – 40 Sek.	3 x	15 – 30 Sek. Pause
5. Wanddrücken (12)	40 Sek.	15 – 20 x 1 – 3 Serien	30 Sek. Pause
6. Beine herausschieben (14)	30 – 40 Sek.	3 x	30 Sek. Pause
7. Crunch (13)	30 – 40 Sek.	1 – 3 x	30 Sek. Pause
8. Kniebeuge (18)	30 – 40 Sek.	15 – 20 x	30 Sek. Pause
9. Vierfüßler (15)	15 – 30 Sek.	1 – 3 x	15 Sek. Pause
10. Seitstütz (20)	15 – 30 Sek. je Seite	1 – 3 x	15 Sek. Pause

Basisprogramm Beweglichkeit

	Dauer	Wiederh.
1. Mobilisation Halswirbelsäule (23)	5 x je Seite	
2. Dehnung seitliche Hals-Nacken-Muskulatur (30)	10 Sek. je Seite	1 – 5 x
3. Mobilisation Schultergürtel (24)		10 x
4. Mobilisation Brustwirbelsäule (25)	10 – 30 Sek.	
5. Mobilisation Lendenwirbelsäule (26)	10 – 30 Sek.	
6. Mobilisation Brustwirbelsäule (27)	30 Sek.	
7. Dehnung Gesäßmuskulatur (33)	10 Sek. je Seite	1 – 5 x
8. Dehnung hintere Oberschenkelmuskulatur (37)	10 Sek. je Seite	1 – 5 x
9. Dehnung vordere Hüftmuskulatur (35)	10 Sek. je Seite	1 – 5 x
10. Dehnung vordere Oberschenkelmuskulatur (36)	10 Sek. je Seite	1 – 5 x

Halswirbelsäulen-Programm

	Dauer	Wiederh.	Pause
1. Hals-Nacken-Muskulatur (1)	8 Sek.	1–3x	15 Sek. Pause
2. Hals-Nacken-Muskulatur (2)	8 Sek.	1–3x	15 Sek. Pause
3. Mobilisation Halswirbelsäule (23)		5x je Seite	
4. Dehnung seitliche Hals-Nacken-Muskulatur (30)	10 Sek. je Seite	1–5 x	
5. Dehnung hintere Hals-Nacken-Muskulatur (31)	10 Sek.	1–5 x	
6. Mobilisation Schultergürtel (24)		10 x	

Brustwirbelsäulen-Programm

	Dauer	Wiederh.	Pause
1. Kraulübung (11)	30–40 Sek. (15–20 x)	1–3x	30 Sek. Pause
2. Wanddrücken (12)	30–40 Sek. (15–20 x)	1–3x	30 Sek. Pause
3. Oberkörper aufrollen (10)	30–40 Sek. (10–15 x)	1–3x	30 Sek. Pause
4. Mobilisation Schultergürtel (24)		10 x	
5. Mobilisation Brustwirbelsäule (25)	10–15 Sek.	1–5 x	
6. Mobilisation Brustwirbelsäule (25)	10–15 Sek. je Seite	1–5 x	
7. Mobilisation Brustwirbelsäule (27)	10–15 Sek. je Seite	1–5 x	
8. Dehnung Brustmuskulatur (32)	10 Sek. je Seite	1–5 x	

Lendenwirbelsäulen-Programm

	Dauer	Wiederh.	Pause
1. Beine herausschieben (14)	30–40 Sek.	3x	30 Sek. Pause
2. Crunch (13)	30 Sek. 10–15x	3x	30 Sek. Pause
3. Oberkörper heben (9)	30–40 Sek.	3x	15–30 Sek. Pause
4. Oberkörper aufrollen (10)	30–40 Sek. (10–15x)	1–3x	30 Sek. Pause
5. Beckenlift (16)	30–40 Sek. / (10–15x)	1–2x	30 Sek. Pause
6. Beckenboden (17)	10 Sek.	1–5 x	
7. Seitstütz (20)	15–30 Sek. je Seite	1–3x	15 Sek. Pause
8. Mobilisation Lendenwirbelsäule (25)	10–30 Sek.		
9. Mobilisation Lendenwirbelsäule (26)	10–30 Sek.		
10. Mobilisation Lendenwirbelsäule – ISG (29)	30 Sek.		
11. Dehnung Gesäßmuskulatur (33)	10 Sek. je Seite	1–5 x	
12. Dehnung vordere Hüftmuskulatur (35)	10 Sek. je Seite	1–5 x	

Kräftigungsprogramm dynamisch

	Dauer	Wiederh.	Pause
1. Käfer-Crunch (14)	30 – 40 Sek. (15 – 20 x)	1 – 3 x	30 Sek. Pause
2. Crunch (13)	30 – 40 Sek. (15 – 20 x)	1 – 3 x	30 Sek. Pause
3. Oberkörper aufrollen (10)	30 – 40 Sek. (10 – 15 x)	1 – 3 x	30 Sek. Pause
4. Diagonal Aufrollen (10)	30 – 40 Sek. (10 – 15 x je Seite)	2 x	30 Sek. Pause
5. Diagonales Arm-Bein-Heben (6)	30 – 40 Sek. (20 x)	1 – 3 x	30 Sek. Pause
6. Beckenlift (16)	30 – 40 Sek. (10 – 15 x je Seite)	2 x	30 Sek. Pause
7. Beinrückheben (8)	30 – 40 Sek. (15 – 20 x)	2 x	30 Sek. Pause
8. Bein- und Rumpfseitheben (21)	30 – 40 Sek. (10 – 15 x je Seite)	2 x	30 Sek. Pause
9. Einbeinkniebeuge (18)	30 – 40 Sek. (15 – 20 x)		30 Sek. Pause
10. Liegestütz (19)	30 – 40 Sek. (15 – 20 x)		30 Sek. Pause
11. Unterarmstütz (22)	15 – 30 Sek.	1 – 3 x	15 Sek. Pause
12. Seitstütz (29)	15 – 30 Sek. je Seite	1 – 3 x	15 Sek. Pause

Übungsprogramm bei Bandscheibenvorwölbung oder -vorfall

Zu beachten: Schmerzfreiheit während und nach dem Üben, keine abrupten Beuge-, Streck- und Drehbewegungen, Vorsicht vor Stauchbelastungen durch Sprünge und Hüpfen (Belastungsspitzen), eher leichte Lordose bei Übungen.

- Übungen zur Körperwahrnehmung (s. Übungen S. 117)
- Übungen zur Mobilisation der Wirbelsäule im Liegen, später im Stehen und Sitzen (besonders in Streckung, auch in alle eingeschränkten Richtungen, d. h. Beugung, Seitneigung, Rotation) (s. Übungen S. 122)
- Übungen zur Aktivierung der lokalen Stabilisatoren (Vorsicht in Akutphase – Druckverstärkung) (s. Übungen S. 133)
- Übungen zur Ansteuerung und Aktivierung der Rumpfmuskulatur (s. Übungen S. 244)
- Übungen zur Verbesserung der Koordination (statische Balance, dynamische Balance, Übungen mit Widerständen und Gleichgewichtsreaktionen) (s. Übungen S. 229)
- Lokale Ausdauer (Übungen mit geringer Intensität, über 30 Wiederholungen) und allgemeine Ausdauer (s. S. 188)
- Entspannung

Übungsprogramm bei Abnutzung der Wirbelsäule («Verschleiß», «Arthrose»)

Zu beachten: Keine starken axialen Stoßbelastungen, behutsam Hohlkreuz- und Rotationsbelastungen, Bewegungseinschränkungen respektieren, in schmerzfreier Position trainieren, bei Beweglichkeitsübungen ist leichter Dehnschmerz tolerierbar, der sofort wieder vergehen muss.

- Übungen zur Mobilisation (erst Flexion, auch Extension und dreidimensionale Bewegungen) (s. Übungen 122)
- Übungen zur Koordination (Körperwahrnehmung, statische und dynamische Balance, später Übungen mit Widerständen und Gleichgewichtsreaktionen) (s. Übungen 229)

- Übungen zur segmentalen Stabilisation (s. S. 133)
- Allgemeine muskuläre Kräftigung und Dehnungsübungen (s. Kapitel 6)
- Lokale Ausdauer (Übungen mit geringer Intensität, über 30 Wiederholungen) und allgemeine Ausdauer (Walking, Laufen)
- Entspannung der verspannten Rückenmuskulatur

Übungsprogramm bei Funktionellen Schmerzsyndromen der Wirbelsäule (Wirbelblockierung, Muskelhartspann, Verspannungen)

Zu beachten: Wichtig ist die Klärung der Ursachen (Diagnose).

- Entspannungsübungen zur Beschwerde- und Schmerzlinderung
- Übungen zur Entspannung und Lockerung der verspannten Rumpf- und Nackenmuskulatur
- Übungen zur Mobilisation (erst Flexion, auch Extension und dreidimensionale Bewegungen) (s. Übungen 122)
- Übungen zur Koordination (Körperwahrnehmung, statische und dynamische Balance, später Übungen mit Widerständen und Gleichgewichtsreaktionen) (s. Übungen 229)
- Übungen zur segmentalen Stabilisation
- Allgemeine muskuläre Kräftigung und Dehnungsübungen (s. Kapitel 6)

Übungsprogramm bei Gefügelockerung / Segmentlockerung (Instabilität)

Zu beachten: Keine extremen Gelenkendstellungen, Vorsicht beim Training mit Gewichten (Übungen sehr langsam durchführen).

- Übungen zur Körperwahrnehmung
- Übungen zur segmentalen Stabilisation
- Übungen zur Koordination (statische und dynamische Balance, später Übungen mit Widerständen und Gleichgewichtsreaktionen, alles zuerst in physiologischer Lordose, später mit segmentaler Bewegung)

- Übungen zur Kräftigung (auch mit Seilzügen, Thera-Band, Hanteln und Kraftmaschinen)

Übungsprogramm bei Spondylolyse, Spondylolisthesis (Wirbelgleiten)

Zu beachten: keine übermäßigen Drehbewegungen (Rotationen), keine Überstreckungen, eher Übungen zur Entlordosierung, Vorsicht bei Stauchbelastungen (Sprünge), kein schweres Heben und Tragen von Lasten.

- Übungen zur Entspannung und Lockerung der verspannten Rumpf- und Nackenmuskulatur
- Übungen zur segmentalen Stabilisation
- Übungen zur Koordination (statische und dynamische Balance, später Übungen mit Widerständen und Gleichgewichtsreaktionen, alles zuerst in physiologischer Lordose, später mit segmentaler Bewegung)
- Übungen zur Kräftigung (auch mit Seilzügen, Thera-Band, Hanteln und Kraftmaschinen)
- Übungen zur Dehnung (z. B. der Hüftbeugemuskulatur)

Nach der Rückenschule aktiv bleiben

Körperliche Aktivität in der Freizeit ist eine sehr gute Möglichkeit, Rückenschmerzen vorzubeugen. Aus diesem Grunde ist der Aufbau einer langfristigen gesundheitssportlichen Aktivität ein Ziel der Rückenschule. Sollten Sie an der Rückenschule und am Rückentraining Geschmack gefunden haben, dann bieten Ihnen Sportvereine, Volkshochschulen, Fitnessstudios und Krankenkassen entsprechende weiterführende oder ergänzende Bewegungs- und Sportangebote. Nutzen Sie die vorhandenen Angebote und lassen Sie sich bei der Suche nach Ihrem persönlichen Bewegungsprogramm von fachkundigen Sportlehrern und Krankengymnasten beraten. Das Wichtigste beim Erlernen einer neuen Sportart ist, dass Sie Spaß daran haben.

Dass es dennoch nicht so leicht ist, regelmäßig Sport zu treiben, zeigt die geringe Anzahl der «wirklich» Sporttreibenden (max. 10–30 Prozent) in Deutschland (Schlicht 2003, Woll 1998). Das kann viele Gründe haben: der erwartete Nutzen stellt sich nicht ein («Das Programm bringt nichts»), das Vertrauen in die eigene Person ist gering («Das schaffe ich nicht»), man ist nicht zufrieden («Dort gefällt es mir nicht»), die Intensität des Sportprogramms ist zu hoch oder zu niedrig oder die Motivation lässt nach («Ich kann mich nicht aufraffen»).

Sollten Sie solche Gedanken bei sich feststellen, können Ihnen folgende Strategien helfen: Überprüfung des erwarteten Nutzens («Ist mein erwarteter Nutzen realistisch?»), Belohnung mit angenehmen Dingen (z.B. Theaterbesuch, guter Wein), Registrieren des eigenen Verhaltens (z.B. in einem Tage- oder Trainingsbuch), Festlegung konkreter Ziele («In 8 Wochen will ich 40 Minuten laufen können»), Beobachtung der Veränderungen («Was hat sich denn verbessert?»), konkrete Maßnahmen, mit schwierigen Situationen umzugehen («Was mache ich, wenn es regnet?»), Bewegungsgelegenheiten schaffen (z.B. feste Stunden einplanen und Verabredungen treffen) oder die Selbstverpflichtung («Ich verpflichte mich, bis zum Sommer dabeizubleiben») (Fuchs 2003, Kanfer 2000). Auf Seite 78 finden Sie Tipps, die Ihnen beim Durchhalten helfen.

Für Ihre weiteren Sportangebote wollen wir Ihnen einige Hinweise mit auf den Weg geben:

- Lassen Sie sich vor Aufnahme einer sportlichen Betätigung sportärztlich untersuchen. Auch der Gesundheitssport birgt Risiken, wenn körperliche Störungen vorliegen. Achten Sie auf Ihre eigenen Körpersignale. Schmerzen während oder nach einer sportlichen Betätigung sind meist ein Indiz für eine falsch ausgeführte Technik, für eine Überlastung und eine vermutlich nicht geeignete Sportart.

- Haben Sie längere Zeit pausiert, machen Sie nicht den Fehler und messen sich an Ihren früheren Leistungen. Es zeigt sich leider sehr häufig, dass Menschen, «die etwas für ihre Gesundheit, ihr Wohlbefinden und ihre Leistungsfähigkeit tun wollen», sich bei der Bewegung und beim Sport überfordern. Sie muten sich nicht nur zu hohe Intensitäten zu, sondern überschreiten auch noch den für sie geeigneten Umfang. Je ungeübter Sie sind, desto behutsamer sollten Sie sich an Ihre Belastbarkeit herantasten. Die für die Gesundheit notwendige Belastung liegt deutlich unter der eigenen Leistungsfähigkeit. Lassen Sie es am Anfang ruhig angehen nach dem Motto «Mäßig aber regelmäßig».
- Ausdauersportarten wie Laufen (Jogging), schnelles Gehen (Walking), Wandern, Nordic Walking, Radfahren, Schwimmen und Skilanglauf sind ideale Gesundheitssportarten. Sie verbessern die Leistungsfähigkeit des Herz-Kreislauf-Systems, sind schonend gegenüber dem Bewegungsapparat, leicht zu erlernen, in jedem Alter zu betreiben und benötigen keine teure Ausrüstung. Schon zwei- bis dreimal 20 bis 30 Minuten Bewegung pro Woche haben positive gesundheitliche Auswirkungen. Die Höhe der Belastung (Intensität) lässt sich hier sehr gut durch die Pulsmessung kontrollieren. Der Wert für die ideale Belastungsintensität richtet sich nach Ihrem Lebensalter und Ihrer Leistungsfähigkeit. Er lässt sich näherungsweise durch die einfache Formel berechnen: Pulsschläge pro Minute = 180 minus Lebensalter (+ / – 10).

  Sie sollten sich bei dieser Intensität wohlfühlen, gut atmen und sich mit einem Partner unterhalten können. Verteilen Sie Ihre Trainingseinheiten auf mehrere Tage und gönnen Sie Ihrem Körper auch wohlverdiente Erholungspausen.

- Denken Sie vor einer körperlichen Belastung auch an ein entsprechendes fünf- bis zehnminütiges Aufwärmprogramm. Gut aufgewärmt macht zudem jede sportliche Tätigkeit viel mehr Spaß.

- Voraussetzung für die Durchführung einer Sportart ist neben der korrekten Ausführung der jeweiligen Technik auch eine begleitende ausgewogene Dehn- und Kräftigungsgymnastik.
- Wenn Ihnen eine Sportart gefällt, begeben Sie sich in die Obhut eines ausgebildeten Trainers oder Sportlehrers, z. B. im Sportverein, einer Freizeitsportgruppe oder eines professionellen Anbieters. Nur so können Sie sicher sein, dass sich nicht falsche Bewegungsabläufe einschleichen, die ungünstige Belastungssituationen für Ihre Wirbelsäule darstellen.

Wir stellen Ihnen einige Sportarten vor, wobei die jeweilige Wirbelsäulenverträglichkeit durch «Sternchen» (*) gekennzeichnet ist. So sehen Sie schnell auf einen Blick, wo Vorsicht angebracht ist und welche Sportart Sie in der Regel in Absprache mit Ihrem Arzt bedenkenlos ausüben können. Dass diese Beurteilung nur sehr allgemein gehalten sein kann, versteht sich von selbst. Eine individuelle Beurteilung bedarf der genauen Betrachtung vieler Faktoren wie Alter, körperliche Voraussetzungen, Leistungsniveau, Dauer der Belastungseinwirkung usw.

Beurteilung:

***	sehr empfehlenswert
**	empfehlenswert
*	unter bestimmten Voraussetzungen zu empfehlen
+	Vorteile, Empfehlungen, positiv
–	Nachteile, negativ

Bodybuilding / gerätegestütztes Krafttraining

Durch Bodybuilding/Krafttraining kann in kürzester Zeit die konditionelle bzw. motorische Grundeigenschaft «Kraft» verbessert werden. Wie bei allen Sportarten steht auch beim Krafttraining (mit Hanteln oder mit Maschinen) die Technik der Ausführung an erster Stelle. Das mag zunächst verwunderlich klingen, da es sich größtenteils um relativ einfache Bewegungsabläufe handelt, aber durch die zusätzlichen Gewichte kann es nicht nur bei ungünstiger Haltung zu Spitzenbelastungen in der Wirbelsäule kommen (s. a. S. 169). Druckmessungen zeigen, dass beim Latissimus-Trainer ein höheres Gewicht zu einer Entlastung der Wirbelsäule führt, während beim Rotationstrainer die Wirbelsäulenbelastung mit dem Gewicht ansteigt (Rohlmann 2001).

Beurteilung: **

+ nur mit korrekter Ausführung der Bewegung
+ schnelle Kräftigung der Muskulatur
+ Spaß am Arbeiten mit Maschine
– Überlastungsgefahr durch zu hohe Gewichte und ungünstige Haltungen

Fußball

Prinzipiell fördert Fußball den ganzen Körper: Ausdauer, Koordination und Kraft. Verletzungen der Wirbelsäule sind im Fußball eher selten (Hess 2000). Problematisch für die Strukturen der Wirbelsäule sind die schnellen und abrupten Bewegungen, die rotatorischen Kräfte beim Schuss, Körpertäuschungen sowie die Einwirkung durch den Gegner. Für die Wirbelsäule entscheidend ist neben einer guten Beweglichkeit eine gute Stabilisationsfähigkeit.

Beurteilung: **

+ Voraussetzung ist eine gut funktionierende Rumpfmuskulatur.
– Abrupte Drehbewegungen und Stoßbelastungen stellen eine starke Belastung für die Wirbelsäule dar.

Gehen / Walking / langsames Jogging / Nordic Walking / Tanzen

Rhythmisch-dynamisches Gehen, Wandern und vor allem der leichte, langsame Ausdauerlauf (Jogging) setzen am gesamten Bewegungssystem wichtige Reize und zählen zu den Sportarten, die in vielen Reha-Kliniken schon mit Bandscheibenpatienten durchgeführt werden.

Achten Sie bei Walking darauf, dass Sie zuerst mit den Fersen aufsetzen und dann harmonisch über den ganzen Fuß zum Ballen hin abrollen. Beim Nordic Walking sollten Sie bei der Stockführung nicht unnötig die Schultern heben und den Stock nicht zu senkrecht einsetzen. Beim langsamen Jogging ist sowohl der Fersenlauf als auch der Vorfußlauf geeignet. Laufschuhe mit einem Dämpfungssystem können Stoßbelastungen reduzieren (s. S. 169), da gerade beim normalen Jogging die Wirbelsäulenbelastung deutlich erhöht ist (Rohlmann 2001). Sprechen Sie Ihren Arzt auf eventuell vorhandene Fußachsenfehlstellungen wie Knick- oder Senkfuß an, denn diese müssen gegebenenfalls durch entsprechende orthopädische Einlagen behoben werden. Laufen Sie auch nicht zu viel auf Asphalt, sondern bevorzugen Sie weichen, federnden Waldboden!

Tanzen ist eine ideale Sportart, da Sie nicht nur Ihre Koordination, Ausdauer und Beweglichkeit schulen, sondern durch die Musik und die Begleitung eines Partners auch in Ihrer Stimmung gefördert werden.

Beurteilung: ***

+ kann überall ausgeführt werden

+ fördert den Stoffwechsel
+ trainiert das Herz-Kreislauf-System
+ Musik wirkt stimmungshebend
– vermeiden Sie schlechte, abgelaufene Schuhe
– Vorsicht bei Fußgelenkfehlstellungen
– bei Übergewicht behutsam beginnen

Golf

Ein relativ hoher Prozentsatz der Golfer klagt über Rückenprobleme, je nach Altersgruppe bis zu 40 Prozent. Grund dafür ist die hohe Energieleistung, die der Bewegungsablauf beim Schwung mit Dreh- und Überstreckbewegungen dem Körper abverlangt. Die meiste Energie wird dabei von der Rumpf- und Beinmuskulatur erbracht. Golf ist sicher eine Herausforderung für den Bewegungsapparat. Die am meisten beanspruchten Strukturen in der Wirbelsäule sind die Bandscheiben und die Wirbelgelenke. Doch wie bei jeder Sportart, hängt viel von der richtigen Bewegungstechnik ab. Die immer noch verbreitete mechanische Technik-Vermittlung führt leicht zu Verkrampfungen, schwungorientierte Lehrweisen vermindern dieses Problem. So ist das Wichtigste, besonders für einen Anfänger, unter professioneller Anleitung die für ihn optimale und damit auch rückenfreundliche Schwungtechnik zu trainieren, bei der Sie flüssig durchschwingen. Weiterhin sollten sich gerade Golfer vor dem Spiel immer gut aufwärmen.

Beurteilung: *
+ gutes Mentaltraining, erfordert hohe Konzentrationsfähigkeit
+ eine korrekte Technik ist das «A und O» dieser Sportart
+ stehen Sie zentriert mit Ihrem Oberkörper über dem Becken, halten Sie Balance
– hohe Belastung durch Schwungbewegung

- vermeiden Sie Bewegungen, bei denen Sie regelmäßig Schmerzen spüren

Radfahren

Das Radfahren erlebt in den letzten Jahren einen wahren Boom, es ist «in», mit dem Rad unterwegs zu sein. Das Rad ist nicht nur umweltfreundlich, sondern auch ein ideales Sportgerät. Es entlastet den Stützapparat und eignet sich hervorragend zum Ausdauertraining. Voraussetzung dafür ist allerdings, dass es auf Sie und Ihre Bedürfnisse zugeschnitten ist. Auf jeden Fall sollte es die richtige Rahmenhöhe besitzen und optimal eingestellt sein. Nicht bedenkenlos ist das Benutzen von Rennrädern, da sich dort die Wirbelsäule meist in einer kyphotischen Stellung befindet. Unebenheiten auf der Straße werden nicht mehr axial gedämpft, sondern quer zur vorgesehenen Dämpfung in den Bandscheiben abgefedert. Arm-, Schulter- und Rumpfmuskulatur leisten durchweg statische Arbeit, was die ohnehin bei vielen Menschen verspannte Schulter-Nacken-Muskulatur noch zusätzlich belastet. Maßgeblich beteiligt an dieser gesundheitlich beeinträchtigend wirkenden Beanspruchung ist das «Kopf in den Nacken ziehen». Auch hier gilt, dass die Wirbelsäule ihre natürliche Form, d. h. ihre physiologische Schwingung, behalten sollte. Durch einen Gesundheitslenker oder das Abstützen an der waagrechten Lenkerstange des Rennrads kann das Becken gekippt, der Oberkörper aufgerichtet und der Kopf in Verlängerung der Wirbelsäule gehalten werden. Ein gutgepolsterter oder gefederter Sattel sorgt zusätzlich für eine Dämpfung.

Das Fahren im Gelände ist allgemein mit höheren axialen Stoßbelastungen verbunden. Auf der anderen Seite werden gerade beim Mountainbiking sehr stark die Oberschenkel, Bauch- und Rückenmuskulatur eingesetzt, bei Steigungen zusätzlich die Arm- und Schultermuskulatur. Es fördert außerdem im hohen Maß die Geschicklichkeit und Koordination. Das Mountainbike fängt im Vergleich zum Rennrad durch seine weniger hart aufgepumpten breiten Reifen Stöße wiederum besser ab und ermöglicht dem Rücken somit eine bessere Dauerhaltung.

Beurteilung: **

- + einfache Bewegung, schnell erlernbar
- + trainiert das Herz-Kreislauf-System
- + hohe Anforderung an Koordination und Geschicklichkeit beim Mountainbiking
- – ungünstige Belastung bei Rennrädern
- – Gesundheitslenker und aufrechte Position sind Voraussetzung

Reiten

Das Reiten hat einen hohen ganzheitlichen Wert, da es neben physischen auch psychische Reize vermittelt sowie die Natur und Umwelt miteinschließt. Im Reitsitz (Spreizsitzhaltung) werden während des Reitens die Gesäß-, Oberschenkel- und Rumpfmuskulatur gekräftigt, die Bandscheiben in rhythmischem Wechsel axial be- und entlastet und das Haltungs- und Körpergefühl hinsichtlich einer aufrechten Sitzhaltung geschult. Das Reiten mit seiner dynamisch-rhythmischen Bewegungsstimulation und der ständigen Korrektur der Balance stellt eine besonders günstige Belastung für die Muskulatur und die Wirbelsäule dar.

Beurteilung: ***

- + ideal für Haltungsschulung (Rückenschule zu Pferde)
- + Training der rumpfstabilisierenden Muskulatur
- + hohe Anforderung an Koordination und Geschicklichkeit
- – speziell ausgewählte Pferde
- – hoher Aufwand

Schwimmen

Keine Sportart wird in so engen Zusammenhang mit der Therapie von Rückenleiden gebracht wie das Schwimmen. Durch den Auftrieb des Wassers ergibt sich eine optimale Entlastung der Bandscheiben bei gleichzeitiger muskulärer Aktivität der Extremitäten. Es ist jedoch nicht jede Stilart bedingungslos zu empfehlen. Das Delphinschwimmen ist wegen der auftretenden Hyperlordosierung (übermäßiges Hohlkreuz) nicht empfehlenswert. Das Brustschwimmen mit ständig angehobenem Kopf kann nicht nur zu schmerzhaften Verspannungen in der Nackenmuskulatur führen, sondern ist ebenso mit einer Hohlkreuzbelastung verbunden. Achten Sie beim Brustschwimmen auf ruhige Gleitphasen, in denen sich Ihr Kopf zum Ausatmen im Wasser befindet. Kraul- und sogar besser noch Rückenschwimmen sind uneingeschränkt zu empfehlen. In speziellen Angeboten der Schwimmvereine können Sie eine entsprechende Rückenschwimmtechnik erlernen.

Beurteilung: ***
+ Kraul- und Rückenschwimmen
– Brustschwimmen mit Vorbehalt
– Rückenschwimmen in überfüllten Bädern kaum möglich

Skilanglauf/Skiwandern

Skilanglauf ist die Sportart im Winter, in der sich ideal Fitnesstraining, Abhärtung, psychische Erholung und Naturerlebnis verbinden. So verwundert es nicht, dass sie immer mehr Anhänger aller Altersstufen findet. Wie beim Langlaufen wird ideal die Rumpfmuskulatur trainiert. Bereiten Sie sich auf die Wintersaison durch ein gezieltes Aufbautraining vor.

Beurteilung: ***
+ trainiert das Herz-Kreislauf-System und die Koordination

- bei fehlender Hüftbeweglichkeit kann es zu Überlastungen der kleinen Wirbelgelenke kommen

Skilauf alpin

Beim alpinen Skilauf wirken hohe Belastungen (axiale Stoß- und Druckbelastungen, Kyphosierung, Rotation, kombinierte Bewegungen) auf die Bandscheiben ein. Unebenheiten der Piste oder gar Buckelpistenfahren führen zu Spitzenbelastungen, die eine vorgeschädigte Bandscheibe nur bedingt verkraften kann. Andererseits kommt es zur rhythmisch-dynamischen Belastung und Entlastung der Bandscheibe. Entscheidend scheint uns in jedem Fall zu sein, dass der Skiläufer neben einer kräftigen Beinmuskulatur auch über eine guttrainierte Rumpfmuskulatur verfügt, um seinen Rumpf in allen Situationen stabilisieren zu können. Für den Freizeitskiläufer bedeutet das ein kontinuierliches vorwinterliches Vorbereitungstraining. Des Weiteren sollte sich der Skiläufer in einer Skischule die richtige «rückenfreundliche» Schontechnik aneignen und bei der Geländewahl präparierte und weiche Pisten, ohne viel Unebenheiten, bevorzugen.

Beurteilung: *

\+ sehr gut trainierte Bein- und Rumpfmuskulatur
\+ richtige Skitechnik (evtl. Schontechnik)
\+ richtige Geländewahl
– keine Buckelpiste

Tennis

Tennis stellt im Gegensatz zu den vorher beschriebenen Sportarten höhere Anforderungen an die Wirbelsäule. Die Dynamik, welche vom Schlagarm ausgeht, muss von der Rumpfmuskulatur kompensiert werden, damit keine Verdrehungen und daraus resultierende Überbeweglichkeiten (Hypermobilitäten) in den unteren Wirbelsäulenabschnitten entstehen. Die Vor- und Seitneigung bei einer Vergrößerung der Reichweite geht mit sehr hohen Spannungskräften am Faserring der Bandscheibe einher. Beim Aufschlag und Schmetterschlag wird über die Bogenspannung der Krafteinsatz vergrößert, was mit einer extremen Hohlkreuzbelastung von Bandscheiben und kleinen Wirbelgelenken gekoppelt ist (Steinbrück 2000). Voraussetzung ist also eine kräftige Rumpfmuskulatur und gute segmentale Stabilisatoren.

Beurteilung: *

+ Voraussetzung ist eine gute Rumpfmuskulatur
+ eine korrekte Technik ist das «A und O» dieser Sportart
+ Aufschlag und Überkopfbewegungen am Ende des Trainings
+ sportmedizinische Untersuchung (ggf. auch abweichende Beweglichkeitswerte einzelner WS-Abschnitte beachten)
– Drehbewegungen in gebückter Haltung stellen eine starke Belastung für die Bandscheiben dar
– abrupter Antritt und Stopp belasten Kapsel-Band-Apparat
– Hartplätze und Teppichböden meiden

Windsurfen

Das Windsurfen ist als Sport insofern empfehlenswert, als es aufgrund vorwiegend statischer Muskelarbeit zu einer guten Kräftigung der rumpfstabilisierenden Muskulatur führt. Das Hauptrisiko liegt im Erlernen dieser Sportart. Beim Aufholen des Segels aus dem Wasser wird der Rücken vom Anfänger meist rund gehalten. Durch diese kyphotische Stellung der Wirbelsäule und das zusätzliche Gewicht des Segels kommt es zu sehr hohen Druckbelastungen der unteren Bandscheiben. Auch beim aufrechten Stehen kann es zur Kyphosierung, ggf. gekoppelt mit einer kompensatorischen Hyperlordose in der Lendenwirbelsäule, kommen. Gerade bei diesem Sport ist es wichtig, sich an geschulte Instruktoren zu wenden, um die Technik richtig und schnell zu erlernen. Der geübte Fahrer sollte schon bei mäßigem Wind ein Hüft-Sitztrapez benutzen, um seinen Rücken zu entlasten. Auch bei wärmeren Außen- und Wassertemperaturen kann eine Unterkühlung der Rumpfmuskulatur nur dadurch vermieden werden, dass der Surfer einen Neoprenanzug trägt.

Beurteilung: ** für geübte Fahrer / * für Anfänger

+ Voraussetzung ist eine gute Technik
+ ein Sitztrapez entlastet den Rücken
+ der Neoprenanzug schützt vor Unterkühlung
+ das Rigg sollte sich in Schulterhöhe befinden
– Überschätzung der eigenen Fähigkeiten (zu großes Segel bei zu viel Wind)

Entspannung

Gönnen Sie sich eine kleine Lesepause. Wann haben Sie das letzte Mal am helllichten Tag vor sich hin geträumt? Lehnen Sie sich im Stuhl zurück, schließen Sie Ihre Augen und versuchen Sie, für kurze Zeit alles um sich herum zu vergessen. Stellen Sie sich in Gedanken ein schönes Erlebnis oder einen schönen Ort vor und lassen Sie für einige Minuten die Bilder vor Ihren Augen vorüberziehen, bevor Sie mit Ihren Gedanken wieder zurückkehren.

Spannung und Entspannung sind zwei Pole des Lebens, nur ein gleichmäßiger Wechsel, die richtige Balance von Spannung und Entspannung, bedingt die Lebensfähigkeit des menschlichen Organismus. Störungen des hochdifferenzierten Gleichgewichtes, sogenannte Dysbalancen, wirken sich negativ auf den Organismus aus.

Häufig resultieren daraus Beeinträchtigungen und Befindlichkeitsstörungen wie Kopfschmerzen, Verspannungen, Anfälligkeit für Infektionskrankheiten, Herzklopfen und Herzjagen, Krampfanfälligkeit, Magenbeschwerden, Nacken-, Schulter-, Rückenschmerzen usw.

Besonders bei der Entspannung entdecken wir den Zusammenhang zwischen Geist und Körper, Leib und Seele. Eine Entspannung unseres Körpers, unserer Muskulatur ist nicht möglich, wenn wir gleichzeitig unter psychischer Hochspannung stehen; umgekehrt lässt eine verhärtete und verspannte Muskulatur keine psychische Gelöstheit zu. Dieser Zusammenhang zwischen psychischer und physischer Entspannung gibt uns jedoch die Möglichkeit, einen der beiden Pole entspannend zu beeinflussen, wenn wir an dem jeweils anderen Pol gezielt durch eine Entspannungsmaßnahme angreifen.

Aufgrund der bisherigen Beschreibung lässt sich Entspannung definieren als ein Zustand ganzheitlichen Wohlbefindens, einer physischen und psychischen Gelöstheit. Entspannung bedeutet vor allem die Fähigkeit, mit den täglich anfallenden Belastungen umgehen zu können, d. h. zwischendurch bei noch so drängenden Problemen abschalten zu können. Entspannung schafft eine Grundlage für Wohlbefinden und Lebensfreude zur Erhaltung und Verbesserung der allgemeinen Lebensqualität. Sie fördert damit in breitem Maß Schutzfaktoren, welche die Bewältigung der auftretenden Belastungen erleichtern.

Mit der Untersuchung von Entspannungsverfahren und deren physiologischer Auswirkung wurde schon früh begonnen. J. H. Schultz (Autogenes Training), E. Jacobson (Progressive Relaxation), J. Wolpe (Differenzielle Entspannung) usw. leisteten hier Pionierarbeit. Folgende organisch-physiologische Veränderungen sind bei der Anwendung eines Entspannungsverfahrens zu beobachten:

- Durch die vielfältige Funktion unserer Skelettmuskulatur besitzt unsere Muskulatur im Normalzustand eine Grundspannung, den Grundtonus. Infolge von Stress, Zwangshaltungen, heftigen Erregungen usw. ist der Grundtonus überhöht, Dysbalancen oder Dauerkontraktionen können entstehen. Entspannungsmethoden bewirken durch eine Desensibilisierung der Muskelspindeln eine *Verringerung des Muskeltonus,* der sogar noch unter den Grundtonus absinken kann, jedoch immer über einer lebensnotwendigen Mindestspannung bleibt.
- Generell wirkt Entspannung *stabilisierend auf die Kreislaufregulation,* was sich in einer Abnahme der Herzfrequenz und des Blutdruckes ausdrückt.
- Die Atmung wird insgesamt ruhiger. Dies äußert sich durch eine *Abnahme der Atemfrequenz, Zunahme der Atemtiefe* und eine Verlagerung der Atembewegungen in Richtung *Bauchatmung.*
- Durch die verminderte sympathische Aktivität, die auch den Tonusverlust der Muskulatur bewirkt, kommt es zu einer Er-

weiterung der Blutgefäße in der Peripherie. Diese *Gefäßerweiterung*, auch Vasodilatation genannt, führt zu dem Wärmegefühl, welches wir oft als Kribbeln in Händen und Beinen feststellen können. Die Wärmeentwicklung kann sogar mit geeigneten Messinstrumenten gemessen werden und beträgt zwischen 2 und 6 °C. Weiterhin ist eine Verringerung der Leitfähigkeit der Haut festzustellen, was wiederum Rückschlüsse auf eine Abnahme der Schweißdrüsenaktivität zulässt.

- Jede bewusste Handlung wird über einen komplizierten Vorgang in unserem Gehirn gesteuert. Die Weiterleitung von Umweltreizen sowie deren Verarbeitung im Gehirn erfolgt dabei über elektrische Impulse, die über ein EEG (Elektoenzephalogramm) aufgezeichnet werden können. Dabei wurde festgestellt, dass Entspannung zu einer *Verringerung der Hirnstromaktivität* führt. Für den Entspannungszustand ist das Stadium kurz vor dem Einschlafen charakteristisch.
- Durch die allgemein verringerte Aktivität des Organismus kommt es zu einer *Senkung des Energieverbrauches* um bis zu 30 Prozent.

Bewirkt werden diese entspannenden Veränderungen im Organismus durch einen Teil des vegetativen Nervensystems, den man *Parasympathikus* oder auch Vagus nennt. Im Gegensatz dazu bereitet sein Gegenspieler, der *Sympathikus*, unseren Körper auf Belastung und Arbeit vor: Der Herzschlag wird beschleunigt, die Muskulatur aktiviert und besser durchblutet, die Atmung und der Blutdruck gesteigert. Die Wirkung von Entspannungsmethoden zeigt sich also in einer Reduzierung der sympathischen und in der Förderung der parasympathischen Aktivität.

Mit fortlaufender Entspannung zeigen sich auch zunehmend psychische und emotionale Wirkungen wie Gefühle zunehmender körperlicher und geistiger Gelöstheit, Wohlbefinden und Ausgeglichenheit, das Gefühl von Ruhe und Muße und einer Gelassenheit gegenüber Außenreizen. Sie lernen, Ihre Aufmerksamkeit zielgerichteter zu lenken und verbessern dadurch die eigene Lernfähigkeit und Gedächtnisleistung. Nach der Entspannung fühlen Sie sich erholt und haben das Gefühl von geistiger Frische, Vitalität und Lebensfreude.

Im Rahmen der Rückenschule haben Entspannungsverfahren unterschiedliche Aufgaben:

- Entspannung ist eine Möglichkeit, den Teufelskreis von Stress, Muskelverspannung, Befindensstörung und Schmerz zu unterbrechen. Beobachtbare Effekte nach 2- bis 3-wöchiger regelmäßiger Übungszeit sind beispielsweise ein besseres physisches und psychisches Befinden, das Gefühl innerer Ruhe, weniger muskuläre Verspannungen, weniger Einschlaf- und Durchschlafprobleme.
- Entspannung kann helfen, chronische Schmerzzustände zu lindern oder zu beseitigen. Entspannung führt durch eine Erhöhung der Schmerztoleranz zu einer Reduktion des Schmerzerlebens und zur Entwicklung der Fähigkeit, trotz Schmerzen leistungs- und genussfähig zu bleiben.
- Entspannung ermöglicht es dem Menschen, die Aufmerksamkeit nach innen zu lenken, um ablaufende psychophysische Prozesse überhaupt erst wahrnehmen zu können.

Jeder Mensch verfügt über die Fähigkeit zu entspannen. Entspannung ist nichts Geheimnisvolles, sondern ein natürlicher Vorgang, der im Menschen tagtäglich abläuft.

Übungsvorbereitung und -durchführung

Die Übungssituation

Die erfolgreiche Durchführung von Entspannungsmethoden erfordert von Ihnen eine ungeteilte Aufmerksamkeit. Sie machen es sich leichter, wenn Sie Störreize und Ablenkungen schon von vornherein auszuschalten versuchen. Schaffen Sie sich eine Insel der Stille und stellen Sie eine angenehme Übungsatmosphäre her. Wählen Sie einen ruhigen, leicht abgedunkelten, gutgelüfteten (keine Zugluft, keine offene Türen) und wohltemperierten Raum, in dem Sie sich gerne aufhalten. Sind Sie daheim nicht alleine, bitten Sie Ihre Familienmitglieder während der Übungszeit nicht zu stören und Besucher oder Telefonanrufer auf später zu vertrösten. Sind Sie alleine, stellen Sie das Telefon in einen anderen Raum und stellen ggf. die Türklingel ab. Am Arbeitsplatz sollten Sie die Mailbox einschalten, in der Mittagspause üben oder einen nicht für jedermann zugänglichen Raum aufsuchen.

Als Unterlage sind Fellmatten oder Decken geeignet, die so groß sein sollten, dass man bequem, in entspannter Lage darauf Platz findet. Um ein Einsinken zu verhindern, darf die Unterlage nicht zu weich sein, aber auch nicht zu hart, damit ein Entspannen überhaupt möglich ist. Wichtig ist eine bequeme Kleidung, die nicht zu eng anliegt und ausreichend wärmt. Ziehen Sie Ihre Schuhe aus, streifen Sie sich warme Socken über Ihre Füße und legen Sie Brille, Uhr und sonstige störende Gegenstände ab. Sollten Sie trotz warmer Kleidung frieren, können Sie sich unter eine Decke kuscheln.

Übungshäufigkeit und Übungsdauer

Regelmäßiges und systematisches Üben ist eine Voraussetzung für das erfolgreiche Erlernen von Entspannung. Ihre präventive Wirkung entfalten Entspannungsmethoden erst dann, wenn sie zum selbstverständlichen Bestandteil des Tagesablaufes gehören. Sind sie durch längeres Üben automatisiert, können sie auch in Stresssituationen, z.B. Prüfungen, Vorträge und wichtige Besprechungen, bewusst eingesetzt werden. Versuchen Sie, täglich einmal, besser aber mehrmals zu üben. Benutzen Sie in der Anfangs- und Einübungsphase immer dieselben Zeiten, in denen Sie aber auch nicht erschöpft sein sollten. Es eignet sich die Zeit nach dem Aufstehen, in der Mittagspause, vor dem Feierabend oder vor dem Einschlafen. Personen mit Schlafstörungen benutzen die Entspannung gerne als Einschlafhilfe. Die Übungsdauer beträgt zwischen 10 und 20 Minuten.

Entspannungslagen

Die Übungsposition sollte bequem und schmerzfrei sein. Die Rückenlage hat den Vorteil, dass die Haltemuskulatur entlastet ist und die Atmung frei und ruhig ablaufen kann. Die Arme liegen dabei leicht angewinkelt neben dem Körper, die Beine sind leicht geöffnet. Auf Wunsch können kleine Kissen den Nacken oder die Knie (Stufenlagerung) unterstützen. Ein Sessel mit Kopf- und Armstütze eignet sich ähnlich gut zum Üben. Dabei sollten die Füße in jedem Fall auf dem Boden stehen, die Schulter nicht durch zu hohe Armlehnen angehoben sein, Rücken und Kopf bequem durch den Sessel unterstützt werden. Im Büro eignet sich der nach vorn gebeugte Sitz mit auf dem Tisch aufgelegten Armen (Stirn auf den Händen) oder der «Droschkenkutschersitz». Diesen beobachtete der Vater des autogenen Trainings, Johannes Heinrich Schultz, bei den Wienern Droschkenkutschern, die sich in ihrer Sitzposition sehr gut entspannen konnten. In Sitzhaltung werden die Beine leicht geöffnet. Nach einem Räkeln und Strecken lassen Sie den Oberkörper aus dem aufrechten Sitz mit einer Ausatmungsbewegung senkrecht in sich zusammenfallen. Die Arme liegen locker auf den Oberschenkeln. Wichtig ist bei allen Entspannungslagen, dass Sie sich wohl fühlen. Korrigieren Sie

Ihre Lage so lange, bis Sie eine angenehme Entspannungslage gefunden haben.

Entspannungskontrollen

Eine entspannte Lage und eine ruhige Atmung kennzeichnen allgemein einen entspannten Zustand. Den Entspannungszustand der Muskulatur können Sie ungefähr bestimmen, indem Sie höchste Erregung auf der einen Seite, minimale Aktivität auf der anderen Seite als Maßstab heranziehen und beide miteinander vergleichen (s. S. 128). Bei zunehmender Entspannung nimmt auch die Wahrnehmung für Vorgänge im Körper zu. Herzklopfen bzw. deutliches Spüren des Herzschlages ist nichts Beunruhigendes. Der Herzschlag ist ein natürlich ablaufender Vorgang. Auftretende Magengeräusche, starker Speichelfluss und häufiges Schlucken bei der Entspannung sind Begleiterscheinungen der vegetativen Umstellung und somit ganz normal. Um die Speichelbildung zu vermindern, können Sie die Zunge leicht nach oben an den Gaumen legen.

Schwierigkeiten, die das Üben stören können

Bei der Wahl der Übungssituation haben wir schon versucht, äußere Störfaktoren so weit wie möglich auszuschließen. Es kann jedoch immer wieder vorkommen, dass andere Faktoren die Entspannung stören. Gerade zu Beginn der Übungsphase kann es vorkommen, dass Ihnen Gedanken durch den Kopf gehen, die nichts mit der Übung zu tun haben. Versuchen Sie nicht die Gedanken zu unterdrücken, sondern betrachten Sie sich wie ein Zuschauer und lassen Sie sie danach vor Ihrem inneren Auge vorüberziehen wie Wolken am Himmel. Kommt es wiederholt zum ungewollten Einschlafen, liegt vielleicht ein Schlafdefizit vor. Verkürzen Sie dann die Übungszeit oder wechseln Sie die Entspannungslage. Fühlen Sie sich allgemein während der Entspannung unwohl, sollten Sie sich selbständig zurücknehmen.

Zurücknehmen

Während der Entspannung befinden Sie sich in einer Art Trance-Zustand, der noch längere Zeit anhalten kann. Durch die Zurücknahme geben Sie Ihrem Organismus die Möglichkeit, sich wieder auf seinen Normalzustand einzupendeln. Eine Ausnahme bildet die Entspannung direkt vor dem Einschlafen. Das Zurücknehmen erfolgt in der Weise, dass Sie sich räkeln, strecken und wie beim morgendlichen Erwachen langsam nach allen Seiten drehen oder indem Sie nacheinander die folgenden Schritte durchführen: «*Arme fest*» (Fäuste ballen und lösen), «*Atem tief*» (einmal kräftig einatmen und ausatmen), «*Augen auf*» (bewusstes Öffnen der Augen). Legen Sie anschließend noch eine kurze Phase der Besinnung ein.

Einstimmung – Umschalten

Nachdem Sie eine angenehme Entspannungslage gefunden haben, ist es wichtig, eine ruhige und eine auf das Üben eingestimmte innere Haltung zu erreichen. In der Zeit, die Sie für Ihre Entspannung reserviert haben, sind nur Sie wichtig. Verbannen Sie also alle Alltagsgedanken aus Ihrem Kopf und lenken Sie Ihre Aufmerksamkeit ganz nach innen. Lassen Sie sich während des Übens nicht zeitlich unter Druck setzen, sondern stellen Sie sich vor, die Zeit stehe still. Lassen Sie alles so geschehen, wie es geschieht, denn Ihr Organismus regelt alles von ganz alleine. Machen Sie sich auch frei von dem Gedanken, dass es bei jeder Übung zu einem intensiven Entspannungsgefühl kommen muss. Setzen Sie sich nicht selbst unter Druck, da Sie sonst unweigerlich Ihren Sympathikus aktivieren, der der Entspannung ja entgegenarbeitet. Nehmen Sie das Üben wie es ist, mal intensiver, mal weniger intensiv.

Die Progressive Relaxation (PR) oder Tiefenmuskelentspannung

Ein Ziel der Muskelentspannungsmethode nach Jacobson ist es zu lernen, Spannungszustände in der Muskulatur zu lokalisieren und diese eigenständig durch bewusstes Entspannen zu beheben.

Um Spannungs- und Entspannungszustände im Körper sowie die dabei auftretenden Empfindungen wahrnehmen zu können, werden die Muskeln des Körpers in einer ganz bestimmten Reihenfolge nacheinander angespannt und wieder entspannt. Diese Vorgehensweise, sowie das Wissen um die zunehmende Entspannung in einer Muskelgruppe nach mehrmaliger Anspannung und die daraus resultierende entspannende Beeinflussung benachbarter Muskelgruppen, gaben dem Entspannungsverfahren die Bezeichnung «progressiv». Die aufeinanderfolgende Bearbeitung einzelner Muskelbereiche ermöglicht es dem Übenden, seine ganze Aufmerksamkeit auf die zu entspannende Muskulatur zu richten. Das bewusste vorherige Anspannen der Muskulatur ist deshalb so wichtig, da ein Muskel nach einer starken Belastung ermüdet («postisometrische Entspannung») und in der Regel der Übende den Entspannungseffekt dadurch viel deutlicher spürt, da der Kontrast beider Zustände eine bessere Wahrnehmung zulässt (Kontrastwahrnehmung). Es kommt häufig vor, dass man sich subjektiv zwar ruhig fühlt, die Muskulatur jedoch über den Grundtonus hinaus angespannt ist. Bei vollständiger Entspannung sinkt der Muskeltonus auf ein Minimum ab.

Das Grundverfahren umfasst insgesamt 16 Muskelgruppen, die, beginnend mit der dominanten Hand, so lange beübt werden, bis jede Muskelgruppe tief entspannt ist. Indem die ursprünglichen 16 Muskelgruppen durch Zusammenfassung auf sieben bzw. vier Muskelgruppen reduziert werden, ist es bei etwas Übung möglich, den ganzen Körper in nur etwa 10–15 Minuten zu entspannen.

Ein Entspannungsverfahren ist dann besonders wirkungsvoll, wenn man es im Alltag einsetzen kann. Die aktive Auseinandersetzung mit der Umwelt geschieht meist in Form von Bewegung, die durch Muskelkontraktionen ausgelöst wird. Dafür ist ein bestimmtes Quantum an Spannung und Energie notwendig. Überflüssige Spannung in der zur Bewegungsausführung benötigten Muskulatur sowie zusätzlich aktivierte Muskelgruppen, die eigentlich nicht benötigt werden, erhöhen den Spannungszustand, den wahrnehmbaren Stress. Jacobson nannte die Durchführung seines Verfahrens im Alltag «Differenzielle Entspannung». Dabei werden unterschiedliche Bewegungsformen an verschiedenen Orten durchgeführt, analysiert und auf überflüssige Spannungszustände überprüft. Anschließend werden diese Spannungszustände beseitigt. Für uns ist es wichtig festzuhalten, dass wir Entspannungsverfahren, in diesem Fall die Tiefenmuskelentspannung, auch im Alltag anwenden sollten, wenn wir aufkommende Stresszustände spüren. Wir haben dadurch ein breiteres Übungsfeld, das Spannungsniveau wird wieder auf das optimale Maß reduziert, und bei Erregungszuständen können wir gelassener reagieren.

Anspannen und Entspannen

Der Übungszyklus des «Anspannens und Loslassens» einzelner Muskelgruppen läuft in zwei Phasen ab.

- In der Anspannungsphase lenken Sie Ihre Aufmerksamkeit auf die anzuspannende Muskulatur, die Sie dann langsam anspannen. Steigern Sie kontinuierlich die Spannung, solange Sie das entstehende Spannungsgefühl noch als angenehm empfinden. Halten Sie die Spannung etwa 8 Sekunden und achten Sie auf eine gleichmäßige Atmung. Nehmen Sie bewusst das Gefühl der Anspannung wahr. In etwa können Sie sich dabei folgende Frage stellen: Wie fest, wie hart ist meine Muskulatur und wie fühlt sich die Spannung an? Beim Anspannen einer

Muskelpartie sollte der restliche Körper entspannt bleiben. Sollten in einer Muskelgruppe Schmerzen oder Krämpfe auftreten, reduzieren Sie die Intensität, die Anspannungszeit oder brechen das Üben dieser Muskulatur ganz ab. Oberstes Ziel ist Ihr Wohlbefinden.

- Zu Beginn der Entspannungsphase lassen Sie alle Spannung aus der aktivierten Muskulatur herausströmen. Beobachten Sie, wie sich der Zustand der Entspannung anfühlt, welche Unterschiede Sie gegenüber der vorherigen Anspannung wahrnehmen und welche Vorgänge sich in Ihrer Muskulatur abspielen. Die Phase der Entspannung dauert etwa zwei- bis dreimal so lange wie die Anspannungsphase, d. h. etwa 20 – 30 Sekunden.

Anschließend wird der Zyklus «Anspannen-Entspannen» nochmals wiederholt. In der Regel reicht eine Wiederholung aus, jedoch kann bei ganz hartnäckigen Fällen verspannter Muskulatur dieses Verfahren mehrmals angewendet werden, bis die betreffende Muskelgruppe tief entspannt ist. So wurde es ursprünglich von Jacobson vorgeschlagen. Haben Sie alle Muskelgruppen bearbeitet, wandern Sie in einer Art «Checkliste» nochmals alle Muskelgruppen der Reihe nach durch und nehmen den Spannungszustand wahr. Spüren Sie Unterschiede zum Beginn der Übung? Nehmen Sie sich anschließend wie gewohnt zurück.

Das 7-Muskelgruppen-Verfahren

1. *Muskelgruppe:* Rechte Hand, Unterarm und Oberarm
   ‹Ballen Sie die rechte Hand zur Faust, winkeln Sie den Unterarm an und drücken Sie den Arm gegen die Unterlage›
   (Alternative: Faust ballen und den ganzen Arm gestreckt gegen die Unterlage drücken, Faust ballen)
2. *Muskelgruppe:* Linke Hand, Unteram und Oberarm
   ‹Ballen Sie die linke Hand zur Faust, winkeln Sie den Unterarm an und drücken Sie den Arm gegen die Unterlage›

3. *Muskelgruppe:* Gesicht
‹Machen Sie ein ganz kleines Gesicht oder ein Gesicht, als ob Sie jemanden nicht küssen wollen›
(Alternative: Zähne zusammenbeißen, Lippen aufeinanderpressen, Nase rümpfen, Augen zusammenkneifen, Stirn runzeln)
4. *Muskelgruppe:* Hals, Nacken
‹Ziehen Sie das Kinn Richtung Brust und drücken Sie den Hinterkopf leicht gegen die Unterlage›
5. *Muskelgruppe:* Schultern, Rumpf
‹Machen Sie den Rumpf hart wie ein Brett – ziehen Sie die Schulterblätter nach hinten unten, spannen Sie den Bauch an und kneifen Sie den Po zusammen›
6. *Muskelgruppe:* Rechtes Bein
‹Ziehen Sie die Zehen heran und drücken Sie das gestreckte Bein nach unten gegen den Boden›

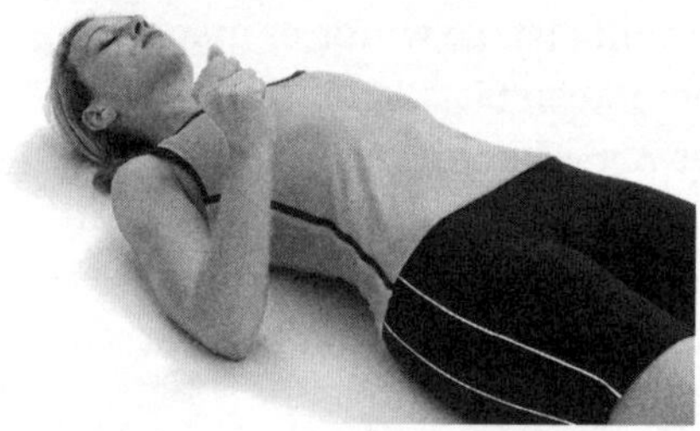

1

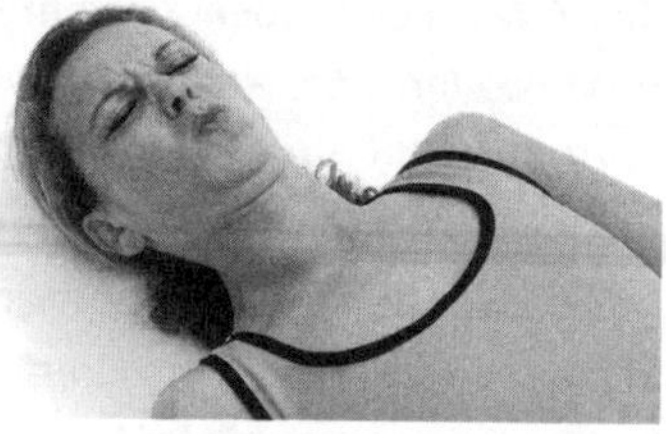

3

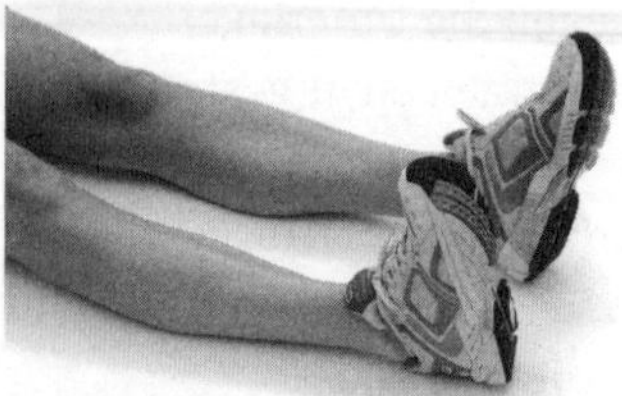

6

(Alternative: Zehen strecken und Füße nach innen drehen oder Bein gestreckt leicht anheben)

7. *Muskelgruppe:* Linkes Bein
‹Ziehen Sie die Zehen heran und drücken Sie das gestreckte Bein nach unten gegen den Boden›

«Eine Reise durch den Körper»

Körpergefühl und Körperempfinden sind wesentliche Grundlagen der Rückenschule. Die «Reise durch den Körper» bietet hierzu eine weitere Möglichkeit.

Im Gegensatz zur «Progressiven Relaxation» mit dem aktiven Teil der Anspannung stellt sie ein passives Entspannungsverfahren dar, da hierbei nur durch mentale Hinwendung auf bestimmte Körperteile die Muskulatur entspannt wird. Einfach ausgedrückt, kann die Aufmerksamkeitslenkung auf bestimmte Körperteile den Mukeltonus so verändern, dass ein Ausgleich und eine Harmonisierung der Spannungen, eine sogenannte Wohlspannung, in den angesprochenen Körperteilen entsteht. Ziel ist es, ein optimales Spannungsgleichgewicht, die richtige Balance zwischen Spannung und Entspannung, die «Eutonie der Gesamtpersönlichkeit» zu erreichen.

Da in erster Linie wieder die Wahrnehmung von Spannungszuständen der Muskulatur im Vordergrund steht, kann «Die Reise durch den Körper» durchaus als Fortsetzung der Progressiven Relaxation gesehen werden. Die «Vergegenwärtigung» als Abweichung von Jacobsons Grundverfahren zielt in eine ähnliche Richtung. Bei der Vergegenwärtigung fehlt die gezielte Anspannung der Muskulatur. Der Entspannungssuchende erinnert sich an das jeweilige muskuläre Entspannungsgefühl, das er zuvor beim Lockern der Muskulatur erfahren hat.

Ziel der Reise durch den Körper ist es, die ganze Aufmerksamkeit auf das Körperinnere zu richten; Gewicht, Umfang und Spannungszustand von Körperpartien, Haut, Muskulatur, Knochen etc. zu beobachten und wahrzunehmen. Erfahrungsgemäß ist diese Methode für Personen mit etwas Körpergefühl leicht und schnell zu erlernen und lässt den Übenden auch meist schon beim ersten Üben das Gefühl von Entspannung, Schwere und Wärme spüren.

Die Übung

Ähnlich wie bei der Progressiven Relaxation werden einzelne Körperpartien nacheinander geübt, nur das bewusste Anspannen der Muskulatur entfällt. Die Dauer der ganzen Übung beträgt etwa 10 Minuten. Den folgenden Text können Sie sich langsam vorlesen lassen oder ihn selbst auf Band sprechen. Es ist selbstverständlich möglich, die Anzahl der Körperpartien oder Muskelgruppen selbst zu verändern. Die Länge der Verweilzeiten bei den zu beübenden Muskelgruppen bestimmen Sie selbst, je nachdem wie gut Sie glauben, die entsprechenden Körperpartien entspannt zu haben.

‹… Sie liegen entspannt und ruhig auf dem Boden. Schließen Sie nun die Augen, um die Aufmerksamkeit besser auf sich und Ihren Körper zu lenken. Sie haben nun Zeit, sich auszuruhen und zu entspannen. Ihre Gedanken kommen und gehen. Betrachten Sie Ihre Gedanken wie ein außenstehender Zuschauer und lassen Sie sie an sich vorüberziehen wie Wolken am Himmel. Gehen Sie nun mit Ihrer ganzen Aufmerksamkeit zu Ihrem Körper. Spüren Sie den Kontakt Ihres Körpers, seiner einzelnen Teile zum Boden. Sie schicken Ihre Gedanken auf eine große Reise. Lassen Sie Ihre Gedanken zuerst in den rechten Arm hineinströmen. Nehmen Sie den Arm wahr und erfühlen Sie, an welchen Stellen der Arm Kontakt zum Boden hat. Er hat ein natürliches Gewicht, mit dem er schwer und ruhig aufliegt. Wie schwer spüren Sie ihn? Stellen Sie sich nun vor, er liegt auf lockerem, weichem Sand. Wo sehen Sie den Arm in Gedanken am meisten einsinken? Wandern Sie mit den Gedanken nun hinüber zum linken Arm und verweilen Sie dort. Erfühlen Sie, an welchen Stellen Ihr linker Arm am Boden aufliegt. Spüren Sie die natürliche Schwere und Ruhe des Arms. Sie können ihn wieder beobachten, wie er im weichen, warmen Sand wie von selbst einsinkt. Wandern Sie mit Ihren Gedanken nun zur Körpermitte hinunter. Fühlen Sie, an welchen Stellen Ihre Schultern, Ihr Rücken und Ihr Po Kontakt zum Boden haben. Wie jeder Gegenstand wird auch Ihr Rumpf zur Erde gezogen und liegt mit einer natürlichen Schwere am Boden auf. Spüren Sie diese Schwere? Ihre Aufmerksamkeit geht zum Atem. Er strömt ruhig und gleichmäßig. In seinem natürlichen Rhythmus fließt er wie von selbst in Sie hinein und wieder aus Ihnen heraus. Er hebt den Bauch beim Einströmen und senkt ihn langsam wieder beim Ausatmen. Auf Ihrer langen Reise sind Sie jetzt am rechten Bein angelangt. Spüren Sie auch hier, an welchen Stellen das Bein Kontakt zum Boden hat und wie schwer und ruhig es dort aufliegt? Stellen Sie sich wieder den Sandstrand vor. Sehen Sie das Bein durch seine natürliche Schwere in den Sand sinken? Am Ende Ihrer Reise sind Sie nun am linken Bein angelangt, welches an manchen Punkten mehr, an manchen weniger stark aufliegt. Spüren Sie diese Stellen und auch die natürliche Schwere des Beines?

In einer Art «Checkliste» durchwandern Sie nochmals Ihren ganzen Körper und fühlen, wie die einzelnen Körperteile jetzt am Boden aufliegen. Spüren Sie vielleicht Unterschiede im Vergleich zum Beginn der Übung? Fühlen sich die Körperteile entspannter, leichter oder schwerer an? Beginnen Sie wieder beim rechten Arm, gehen hinüber zum linken Arm, über den Rumpf zum rechten Bein und abschließend zum linken Bein.

Kehren Sie nun wieder von Ihrer Reise zurück hierher in diesen Raum und bereiten Sie sich vor, die Übung langsam zu beenden und sich zurückzunehmen. Räkeln und strecken Sie sich wie beim morgendlichen Erwachen. Reiben Sie sich kurz die Augen, öffnen Sie sie und genießen Sie den wohligen Zustand ...›

Das autogene Training

«Autogenes Training» nannte J. H. Schultz 1928 die Form der konzentrativen Selbstentspannung, die es jedem ermöglicht, sich selbst in einen entspannten Zustand zu versetzen (autogen = selbsterzeugend). Bei der Entwicklung ging er dabei von den Überlegungen aus, dass allein durch die Suggestion (Beeinflussung) Konflikte, Ängste und Spannungen beseitigt werden können, dass es möglich sein sollte, Fremdsuggestion in Autosuggestion umzuwandeln und dass organische und psychische Vorgänge stets zusammenwirken oder aufeinander einwirken.

Das Grundprogramm besteht aus sechs Einheiten, die ohne körperliche Aktivität ablaufen. Mit Hilfe festgelegter Formeln und körperlichen Empfindungen wird die vagotone Umschaltung des vegetativen Nervensystems, eine «organismische Gesamtumschaltung» erreicht.

Ruheübung	Einstimmung	Ich bin ganz ruhig
1. Schwereübung	Muskelentspannung	Mein rechter Arm (Mein Körper) ist ganz schwer
2. Wärmeübung	Gefäßentspannung	Mein rechter Arm (Mein Körper) ist ganz warm
3. Atemübung	Regulierung Atemfunktion	Mein Atem ist gleichmäßig und ruhig
4. Herzübung	Regulierung Herzfunktion	Mein Herz schlägt gleichmäßig und ruhig
5. Bauchübung	Regulierung Bauchorgane	Sonnengeflecht (Leib) strömend warm
6. Kopfübung	«Kühler Kopf bewahren»	Stirn angenehm kühl

Das Erlernen der Grundstufe des autogenen Trainings erfordert einige Wochen Zeit, tägliche Übung, etwas Hintergrundinformation und häufig auch Unterstützung. Aus diesem Grunde möchten wir Ihnen empfehlen, bei Interesse einen Kurs «Autogenes Training» zu besuchen.

Damit Sie aber einen Eindruck vom autogenen Training erhalten, können Sie die Ruhetönung und die Schwereübung durchführen. Erste Erfahrungen haben Sie damit schon bei den Körperwahrnehmungsübungen gemacht.

Die Ruhetönung, ausgedrückt durch die Formel «Ich bin ganz ruhig», ist das Leitmotiv des autogenen Trainings. Auch wenn es Ihnen nicht gleich gelingen wird, vollkommen ruhig zu werden, so zeigt Ihnen die Formel immer wieder das Ziel, das es zu erreichen gilt. Gedanken, Bilder oder Störgeräusche, die sich nicht immer abschalten lassen, sollten Sie akzeptieren, kommen und an sich vorüberziehen lassen wie Wolken am Himmel. Die Ruhetönung «Ich bin ganz ruhig» oder «Ich bin vollkommen ruhig und gelassen» lässt sich auch im Alltag mit Erfolg einsetzen. Sie kann viele Aufgaben (Probleme) relativieren und in belastenden Situationen eine stabilisierende Funktion haben.

Die subjektive Schwereempfindung entspricht einer messbaren Entspannung der Muskulatur. Sie wird als Eigenschwere, als Bettschwere oder auch als bleierne Müdigkeit wahrgenommen, in Einzelfällen ist aber auch ein Leichtigkeits- oder Schwebegefühl möglich. Man spürt häufig auch ein leichtes Kribbeln in den Fingern des Übungsarms oder wie Hand und Unterarm an Volumen zunehmen. Der Körper wird beobachtet und die Wahrnehmung, das Gefühl mit einer Formel verbunden.

Die Übung

«Nehmen Sie jetzt eine bequeme Körperhaltung ein. Sie haben Zeit. Sie wollen sich jetzt entspannen und einen Zustand erreichen, in dem Sie sich wohlfühlen, Unruhe abbauen und neue Kräfte sammeln. Sie sind jetzt wichtig. Ihr Ziel ist es, für sich einen positiven Zustand der Ruhe zu erreichen. Um sich innerlich immer wieder auf dieses Ziel einzustellen, sagen Sie in Gedanken den Satz: Ich bin ganz ruhig. Ich bin ganz ruhig.

Wenn Sie es sich bequem gemacht haben, sind die meisten Muskeln, Sehnen und Bänder untätig, denn der Körper bewegt sich kaum. Sie spüren Ihren Körper und können jetzt Schritt für Schritt innerlich beobachten, wie sich Ihr Körper anfühlt. Lenken Sie Ihre Aufmerksamkeit nun ganz auf Ihren rechten Arm. Sie spüren Ihre Hand, von den Fingerspitzen bis zu dem Handgelenk, dann ein wenig weiter hinauf in den Unterarm bis in den Ellbogen und von dem Ellbogen über den Oberarm hinauf in die Schulter. Machen Sie sich ein Bild von Ihrem rechten Arm und von den Berührungsstellen, auf denen Ihr rechter Arm auf der Unterlage aufliegt.

Ihr Körper bewegt sich nicht, und es ist fast nur noch der Atem, der den Körper bewegt. Wenn Sie so entspannen, wirkt die Erdanziehungskraft auf alle Teile Ihres Körpers, so auch auf Ihren rechten Arm. Sie spüren, wie Sie hinuntersinken, wie Ihr rechter Arm hinuntersinkt. Sie spüren die Unterlage, mit der Sie Berührung haben – Schwere. Schwere ist das Gefühl für die entspannte Muskulatur. Und je deutlicher Sie Ihren rechten Arm so erleben, umso deutlicher erleben Sie auch ein Gefühl der Schwere. Und während Sie sich so erleben, denken Sie sich dazu den Satz: Mein rechter Arm ist ganz schwer.

Ich bin ganz ruhig, das ist Ihr Ziel. Mein rechter Arm ist ganz schwer.

Ich bin ganz ruhig. Mein rechter Arm ist ganz schwer.

So wie sich Ihr rechter Arm entspannt, entspannt sich mehr und mehr auch das Nervensystem. So greift die Ruhe auf den ganzen Menschen über, denn Körper, Geist und Seele sind eine Einheit. Genießen Sie jetzt einen Augenblick den Zustand der Ruhe, diese Unabhängigkeit von der Umwelt, bauen Sie Spannungen ab und sammeln Sie neue Kraft.

Je häufiger und regelmäßiger Sie diese Übung machen, umso positiver und intensiver werden Sie die Wirkung erleben. Ihre Gedanken sind wach, denn Sie haben nicht geschlafen. Lenken Sie Ihre Aufmerksamkeit mit geschlossenen Augen nun aus Ihrem Körper wieder heraus auf den Ort, an dem Sie sich befinden, auf diese Tageszeit und stellen Sie sich in Gedanken wieder um. Nehmen Sie sich wieder zurück und die positiven Empfindungen und Gedanken mit hinaus.

Spannen Sie die Fäuste kräftig an und denken Sie ‹Arme fest›, atmen Sie tief ein, denken Sie ‹Atem tief› und atmen Sie normal weiter, und jetzt denken Sie ‹Augen auf›, öffnen die Augen und warten einen Augenblick, bis Sie wieder aufstehen.»

Eine Phantasiereise

Wer erinnert sich nicht gerne zurück an die frühe Zeit seiner Kindheit, als wir glücklich waren, wenn unsere Mutter, unser Vater oder eine sonstige vertraute Person uns zum Einschlafen noch eine Gute-Nacht-Geschichte erzählt hat. Auch das Hören von Märchenschallplatten (CD's) geht in dieselbe Richtung. Geschichten regen die Phantasie an, lassen uns träumen und für einige Zeit in die Welt der Feen, Hexen, Prinzen, Zauberer usw. entfliehen. Sie lassen uns aber auch erleben, mitfühlen und ermöglichen es, negativen und positiven Empfindungen freien Lauf zu lassen. Es sind letztendlich ja nur Geschichten. Geschichten können erregen, aber auch beruhigen, z. B. wenn schöne Bilder an angenehme Stunden aus der Vergangenheit erinnern.

Da man um diese Erfahrungen weiß, werden Phantasiegeschichten und Bildvorstellungen gezielt und systematisch in der Entspannung wie z. B. im autogenen Training eingesetzt.

Aber auch wir können die Geschichten in einfacher Weise verwenden. Wir brauchen sie uns nur von einem Partner mit betont langsamer, ruhiger Stimme vorlesen zu lassen. Das ist sehr wichtig, damit wir ausreichend Zeit haben, uns die Bilder vorzustellen und die Stimmung nachzuempfinden.

Die Übung

Das folgende Beispiel wurde aus dem Buch von Else Müller «Du spürst unter deinen Füßen das Gras» entnommen und erinnert vielleicht an einige schöne Stunden aus dem letzten Sommerurlaub. In dieser Geschichte sind bewusst suggestive Impulse des autogenen Trainings enthalten.

Sandstrand

Du liegst an einem Strand –
liegst im weichen, zarten Sand –
du fühlst mit deinem Körper diesen weichen, warmen Sand –
an deiner Haut, er ist so weich und warm –

die Sonne scheint –
es ist ein schöner Sommertag –
du spürst die Wärme auf deiner Haut –
auf deinem Körper, überall –
es ist ein wohliges Gefühl, diese Wärme zu spüren –
die Wärme zieht durch deinen ganzen Körper –
Ruhe durchströmt dich –

du hörst das Meer, sein ruhiges, gleichmäßiges Rauschen –
die Wellen gehen auf und ab –
du spürst deinen Atem, ruhig und gleichmäßig –
ein und aus – ein und aus –
der Atem passt sich den Wellen an –

ruhig und gleichmäßig – ein und aus – ein und aus –
ruhig geht dein Atem – den Wellen gleich –
du bist schwer, warm, ruhig und entspannt –
ein leichter Wind weht über deine Stirn –
du fühlst dich wohl –
du bist ganz ruhig und entspannt –

Entspannung durch ruhiges Atmen

Das bewusste Erleben und Wahrnehmen des Atems ist ein Ansatz zur Entspannung. Es geht nicht darum, den Atem zu lenken oder eine Atemtechnik anzuwenden. Eine positive Wirkung auf Körper und Geist wird vorwiegend durch bloße Hinwendung auf das Atmen erreicht. Der Atem fördert das Wohlbefinden, je weniger man ihn beeinflussen will.

Eine Textsequenz innerhalb der Entspannung könnte etwa folgendermaßen lauten:

«... Legen Sie sich auf den Rücken und schließen Sie die Augen. Nichts kann Sie jetzt mehr stören. Wenden Sie sich in Ihrer Aufmerksamkeit ganz Ihrem Atem zu. Lassen Sie ihn kommen und gehen. Spüren Sie, wie Ihr Atem in einem natürlichen Rhythmus ganz von selbst abläuft. Und während Sie Ihren Atem beobachten, lassen Sie ihn immer tiefer werden. Fühlen Sie Ihren Atem strömen: durch die Nasenlöcher, durch die Luftröhre, in der Brust und im Bauchraum. Spüren Sie, wie sich beim Einatmen das Zwerchfell nach unten bewegt und dadurch sich Ihr Bauch nach vorne wölbt. In der Phase der Ausatmung kehrt das Zwerchfell in seine ursprüngliche Lage zurück und die Bauchdecke zieht sich wieder zusammen. Lenken Sie Ihre Aufmerksamkeit ganz auf die gleichmäßige Ausatmung und nehmen Sie wahr, wie nach Beendigung der Ausatmung eine kleine Pause eintritt und danach das

Einatmen ganz von selbst abläuft. Vielleicht können Sie spüren, dass die Ausatmung etwa dreimal so viel Zeit beansprucht wie die Einatmung. Die langsame Ausatmung hat eine entkrampfende Wirkung auf den ganzen Körper und sorgt für eine Entschlackung des Organismus. Lassen Sie sich in dieser Phase bewusst los und spüren Sie, wie die Spannung und der Druck aus Ihrem Körper entweicht. Sie können Ihren Atem auch durch die leicht geöffneten Lippen ausströmen lassen und beobachten, wie er dadurch länger wird. Ihr Atem ist gleichmäßig und ruhig, gleichmäßig und ruhig wie eine sanft auslaufende Welle ...»

Entspannung mit Musik

Über kaum eine andere Entspannungsmethode und ihre psychophysischen Auswirkungen können wir, ohne sie vorher angewandt zu haben, aus eigener Erfahrung so viel berichten wie über die Musikentspannung. Der Grund liegt in dem vielfältigen Umgang, den jeder von uns mit Musik schon hatte, sei es Musikhören oder Musizieren. Wir wissen, dass entsprechende Musik z.B. erheitern, anregen, beruhigen, aufregen, stärken, wachhalten und melancholisch machen kann. Eigene Erwartungen, bisherige Erfahrungen, der körperliche und emotionale Zustand, das Umfeld und vieles mehr sind für die Wirkung einer entsprechenden Musik auf den Einzelnen verantwortlich und auch für die damit verbundenen psychophysischen Veränderungen. Musik entkrampft, löst Barrieren und Verspannungen und wird aus diesem Grund auch häufig als therapeutisches Mittel in der sogenannten Musiktherapie verwendet. Wir verwenden Musik auf zwei Arten:

- Als Hintergrundmusik zur Unterstützung anderer Entspannungsmethoden, z.B. der «Phantasiereise», der Partnerentspannung mit dem Massage-Igel oder der Atementspannung.

Sie schirmt von Außenreizen ab, verstärkt die Innenansicht und hilft beim Einstieg in die Entspannung.

- Als eigenständiges Entspannungsverfahren bietet sie eine gute Umsetzbarkeit im Alltag. Musik wird in dieser Übung als eigenständige Übungsform verwendet und nicht in Verbindung mit einem anderen Entspannungsverfahren gebracht.

Ein besonderer Vorteil der Musikentspannung liegt in der Tatsache, dass jede Person sie ohne großen Aufwand einsetzen kann.

Die Praxis

Wählen Sie eines oder mehrere Musikstücke aus, wenn möglich so, dass diese hintereinander ablaufen, und hören Sie sich die Musik in Ruhe an. Nehmen Sie eine bequeme Lage ein, z. B. Rückenlage mit hochgelegten Beinen, oder machen Sie es sich in Ihrem Bürostuhl oder in einem Entspannungsstuhl bequem. Stellen Sie die von Ihnen gewählte Musik an und stimmen Sie sich wie gewohnt ein, indem Sie sich folgende Textsequenz verinnerlichen: ‹ ... Legen Sie sich bequem auf den Rücken und schließen Sie die Augen. Sie nehmen sich einige Minuten Zeit zum Ausruhen und Wohlfühlen. In dieser Zeit sind nur Sie wichtig, nicht das, was in der Umgebung geschieht. Lenken Sie Ihre Aufmerksamkeit ganz auf die Musik und lassen Sie sie auf sich wirken. Sie hören zu, ohne eine Anstrengung. Lassen Sie sich von der Musik leiten, und Ihre Gedanken formen wie von selbst Bilder der Phantasie. Lassen Sie sie kommen und gehen wie Wolken am Himmel ... ›

Nehmen Sie sich nach der Entspannung wieder zurück.

Musikvorschläge

Erfahrungsgemäß eignet sich eine zeitliche Dauer von 15 Minuten, um durch Musikentspannung die obengenannten Effekte zu erzielen. Da die Musik als Mittel zur Regulation von Spannungszuständen im Körper eingesetzt wird, sollte die Musikauswahl sehr sorgfältig erfolgen und selbstverständlich auf den individuellen Geschmack abgestimmt sein. Einige allgemeine Kriterien können die Musikauswahl erleichtern helfen:

- Instrumental- oder Orchestermusik ist Vokalmusik vorzuziehen.
- Holzblasinstrumente (z. B. Flöte, Oboe, Klarinette) und Saiteninstrumente (z. B. Cello, Violine) erzielen besonders gute Entspannungseffekte.
- Dur-Sätze (C-Dur, D-Dur, B-Dur) sind oft geeigneter als Moll-Sätze.
- Neben klassischer Musik eignen sich besonders die Synthesizer-Klänge der New-Age-Musik und Meditationsmusik.
- Soll die Musik eine Entspannung vertiefen, dann sollte sie nicht zu sehr Aufmerksamkeit erregen (z. B. Klaviermusik).

Partnerübungen zur Entspannung und Körperwahrnehmung

Schöne Alternativen zu individuellen Entspannungsverfahren bieten verschiedene Formen der Partnerarbeit. Eine Person ist dabei passiv und entspannt, während der Partner die Entspannung aktiv unterstützt.

Partnermassage mit dem Massage-Igel

Legen Sie sich entspannt in Bauchlage auf den Boden und unterstützen Sie ggf. die Stirn durch ein kleines Kissen. Lenken Sie die Aufmerksamkeit auf Ihren Körper und kommen Sie langsam zur Ruhe. Ihr Partner kniet oder setzt sich neben Sie und beginnt mit dem Massage-Igel in kleinen kreisenden Bewegungen etwa fünf Minuten lang über Ihren Körper zu rollen. Dabei sollte er sich Zeit lassen. Der Igel kann dabei durchaus mit etwas Druck über die Muskelpartien der Schulter und des Nackens, der Arme, des

Beispiele geeigneter Musikstücke:

- *Bach: Air aus der Orchestersuite Nr. 3*
- *Beethoven: Klaviersonate Nr. 14. op. 27, Mondscheinsonate, Adagio, Klaviersonate Nr. 8, op. 13, Pathetique, 2. Satz, Adagio*
- *Chopin: Regentropfenpreludes, op. 28, Nr. 15*
- *Händel: Concerto grosso B-Dur, Nr. 1, 2. Satz, Largo, Concerto grosso G-Dur, Nr. 3, 3. Satz*
- *Mozart: Eine kleine Nachtmusik, Klavierkonzert A-Dur, KV 622, Adagio*
- *Anugama: Classic Fantasy, Like the Ocean, Environment 2, just being here, Spiritual Environment (N. Records, Meistersinger Musik)*
- *Deuter: Cidada, Nivarna Road, Extasy*
- *Kamal: Classics for Love, Silhouette, blue dawn (Nightingale Records)*
- *Karunesh: Colours of light, Sounds of the heart*
- *Kitaro: Silk Road Theme, Everlasting Road, The best of Kitaro*
- *M. Jarre: Oxygene, Equinoxe*
- *Ravel: Pavane pour une Infante Défunte*
- *Schöner: Meditation*
- *Scott: Music for Zen Meditation*
- *Vollenweider: White Winds, Caverna Magica, Behind The Gardens*
- *Vangelis: Apocalypse des animaux*
- *Winston: Autumn, December*
- *Zampfir: Goldene Panflöte*

Gesäßes und der Beine gerollt werden. Wenn der Igel über die Wirbelsäule gerollt wird, dann behutsam und mit wenig Druck. Besonders angenehm ist auch die Stelle oberhalb der Gesäßfalte, wo der bewegliche Teil der Wirbelsäule ins Kreuzbein übergeht. Sagen Sie Ihrem Partner, an welchen Stellen die Massage besonders guttut und ob Sie einen stärkeren oder schwächeren Druck wünschen. Versuchen Sie, während der Übung wahrzunehmen, ob sich die «massierten» Körperstellen von den «unmassierten» Körperstellen unterscheiden.

Nehmen Sie sich am Ende der Übung noch etwas Zeit nachzuspüren, um sich anschließend mit dem Partner über die Empfindungen auszutauschen und ihn daraufhin ebenso zu verwöhnen.

Sie können mit dem Igel- oder Tennisball auch eine Selbstmassage durchführen, z. B. an der Wand oder am Boden.

Partner-Klopfmassage

Ihr Partner liegt entspannt in der Bauchlage auf dem Boden. Sie knien oder setzen sich neben Ihren Partner und klopfen die Muskulatur über eine Dauer von etwa 3 Minuten ab. Benutzen Sie dazu die Fingerknöchelchen, die Fingerkuppen, die Handkanten oder die hohlen Hände. Sie sollten sich kurz über die Stärke des Klopfens abstimmen. Beginnen Sie am rechten Fuß und wandern über Unterschenkel, Oberschenkel, Gesäß und rechte Rückenhälfte hinauf zur rechten Schultermuskulatur und zum rechten Arm. Danach wird zur linken Seite gewechselt und vom linken

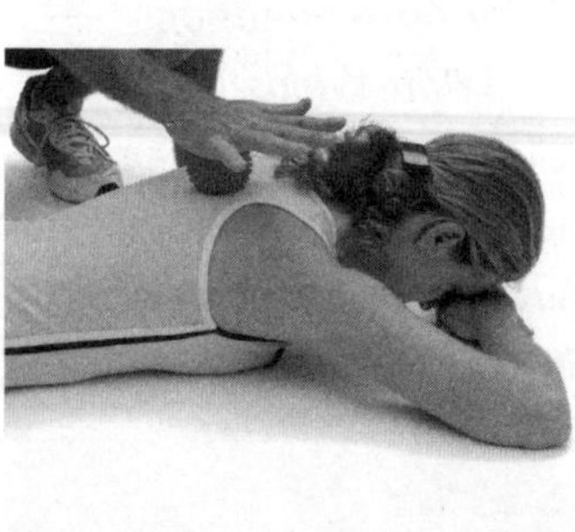

Arm abwärts zum linken Fuß geklopft. Versuchen Sie aufrecht zu sitzen. Teilen Sie sich den Weg so ein, dass gleichmäßig die ganze Muskulatur bearbeitet wird. Sanftes Klopfen bewirkt eine Lockerung der Muskulatur und vermittelt ein angenehmes Wärmegefühl. Ihr Partner hat die Aufgabe, sich selbst zu beobachten, besonders wie sich die rechte Seite nach dem Klopfen anfühlt im Gegensatz zur linken Seite.

Rückenmassage mit den Füßen

Ihr Partner sitzt mit dem Rücken zu Ihnen. Sie legen Ihre Füße auf den Rücken Ihres Partners und unterstützen Ihre Lendenwirbelsäule mit den Fäusten. Sie tun nun Ihrem Partner etwas Gutes, indem Sie die Muskulatur des Rückens mit Ihren Füßen massieren. Versuchen Sie verschiedene Formen der Massage, z. B. leichtes Klopfen, Rubbeln, Kneten (Krallen der Fußzehen) oder Ausstreichen. Für Sie ist diese Übung eine Kräftigung der Fuß-, Zehen und der Bauchmuskulatur, für Ihren Partner eine Entspannung. Spüren Sie, wie viel Gefühl in Ihren Füßen steckt.

«Der Bauer pflügt den Acker» (Der Pizzabäcker)

In dieser Entspannungs- und Körperwahrnehmungsarbeit können Sie Ihre Phantasie und Kreativität so richtig ausleben. Ihr Partner liegt in Bauchlage vor Ihnen. Sie spielen auf seinem Rücken eine Geschichte. Beispielsweise wie der Bauer sein Feld bestellt. Beim

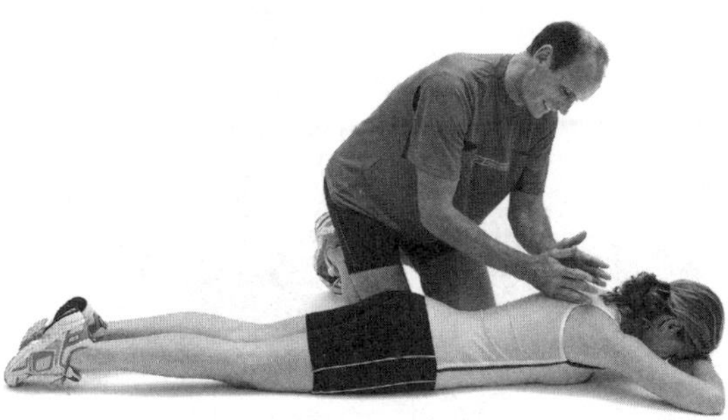

Pflügen fahren Sie mit Ihren Fingernägeln über den Rücken (mal mehr krallen, mal nur eine Furche, mal wieder schneller). Zum Einsäen drücken Sie nacheinander mit dem Finger im Abstand der Furchen auf den Rücken. Beim Regen plätschern die Finger auf den Rücken, beim Sonnenschein streichen Sie mit den Händen über den Rücken. Geerntet wird, indem die Pflanzen Stück für Stück aus dem Rücken «herausgerupft» werden. Machen Sie die Geschichte beliebig weiter.

In einer anderen Geschichte spielen Sie das Backen einer Pizza auf dem Rücken nach. Sie müssen den Teig anrühren, kneten und ausrollen. Anschließend wird er belegt und bestrichen. Ganz zum Schluss kommt er in den Backofen, indem Sie sich quer über Ihren Partner legen.

Partnerübung aus der Eutonie

Wie bei der Klopfmassage suchen Sie sich einen vertrauten Partner. Achten Sie auf bequeme und wärmende Kleidung. Der Partner legt sich rücklings auf den Boden, schließt die Augen und versucht, alles mit sich geschehen zu lassen, ohne irgendwie dagegenzuhalten, d.h. der ganze Körper bleibt entspannt. Bücken Sie sich rückengerecht vor das rechte Bein, heben Sie dieses am Fuß leicht an und beginnen Sie langsam durch Ziehen eine Dehnung aufzubauen. Empfindet der Partner die Dehnung als

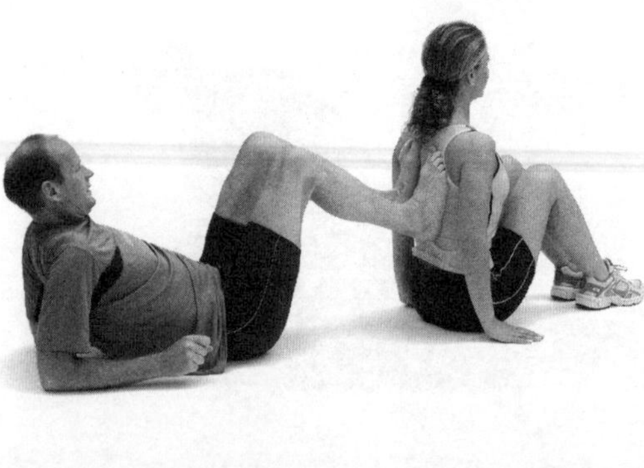

zu stark, sollte sofort eine entsprechende Rückmeldung erfolgen. Spüren Sie, dass Ihr Partner gegen den Zug eine Spannung aufbaut, reduzieren Sie den Zug etwas. Beginnen Sie nach ca. 30 Sekunden das Bein auf einem kleinen, später auf einem größeren Kreisbogen zu bewegen. Lassen Sie die Kreise wieder kleiner werden, bis zum Schluss das Bein nur noch unter Zug gehalten wird. Legen Sie das Bein ab und streichen Sie es mit den Händen dreimal von der Hüfte ausgehend zum Fuß hin aus. Die Übung mit dem rechten Bein dauert etwa zwei bis drei Minuten. Üben Sie danach mit dem linken Bein, dem rechten und linken Arm. Der Arm kann dabei behutsam nach hinten oder auch neben dem Körper nach vorne unter Zug gehalten werden. Achten Sie bei der Übung immer auf eine aufrechte Haltung.

Sie können sich abschließend auch noch dem Kopf des Partners zuwenden. Formen Sie mit Ihren Händen ein Körbchen und unterlegen Sie damit sanft den Hinterkopf des Partners. Heben Sie ganz behutsam den Kopf ein wenig an und ziehen Sie leicht den Hinterkopf zu sich her, sodass die hintere Hals-Nacken-Muskulatur unter Zug gehalten wird. Sie können den Zug auch nachlassen und behutsam den Kopf nach rechts und links bewegen. Legen Sie den Kopf wieder nach unten und streichen über die Haare aus.

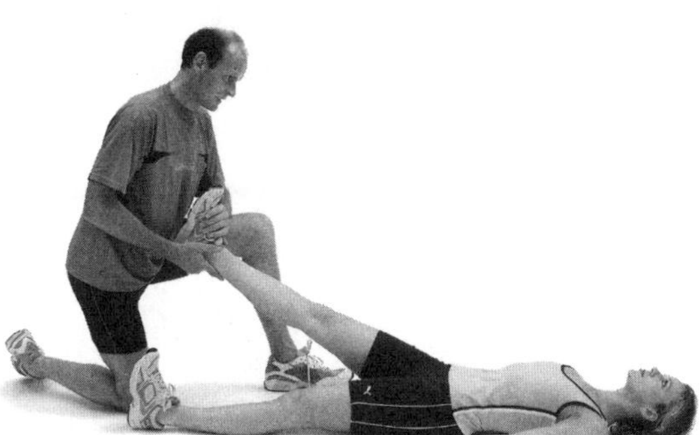

«Schüttelmassage» mit Partner

Ein Partner liegt entspannt in der Rückenlage. Fassen Sie die Füße des Liegenden und bewegen Sie diese zuerst langsam, dann etwas schneller vor und zurück. Die Bewegung setzt sich dabei von den Füßen über die Beine, die Wirbelsäule entlang bis hinauf in den Kopf fort. Anschließend bewegen Sie die Füße in kleinen Schüttelbewegungen abwechselnd nach rechts und links. Wandern Sie in Abständen von ca. 20–30 Sekunden hinauf zu den Unterschenkeln, dann zu den Oberschenkeln, der Hüfte, der Taille, Arme und schließlich zu den Schultern und führen Sie überall kleine Schüttelbewegungen durch. Anschließend «wandern» Sie den Körper in umgekehrter Reihenfolge wieder nach unten und schließen die ganze Übung durch Ausstreichen des Körpers ab. Beobachten Sie, ob Ihr(e) Partner(in) während des Übens locker lässt oder aber versucht die Bewegungen mitzusteuern.

Rückengerechte Verhältnisse – die wichtigsten Ergonomietipps

In diesem Kapitel erfahren Sie, wie Sie

- *allgemein eine Optimierung Ihrer Verhältnisse vornehmen,*
- *Ihren Haushalt rückenfreundlicher gestalten,*
- *den Büro- und Bildschirmarbeitsplatz ergonomisch einrichten und*
- *Ihren Autositz optimal einstellen.*

Machen Sie eine Ist-Analyse

Wie bei jeder Veränderung stehen zu Beginn die Selbstbeobachtung und die Analyse des derzeitigen Ist-Zustandes. Am Arbeitsplatz existiert ein breites Spektrum von Belastungsfaktoren. Wie diese Belastungen aber auf Körper (Muskel- und Skelettsystem, Herz-Kreislauf, Atmung und Augen) und Psyche wirken, ist individuell ganz unterschiedlich und auch abhängig von Ihrer Tagesform.

Gibt es derzeit irgendetwas an Ihrem Arbeitsplatz, durch das Sie sich überfordert oder unterfordert fühlen? Das können bestimmte Arbeitstätigkeiten, Arbeitsmittel, Umgebungsbedingungen oder sonstige Dinge in Ihrem Arbeitsablauf sein.

Wenn ja, notieren Sie sich diese Dinge in der ersten Spalte.

Jetzt überlegen Sie konkret, was Sie wie und wann verändern können. Vielleicht gehen Sie ja z. B. mit Ihren Arbeitsmitteln aufgrund der Information in den vorherigen Kapiteln anders um. Wenn nicht, nutzen Sie folgende Liste.

Was stört mich in meiner Tätigkeit?	Kann ich hier etwas ändern? Und wenn ja, wie müsste es aussehen?	Wie bewerkstellige ich diese Veränderungen?	Wann beginne ich damit?

Nutzen Sie Ihre Ausstattung richtig

Nicht immer sind die Arbeitsmittel, z.B. der Stuhl, Tisch oder Bildschirm genau so eingestellt, wie Sie es brauchen. Bei den folgenden Einstellungsempfehlungen wird von einer aufrechten Haltung ausgegangen. Sie soll Ausgangspunkt für eine möglichst große Bewegungsfreiheit sein.

Probieren Sie selbst aus, ob diese Empfehlungen für Sie geeignet sind. Dabei sollten Sie bedenken, dass der Mensch an Gewohnheiten hängt. Jede Änderung ist mit Aufwand verbunden. Testen Sie also Veränderungen erst eine gewisse Zeit, bevor Sie Ihr Urteil darüber bilden.

In der Regel ist eine Arbeitsfläche fünf bis zehn Zentimeter unter der Ellbogenhöhe am günstigsten. Für Tätigkeiten, die einen höheren Kraftaufwand benötigen, z.B. Heimwerken, eignen sich auch Arbeitshöhen von 20–30 cm unter Ellbogenhöhe, da neben der Kraft der Arme auch die des Oberkörpers eingesetzt werden kann.

Wirksame Maßnahmen am Arbeitsplatz zur Verhaltens- und Verhältnisprävention sind im Einzelnen

- Rückenfreundliches Verhalten (rückenfreundliches Heben und Tragen, dynamisches Sitzen, Wechsel der Arbeitshaltungen).

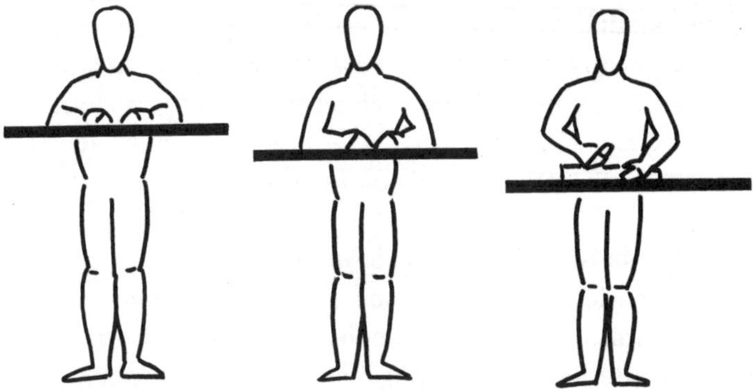

Die richtige Arbeitshöhe für unterschiedliche Tätigkeiten (im Stehen)

- Körperliche Ausgleichsübungen (Bewegung und Entspannung).
- Arbeits- und Hilfsmittel richtig nutzen.
- Technische Veränderungen (Optimierung des Arbeitsplatzes).
- Organisatorische Veränderungen (Abwechslung der Arbeit und Bewegung).

Optimieren Sie Ihre Umgebung

Die Arbeitsmittel sollten *individuell* auf Ihre Körpermaße, Arbeitsaufgaben und Bedürfnisse angepasst werden können. Konzipieren Sie Ihren Arbeitsplatz so, dass er Sie zu einem «bewegten» Verhalten animiert. Mit dieser Dynamik tragen Sie nicht nur dem Bewegungsbedürfnis ihres Organismus Rechnung, Sie erzielen über die Aktivierung auch positive Effekte auf den Wachheitsgrad und damit auch auf Ihre Leistungsfähigkeit. Sollten Sie sich neue Dinge zulegen wollen, achten Sie zuerst darauf, dass das jeweilige Produkt ein GS-Zeichen trägt und den Mindestanforderungen der jeweiligen DIN-Norm entspricht. In einem guten Fachgeschäft wird man Sie darüber informieren. Besondere ergonomische Qualität wird durch das Prüfsiegel «Ergonomie geprüft» des TÜV Rheinland ausgewiesen. Das Gütesiegel der AGR (Aktion Gesunder Rücken e.V.) kennzeichnet besonders rückengerechte Produkte. Empfehlenswert ist es, ein neues Produkt zuerst zu testen, bevor Sie sich endgültig dafür entscheiden.

Sorgen Sie für Abwechslung und Bewegung

Monotonie oder Zeitdruck lassen sich oft recht einfach durch arbeitsorganisatorische Maßnahmen reduzieren. Gestalten Sie ihren Arbeitsalltag abwechslungsreich und bewegt. Wechseln Sie zwischen Tätigkeiten im Sitzen, Stehen und Gehen ab. Erledigen Sie konzentrationsreiche, schwierige Aufgaben eher vormittags, leichte, routinehafte Arbeiten eher in der Mittagszeit. Nutzen Sie kurze Arbeitspausen als Erholung, vor allem wenn Sie körperlich schwer arbeiten müssen.

Der Haushalt – Deutschlands größter Arbeitsplatz

Die moderne Küche – Ergonomietipps für die Küchengestaltung

Bei 50 Prozent aller Haushalte mit mehr als drei Personen beträgt die wöchentliche Küchenarbeitszeit etwa 25 Stunden, wobei Kochen, Spülen und Putzen etwa ein Drittel aller unbezahlten Arbeit ausmachen. Ist die Höhe der Arbeitsplatte zu niedrig, können Sie die ganze Arbeitszeile mit mehreren Holzbalken höher legen oder mit einem Holz- oder Coreanblock nur einzelne Stellen.

Die Kochzone sollten Sie etwas tiefer konzipieren, da dadurch die Handhabung mit höheren Töpfen und langstieligen Geräten erleichtert wird. Schwere und hohe Töpfe sollten auf die vorderen Felder gestellt werden, für die hinteren Felder sollte man eher flacheres Kochgeschirr benutzen.

Im Spülenbereich liegt die effektive Arbeitsebene durch die Spülentiefe etwas niedriger, sodass es sogar sinnvoll ist, den Spü-

Körpergröße (cm)	Arbeitshöhe (cm)
145	72–90
155	76–96
165	80–100
175	86–111
185	90–111
195	96–111
200	96–111

Körpergröße und empfohlene Arbeitshöhe

lenbereich etwas höher anzuordnen und auch etwas breiter zu wählen, um natürliche Arbeitshaltungen zu erleichtern. Eine Spüle lässt sich durch Auflegen einer größeren Waschschüssel leicht höher legen. Das Be- und Entladen der Spülmaschine wird spürbar einfacher, wenn die Geschirrspülmaschine auf einem Sockel steht. Bei den Schrankelementen sind Auszugselemente günstig, da sie einen guten Einblick ermöglichen und relativ einfach auf die verstauten Dinge zugegriffen werden kann. Die Bereiche oberhalb der Arbeitsplatte und im unteren Teil der Oberschränke sind optimale Arbeitsorte hinsichtlich Greifraum, Blickfeld und Körperhaltung, sodass hier der Einbau von Backofen und Mikrowellenherd empfehlenswert ist.

Wie man sich bettet, so schläft man – Ergonomietipps fürs Bett

Das Hauptkriterium für die richtige Haltung im Liegen ist, dass die Wirbelsäule in jeder Position ihre physiologische Form bewahren kann.

Das Bett darf deshalb keine Kuhlen bilden, durch die der Körper in eine bestimmte Haltung gezwungen wird oder die ihn in seiner Beweglichkeit behindern. Es sollte an den Stellen nachgeben, die durch Druck stärker beansprucht werden (Schulter-

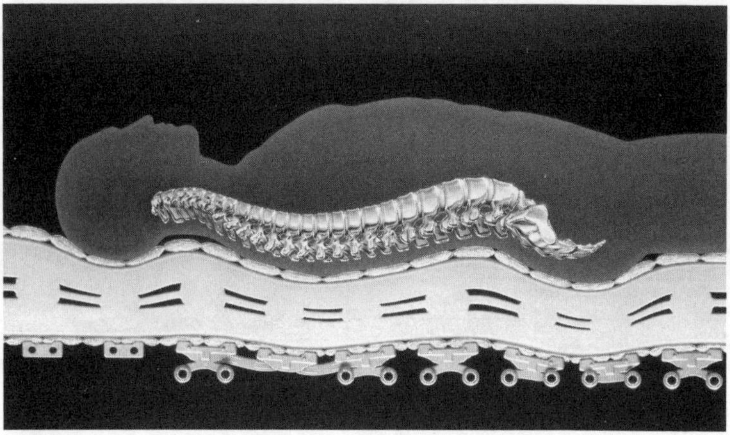

Optimale Unterlagerung der Wirbelsäule in Rückenlage (Foto AGR).

gürtel, Becken), und sich dort anschmiegen, wo die Belastung geringer ist (Lendenwirbelsäule, Arme).

Eine individuelle Verstärkung bestimmter Zonen ist z. B. bei Rückenbeschwerden, bei Übergewicht oder in der Schwangerschaft günstig. Die Unterfederung, die stützende und tragende Eigenschaften haben muss, und die Matratze, die als Komfort- und Klimazone funktioniert, bilden eine funktionale Einheit.

Die Feinabstimmung erfolgt am einfachsten über dosierbare und verstellbare Unterbetten. Die Matratze sollte komfortables Liegen ermöglichen, ohne dass der Körper durchhängt und Druckstellen entstehen. Denken Sie daran, dass erholsamer Schlaf einen wichtigen Faktor für mehr Lebensqualität darstellt. Nutzen Sie deshalb die Beratungskompetenz zertifizierter Betten- und Ergonomiefachgeschäfte und testen Sie das Bett durch Probeliegen.

Das Kopfkissen sollte den Kopf und Nacken stützen und nicht unter die Schultern rutschen. Es sollte dem Kopf ermöglichen, in gerader Verlängerung zur Wirbelsäule zu liegen. Ob dies durch

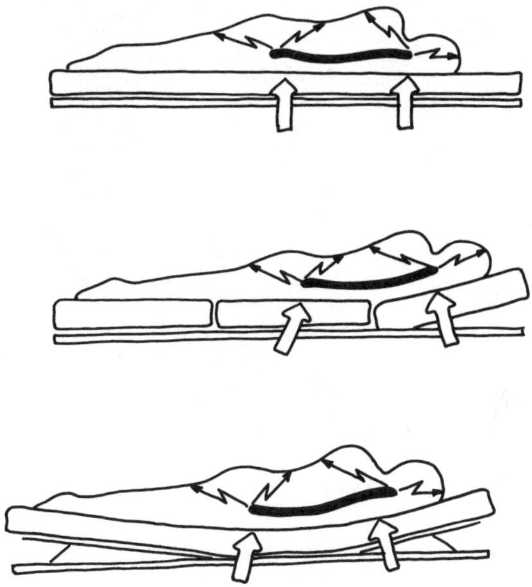

Falsches Liegen kann Ursache von Rücken- und Nackenbeschwerden sein:
(1) Brett im Bett – die Wirbelsäule wird geknickt
(2) Falsche Fuß- und Kopflagerung – die Wirbelsäule wird unnatürlich verbogen
(3) Verbrauchtes Bett – die Wirbelsäule hängt durch

ein kleines Kopfkissen, eine Nackenrolle oder sonstige Kopf-Hals-Stützen verwirklicht wird, ist individuell verschieden und sollte getestet werden.

Muss Wohnen im Erstarren enden? Ergonomietipps fürs Wohnzimmer

Warum sollten Sie nicht auch auf dem Sofa häufiger die Sitzposition verändern? Kleine Kissen sind zur Unterstützung des Körpers hierfür besonders günstig. Werbepausen im TV bieten sich dazu an aufzustehen, sich zu räkeln und zu strecken, umherzugehen

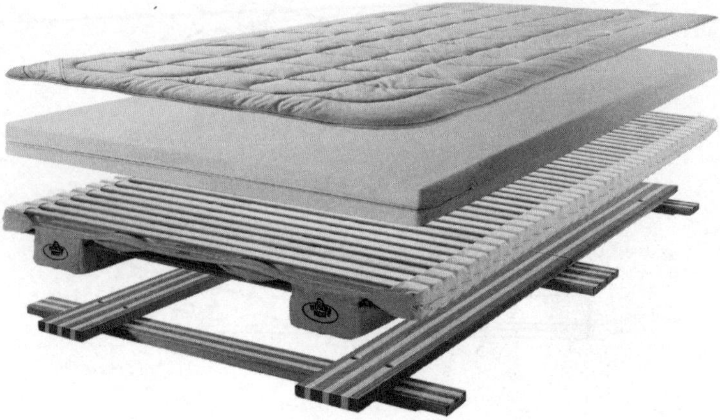

Aufbau eines Naturbetts mit Matratzenauflage (1), Latexmatratze (2), Federelement (3) und Einlegerahmen (4) (Hüsler Nest). Die Philosophie des Schweizer Bettenpioniers Hüsler: Das Schlafsystem muss sich jedem Körper anpassen und ergonomisch durchdacht sein. Alle verwendeten Materialien und Komponenten müssen naturgerecht, pflegeleicht und einzeln ersetzbar sein. (Foto Hüsler-Nest)

oder sogar eine gymnastische Übung zu machen. Neue Haltungen erfordern auch neue Möbel. Alternative Sitzmöbel zeichnen sich häufig durch eine besondere Dynamik aus. So ist im wahrsten Sinne des Wortes durch Kufen, Federn oder mit Gelenke Bewegung in die Sitzmöbellandschaft gekommen.

Kinder in Bewegung – Ergonomietipps für das Kinderzimmer

Achten Sie auf die eigene Arbeitshaltung! Stellen Sie die Wickelkommode so ein, dass sie sich etwas unter Ellbogenhöhe befindet. Bei einem Gitterbett sollten Sie darauf achten, dass es auf einer Seite absenkbar ist oder dass es über einen höhenverstellbaren Boden verfügt. Es erleichtert Ihnen das Hineinheben des Kleinkindes. Benutzen Sie zum Baden einen Badeaufsatz. Dadurch vermeiden Sie verdrehte Zwangshaltungen.

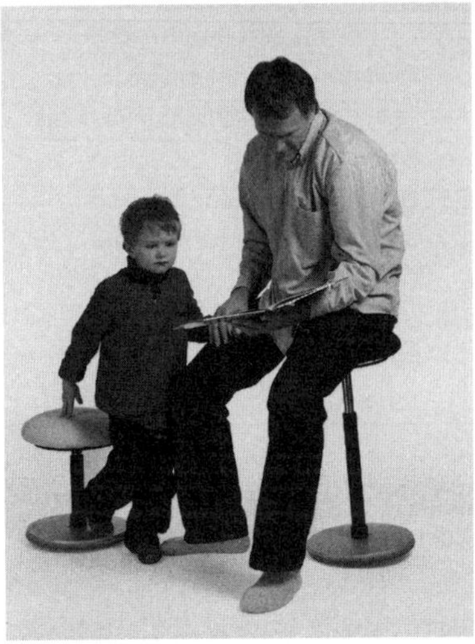

Die labile Auflage ermöglicht eine ähnliche Beweglichkeit wie der Sitzball. Durch die Höhenverstellbarkeit entlastet die Steh-Sitzhilfe den Körper bei vielen stehenden Tätigkeiten. (Foto Moizi)

Bewegung fördern heißt Lernen fördern! Richten Sie das Kinderzimmer «bewegungsreich» ein oder schaffen Sie eine ständige «Bewegungsecke» mit Materialien wie Matratzen, Gummihüpftieren, Softbällen, Schaukelpferden, Minitramps, Leitern und Treppen.

Kindermöbel müssen mitwachsen! Kindermöbel müssen ausreichenden Raum für wechselnde Haltungen und Bewegungen ermöglichen und auf die sich verändernden Körperlängen und Körperproportionen individuell einstellbar sein. Verschiedene Hilfsmittel wie Sitzkissen, Sitzkeil und Sitzball unterstützen das Sitzverhalten und gestalten Stühle ergonomischer, dienen als Trainings- und Spielgerät oder laden auch nur zum Ausruhen ein.

Ein guter Kinderstuhl:	Ein guter Kinderschreibtisch:
– Sitzfläche höhenverstellbar – abgerundete Vorderkante – Sitztiefe verstellbar – Sitzflächeneigung bis ca. 8 Grad günstig – Rückenlehne höhenverstellbar	– Arbeitsfläche höhenverstellbar – Arbeitsfläche schrägstellbar bis zu 16° Neigung – Ablagefläche, Bücher- und Stiftleiste oder rutschfeste Oberfläche – Beinfreiraum – ausreichend groß und reflexionsfrei

Bepackte Schulranzen sollten maximal 10–15 Prozent des kindlichen Körpergewichtes wiegen. Sollte der Ranzen zu schwer sein, überlegen Sie gemeinsam mit Ihrem Kind, wie es das Gewicht im Ranzen reduzieren kann, z. B. nicht für die Hausaufgaben benötigte Bücher und Hefte in der Schule zu lassen.

Der dynamische Büro- und Bildschirmarbeitsplatz

Die Hälfte aller Erwerbstätigen in Büro und Verwaltung arbeitet heute schon an Bildschirmgeräten. Die Arbeiten reichen dabei von einfachen Eingabetätigkeiten bis hin zu komplexen, kreativen Prozessen. Aber nicht nur im gewerblichen, sondern auch in vielen privaten Haushalten und vor allem im Home-Office gehört der PC schon längst zur Standardausrüstung. Aus diesem Grunde wird die Ergonomie des Büro- und Bildschirmarbeitsplatzes hier zusammenfassend dargestellt.

Die Arbeitsmittel – das sind der Arbeitsstuhl, der Arbeitstisch, der Bildschirm, die Tastatur und die Maus – müssen bestimmten Anforderungen entsprechen, die in der *Bildschirmarbeitsverordnung festgelegt sind.* Dies ist die national gültige Arbeitsschutzvorschrift für die Arbeit an Bildschirmgeräten.

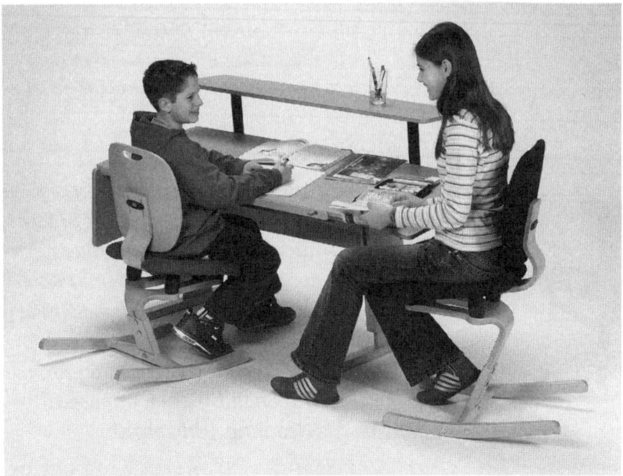

Möbel, die bewegen – «mitwachsender» Kinder- und Jugendschreibtisch mit Kufenstuhl, der auch für Erwachsene geeignet ist (Foto Moizi).

Der Arbeitsstuhl

Der Arbeitsstuhl muss ergonomisch gestaltet und standsicher sein. Er muss ein *entspanntes, dynamisches Sitzen* gewährleisten und darf die *Bewegungsfreiheit nicht einschränken.* Aus sitzphysiologischer Sicht ist auch eine variable Sitzflächenneigung günstig. Eine schräg nach vorne abfallende Sitzfläche unterstützt z. B. beim Schreiben und Lesen die Aufrichtemuskulatur. Eine nach hinten abfallende Sitzfläche sorgt in der angelehnten Haltung für eine optimale Unterstützung.

Die Einstellung des Arbeitsstuhls

- Sitzhöheneinstellung: Die Sitzhöhe so einstellen, dass sie ungefähr der Kniekehlenhöhe entspricht. Die Oberschenkel sind waagrecht oder fallen leicht nach vorne ab.
- Sitztiefeneinstellung: Die Sitzfläche so einstellen, dass ein fester Kontakt zur Rückenlehne besteht und gleichzeitig min-

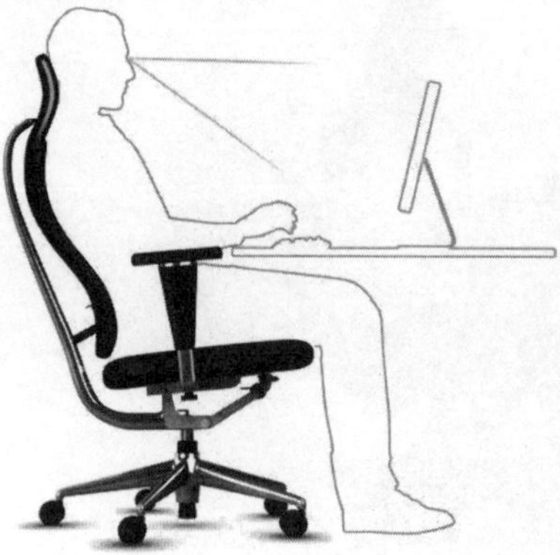

Günstig ist eine optimale Stützfunktion des Rückens, aber auch der Schulter-, Nacken- und Kopfbereiche. Mit größtmöglicher Flexibilität soll sich die Rückenlehne den verschiedenen Rückenformen und Sitzpositionen anpassen. (Headline, Abb. vitra)

destens zwei Finger breit Platz von der Sitzvorderkante zur Kniekehle.

- Armauflageneinstellung: Die Armauflagenhöhe ungefähr auf Ellbogenhöhe einstellen. Die Ellbogen liegen bei hängenden Schultern locker auf.
- Rückenlehneneinstellung: Die Rückenlehne so einstellen, dass sich der Lendenbausch (Wölbung) in Höhe des Kreuzes (etwa Gürtelhöhe) befindet.
- Rückstellkrafteinstellung: Die Rückstellkraft der Rückenlehne so einstellen, dass sie den Rücken in jeder Lage stützt und hält und die Bewegung des Oberkörpers mitmacht. Die Person wird weder nach vorne gedrückt, noch fällt sie nach hinten.

Der Arbeitstisch

Ihr Arbeitstisch muss ausreichend *groß*, *stabil* und *reflexionsfrei* sein. Er darf nicht «zittern». Der Bildschirm, die Tastatur, die Maus, die Schriftstücke und sonstige Arbeitsmittel wie etwa Vorlagenhalter oder Telefon sollten *flexibel angeordnet* werden können, ohne dass die Teile über den Tischrand herausragen. Die Tischhöhe sollte von 68 bis 76 cm einstellbar sein. Nicht höhenverstellbare

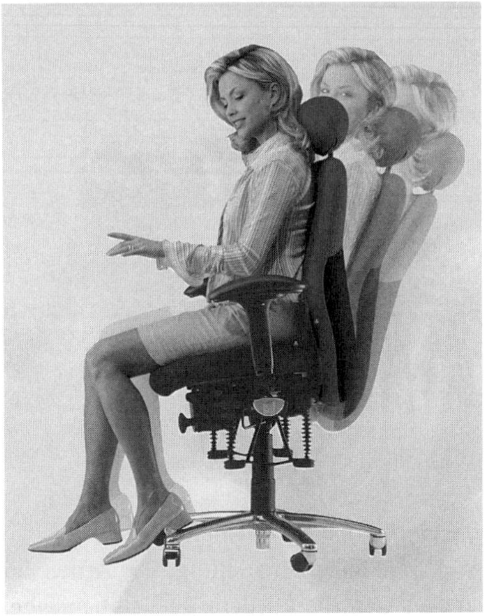

Der Wechsel zwischen Belastung (vorgeneigte und aufrechte Sitzhaltung) und Entlastung (entspanntes Zurücklehnen) und ein nach allen Seiten bewegliches, kontrolliert gedämpftes Sitzwerk fördert im Sitzen den Pumpmechanismus der Bandscheiben. (Foto Haider)

Tische müssen 72 cm hoch sein, damit zusammen mit einer zirka drei Zentimeter hohen Tastatur eine Höhe von 75 cm erreicht wird. Diese Arbeitshöhe ist nach arbeitsmedizinischen Untersuchungen für Personen zwischen 148 cm und 189 cm Körpergröße günstig. Die Breite der Tischfläche muss so bemessen sein, dass nach dem Aufstellen von Computer, Tastatur und eventuell weiteren Geräten noch genug freie Arbeitsfläche und Raum für eine ergonomisch günstige Arbeitshaltung zur Verfügung steht. Bei den Mischarbeitsplätzen, welche die Mehrzahl der Bildschirmarbeitsplätze ausmachen, sind das mindestens 160 cm. Bei den heute üblichen flachen Monitoren reichen Tischtiefen von 80 cm, bei tieferen Röhrenbildschirmen ist eine Tischtiefe von 100 cm erforderlich. Ecken, Kanten und Griffe müssen so geformt sein, dass Sie sich nicht verletzen können.

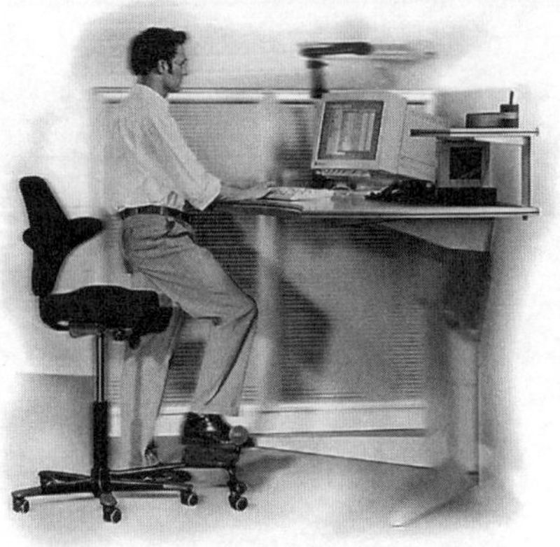

Die besondere Form des Sitzpolsters und der Rückenlehne erlaubt vielfältige Sitzpositionen und eignet sich besonders für Personen, die aktiv arbeiten und oft zwischen Sitzen und Stehen wechseln (Capisco HAG), vor allem, wenn höhenverstellbare Arbeitstische genutzt werden («Helos» Leuwico).

Die Einstellung des Arbeitstisches

- Arbeitshöheneinstellung: Die Arbeitshöhe ist so einzustellen, dass sich die mittlere Buchstabenreihe der Tastatur in Ellbogenhöhe oder etwas darunter befindet. Beim Sitzen sollte über den Oberschenkeln eine Handbreit Platz bis zur Tischplattenunterkante sein.
- Praktische Tipps: Nicht immer ist der Arbeitstisch in der Höhe einstellbar. Dann gibt es in der Regel zwei Situationen. Entweder ist der Tisch zu hoch oder er ist zu niedrig.
  - Ist der Tisch zu hoch, sollten entsprechend großflächige Fußstützen benutzt werden und der Arbeitsstuhl an den Arbeitstisch anpasst werden.
  - Ist der Tisch zu niedrig, sollte mit dem zuständigen Sicherheitsbeauftragten geklärt werden, ob sich durch entsprechende Tischbeinpassstücke die Tischfläche sicher erhöhen lässt.
- Bewegungsraum und Beinraum: Wenn Sie mit dem Bürostuhl zurückrollen, dürfen Sie nirgendwo anstoßen. Sie sollten ohne Behinderung sich drehen oder aufstehen können. Sie sollten

unter dem Tisch auch Ihre Beine ausstrecken und Ihre Beinhaltung variieren können, ohne beispielsweise beim Drehen mit den Beinen unter dem Tisch anzustoßen. Wenn die Unterschränke Ihren Bewegungsraum einengen, montieren Sie einen Unterschrank ggf. ab, versehen ihn mit Rollen und verwenden ihn außerhalb als Rollcontainer.
- Vorlagehalter: Der Vorlagehalter selbst muss stabil und verstellbar sein sowie so angeordnet werden können, dass unbequeme Kopf- und Augenbewegungen so weit wie möglich eingeschränkt werden.

Der Steharbeitstisch

Ein zusätzlicher Steharbeitsplatz mit einer Höhenverstellbarkeit von 90 cm bis 125 cm, ist die beste Möglichkeit, um zwischen sitzender und stehender Arbeitsweise zu wechseln. Er lässt sich auf unterschiedliche Art und Weise realisieren: durch ein freistehendes oder integriertes Stehpult, einen höhenverstellbaren Sitz-Steh-Tisch, einen Drei-Zonen-Arbeitsplatz. Sie können daran lesen, telefonieren oder Besprechungen abhalten. Wie Ergebnisse zeigen, sind diese nicht nur kürzer, sondern auch effektiver. Eine zusätzliche Fußstütze oder ein Fußring entlastet bei Hochstellen eines Beines die Lendenwirbelsäule.

Das Bildschirmgerät

Ihr Bildschirm muss sich bequem in Entfernung und Neigung ausrichten lassen. Er muss frei von störenden Reflexionen und Blendungen sein. Die Helligkeit und den Kontrast sollten Sie stufenlos so einstellen können, dass die auf dem Bildschirm dargestellten Zeichen scharf und deutlich zu lesen sind. Günstig ist eine schwarze Schrift auf hellem Untergrund (Positivdarstellung). Wählen Sie einen Schrifttyp, bei dem Sie die Zeichen eindeutig voneinander unterscheiden können. Als Test dient Ihnen die Unterscheidung von «S» und «5» oder von «8» und «B».

Ein weiterer Test hilft Ihnen, Flimmern zu erkennen: Blicken Sie zur Probe am Bildschirm vorbei. Wenn Sie ein Flimmern bemerken, sollten Sie überprüfen, ob die Bildwiederholungsfrequenz richtig eingestellt ist, der Monitor und die Grafikkarte zusammenpassen oder die Störungen ggf. von anderen Geräten ausgehen.

Blendungen und Spiegelungen erkennen Sie einfach daran, dass Sie mit einem Spiegel die Bildschirmoberfläche abfahren. Oder auf einen dunklen Bildschirm blicken.

Die Einstellung des Bildschirms

Der Bildschirm ist so einzustellen, dass man in aufrechter, entspannter Körperhaltung auf den Bildschirm schauen kann, ohne dabei den Kopf oder Oberkörper drehen zu müssen, seitwärts zu neigen oder vorzubeugen. Günstig ist ein Winkel von 15 bis 30 Grad nach unten. Der Abstand zum Bildschirm sollte mindestens 50 cm betragen. Da jedoch die Augen individuell verschieden sind, kann man die für sich angenehmste Bildschirmposition so ermitteln, wenn man an vier aufeinander folgenden Tagen die Bildschirmposition in der gezeigten Weise verändert:

1. Tag: Bildschirm hoch und nah (50 Zentimeter)
2. Tag: Bildschirm tief und nah (50 Zentimeter)
3. Tag: Bildschirm hoch und weit (90 Zentimeter)
4. Tag: Bildschirm tief und weit (90 Zentimeter)

Am 5. Tag stellen Sie Ihren Bildschirm nun so, wie es Ihnen am angenehmsten war.

Der Bildschirm sollte so ausgerichtet sein, dass die Hauptblickrichtung parallel zu Fenstern und damit parallel zur Allgemeinbeleuchtung verläuft. Der Bildschirm sollte so weit vom Fenster entfernt stehen, dass Sie ohne Blendungen arbeiten können. Er sollte auch nicht direkt unter einer Leuchte stehen, sondern nach Möglichkeit seitlich versetzt. Der Blick geht dann parallel zur Deckenanordnung der Leuchten.

Tastatur

Ihre Tastatur müssen Sie bequem bedienen können. Um Ihre Gelenke, Sehnen und Bänder nicht übermäßig zu strapazieren, sollte eine unverkrampfte Handhaltung möglich sein. Dafür benötigen Sie ausreichend Platz vor der Tastatur zum Auflegen der Hände und der Arme. Die Hand und der Unterarm bilden möglichst eine Gerade. Eine zu hohe oder zu steile Tastatur kann zum Hochziehen des Schultergürtels (→ Schmerzen im Schulter- und Nackenbereich) oder der Hände (→ Erkrankungen der Sehnen, Verspannungen der Muskeln im Unterarm- und Handwurzelbereich) führen.

Spezielle Handballenauflagen, die vor die Tastatur gelegt werden, mindern die Belastung der Hände beim Schreiben. Für Notebooks, die man länger benutzen möchte, ist die Verwendung einer externen Tastatur zu empfehlen.

Das Auto – richtig sitzen

Bedingt durch die niedrige Sitzhöhe und die hohen Sicherheitsanforderungen an den Autositz kann der Autofahrer selten dynamisch sitzen. Gerade aus diesem Grund ist es wichtig, dass der Autofahrer die optimale Sitzposition einnimmt.

So stellen Sie Ihren Autositz richtig ein

1. Stellen Sie den Sitzabstand ein: Setzen Sie sich *ganz an die Rückenlehne* und stellen Sie den Sitzabstand so ein, dass die Beine bei durchgetretenem Pedal leicht angewinkelt sind.
2. Stellen Sie die Rückenlehnenneigung ein: Legen Sie Ihre *Schultern an die Rückenlehne* und stellen Sie die Rückenlehnenneigung so ein, dass das Lenkrad mit leicht angewinkelten Armen gut erreicht wird. Beim Drehen des Lenkrads bleibt der Schulterkontakt erhalten.

3. Stellen Sie die Sitzhöhe ein (wenn möglich): Stellen Sie die *Sitzhöhe so hoch wie möglich* ein, um ein freies Sichtfeld zu gewährleisten.
4. Stellen Sie die Sitzflächenneigung ein (wenn möglich): Richten Sie die Sitzflächenneigung so aus, dass die *Oberschenkel leicht aufliegen* und Sie die *Pedale leicht durchtreten* können.
5. Stellen Sie die Sitzflächenverlängerung ein (wenn vorhanden): Lassen Sie *zwei bis drei Finger Freiraum* zwischen der *Sitzkante* und Ihrer *Kniekehle.*
6. Stellen Sie die Lordosestütze ein (wenn vorhanden): Die Lordosestütze soll Ihre *Lendenwirbelsäule stützen*, und zwar dort, wo Sie selbst eine Hand zur Unterstützung in Ihr Kreuz legen würden.
7. Orientieren Sie sich an den Seitenführungen: Die Seitenführungen des Sitzes unterstützen die aufrechte Haltung bei Kurvenfahrten. Der *Oberkörper soll zwischen ihnen liegen*, allerdings *ohne Beengung.*
8. Stellen Sie die Kopfstütze ein: Die Kopfstützenoberkante steht mit ca. *2 cm Abstand zum Kopf auf Höhe der oberen Kopfkante.*

Kleine Beckenbewegungen und isometrische Übungen ermöglichen zumindest etwas Dynamik beim Autofahren. Beherzigen Sie auch die kurze Bewegungspause nach spätestens zwei Fahrstunden.

Anhang

Literaturverzeichnis

1. Adams, M. A., Hutton, W. C.: Gradual disc prolapse. Spine. 1985; 10: 524–531
2. Andersson, G. B. L., Oertengren, R., Nachemson, A., Elfström, G.: Lumbar disc pressure and myoelectric back muscles activity during sitting. Scandinavian Journal Rehabilitation Medicine. 1974; 6: 104–114 & 128–133
3. Antonowsky, A.: Health, Stress and Coping (3.ed.). San Francisco: Jossey-Bass 1981
4. Bengel, J., Herwig, J. E.: Gesundheitsförderung in der Rehabilitation. In: Jerusalem, M., Weber, H. (Hg.): Psychologische Gesundheitsförderung. Diagnostik und Prävention. Göttingen: Hogrefe; 2003: 707–724
5. Boeck-Behrens, W.-U., Buskies, W.: Fitness-Krafttraining. Reinbek: Rowohlt 2000
6. Borg, G. A. V.: Physical performance and perceived exertion. Lund: Gleerup 1962
7. Bös, K., Brehm, W.: Gesundheitssport. Ein Handbuch. Schorndorf: Hofmann 1998
8. Brehm, W., Sygusch, R.: Prävention in Sportvereinen. In: Jerusalem, M., Weber, H. (Hg.): Psychologische Gesundheitsförderung. Diagnostik und Prävention. Göttingen: Hogrefe; 2003: 479–498
9. Brinckmann, P., Frobin, W., Leivseth, G.: Orthopädische Biomechanik. Stuttgart: Thieme 2000
10. Bruhn, S.: Sensomotorisches Training und Bewegungskoordination. Habilitationsschrift. Freiburg 2003
11. Buchbinder, R., Jolley, D., Wyatt, M.: Population based intervention to change back pain beliefs and disability: three part evaluation. BMJ. 2001; 322: 1516–1520
12. Bundestag Drucksache 15/2295, 2003 http://www.dgss.org/pdf/1502295.pdf
13. Burgess-Limerick, R.: Stoop, squat, or something in-between. Internati-

onal Journal of Industrial Ergonomics. 2003; 31: 143 – 148 (http://www.burgess-limerick.com / site / Publications_files / rblijie03.pdf Zugriff Juni 2007)

14. Burton, A. K.: How to prevent low back pain. Best Pract Res Clin Rheumatol. 2005; 19 (4): 541 – 555 (http://www.backpaineurope.org / web / files / How %20to %20prevent % 20low %20back %20pain.pdf, Zugriff 5. 5. 2006)
15. Burton, A. K., Waddel, G., Tillotson, K. M., Summerton, N.: Information and Advice to patients with back pain can have a positive effect. Spine. 1999; 24 (23): 2484 – 2491
16. Buskies, W.: Sanftes Krafttraining nach dem subjektiven Belastungsempfinden versus Training bis zur muskulären Ausbelastung. Z. Sportmed. 1999; 10: 316 – 320
17. Calais-Germain, B.: Anatomie der Bewegung. 3. Auflage. Wiesbaden: fourierverlag 2002
18. Chaffin, D. B.: Biomechanical modelling of the low back during load lifting. Ergonomics. 1988; 31: 685 – 697
19. Cholewicki, J., Juluru, K., McGill, S. M.: Intra-abdominal pressure mechanism for stabilizing the lumbar spine., J Biomech. 1999; 32: 13 – 7
20. Cholewicki, J., McGill, S. M.: Lumbar posterior ligament involvement during extremely heavy lifts estimated from fluoroscopic measurements., J Biomech. 1992; 25: 17 – 28
21. Coste, J. et al.: Clinical course and prognostic factors in acute low back pain. Br Med J. 1994; 308: 577 – 580
22. Cureton, K. J., Collins, M. A., Hill, D. W., and McElhannon, F. M.: Muscle hypertrophy in men an women. Med. Sci. Sports. Exerc 1988; 20 (4): 338 – 344
23. Debrunner, A. M.: Orthopädie. Bern: Huber 1985
24. Diemer, F., Sutor, V.: Praxis der medizinischen Trainingstherapie. Stuttgart: Thieme 2007
25. Di Fabio, R. P.: Efficacy of Comprehensive Rehabilitation Programs and Back School for Patients With Low Back Pain: A Meta-Analysis. Physical Therapy. 1995; 75 (10): 865 – 878
26. Donchin, M., Woolf, O., Kaplan, L., Floman, Y.: Secondary prevention of low-back pain. A clinical trial. Spine. 1990; 15 (Nr. 12): 1317 – 1320
27. Eichler, J.: Psyche und Kreuz. Die Säule. 1989, 1: 10 – 12
28. Eickhoff, H.: Himmelsthron und Schaukelstuhl. München: Carl Hanser 1993
29. Einsingbach, T., Klümper, A., Biedermann, L.: Sportphysiotherapie und Rehabilitation. Stuttgart: Thieme 1988

30. Ellert, U., Wirz, J., Ziese, T.: Beiträge zur Gesundheitsberichterstattung des Bundes. Telefonischer Gesundheitssurvey des Robert Koch-Instituts (2. Welle). Deskriptiver Ergebnisbericht 2006. (http://www.rki.de/cln_011/nn_226044/DE/Content/GBE/Gesundheitsberichterstattung/GBEDownloadsB/gstel04,templateId=raw,property=publicationFile.pdf/gstel04, Zugriff 10. 3. 2006)
31. Faltermeier, T.: Subjektive Theorien von Gesundheit und Krankheit. In: Jerusalem, M., Weber, H. (Hg.): Psychologische Gesundheitsförderung. Diagnostik und Prävention. Göttingen: Hogrefe; 2003: 57–78
32. Fiatarone, M. A., Marks, E. C., Ryan, N. D., Meredith, C. N., Lipsitz, L. A., Evans, W. J.: High intensity strength training in nonageneraians. JAMA. 1990; 263 (22): 3029–3034
33. Fiatarone, M. A. et al.: Exercise training and nutritional supplementation for physical frailty in very elderly people. N J Engl J Med. 1994; 330 (23): 1769–1775
34. Freiwald, J.: Genügen bei Rückenschmerzen apparative Behandlungsstrategien. Die Säule. 2000; 10: 33–36
35. Freiwald, J.: Dehnen – Möglichkeiten und Grenzen. Therapeutische Umschau. 1998; 55: 267–272
36. Freiwald, J.: Aufwärmen im Sport. Reinbek: Rowohlt 1991
37. Fuchs, R.: Sport, Gesundheit und Public Health. Göttingen: 2003
38. Fürmaier, A.: Begutachtung und Beurteilung der degenerativen Wirbelsäulenerkrankungen vor allem im Rahmen der Sozialversicherungen. Med. Wschr. 1954; 8: 274
39. Gifford, L.: Schmerzphysiologie. In: van den Berg F (Hg.): Angewandte Physiologie. Bd. 2 Organsysteme verstehen und beeinflussen. Stuttgart: Thieme; 2000: 467–514
40. Goebel, S., Stephan, A., Freiwald, J.: Krafttraining bei chronisch lumbalen Rückenschmerzen. Ergebnisse einer Längsschnittsstudie. Z. Sportmed. 2005; 56 (11): 388–92
41. Gottlob, A.: Differenziertes Krafttraining. München-Jena: Urban & Fischer 2001
42. Graveling, R. A., Melrose, A. S., Hanson, M. A.: The principles of good manual handling: Achieving a consensus. Research Report 097. Health & Safety Executive 2003
43. Greiwing, A.: Zum Einfluss verschiedener Krafttrainingsmethoden auf Maximalkraft und Kraftausdauer sowie auf die Muskeldicke des M. quadrizeps femoris. Dissertation 2006 (http://elpub.bib.uni-wuppertal.de/edocs/dokumente/fbg/sportwissenschaft/diss2006/greiwing/dg0601.pdf 26. 6. 2007)

44. Grenier, S. G., McGill, S. M.: Quantification of lumbar stability by using 2 different abdominal activation strategies. Archives of Physical Medicine and Rehabilitation. 2007; 88: 54
45. Gundewall, B., Liljeqvist, M., Hansson, T.: Primary prevention of back symptoms and absence from work. Spine. 1993; 18: 587–594
46. Hamilton, C., Richardson, C.: Neue Perspektiven zu Wirbelsäulenstabilitäten und lumbalem Kreuzschmerz: Funktion und Dysfunktion der tiefen Rückenmuskeln. Manuelle Therapie. 1999; 1: 17–24
47. Heitkamp, H. C. et al.: Gain in strength and muscular balance after balance training. Int J Sports Med. 2001; 22: 285–290
48. Hess, H.: Be- und Entlastung der Wirbelsäule im Fußballsport. Die Säule. 2000; 10: 12–15
49. Hettinger, T.: Schwere Lasten – leicht gehoben. München: Bayrisches Staatsministerium für Arbeit, Familie und Sozialordnung 1991
50. Heymans, M. W., van Tulder, M. W., Esmail, R., Bombardier, C., Koes, B. W.: Back schools for non-specific low-back pain. The Cochrane Database of Systematic Reviews 2004, Issue 2. Art. No.: CD000261.pub2. DOI: 10.1002/14651858.CD000261.pub2.
51. Hides, J. A., Gwendolen, A. J., Richardson, C. A., Hodges, P.: Lokale Gelenkstabilisation: Spezifische Befunderhebung und Übungen bei lumaben Rückenschmerzen. Manuelle Therapie. 1997; 1: 8–15
52. Hildebrandt, J., Pfingsten, M., Ensink, F. B.: Die Problematik der Therapie von Rückenschmerzen. Anästhesiol. Intensivmed. Notfallmed. Schmerzther. 1993; 28: 148–155
53. Hirtz, P., Hotz, A., Ludwig, G.: Gleichgewicht. Schorndorf: Hofmann 2000
54. Hollmann, W., Strüder, H.: Gehirngesundheit, Leistungsfähigkeit und körperliche Aktivität. Z. Sportmed. 2003; 54 (9): 265–266
55. Hollmann, W., Hettinger, T.: Sportmedizin. 3. Aufl. Stuttgart: Schattauer 1990
56. Israel, S.: Muskelaktivität und Menschwerdung – technischer Fortschritt und Bewegungsmangel. St. Augustin 1995.
57. Jäger, M., Lüttmann, A.: Möglichkeiten der Biomechanischen Modellrechnungen und Beurteilung von Wirbelsäulenbelastungen bei Lastenmanipulationen. Heben und Tragen von Lasten. Bericht der Tagung. Erfurt: Thüringer Ministerium für Soziales und Gesundheit 1994: 15–30
58. Jerusalem, M., Weber, H. (Hg.): Psychologische Gesundheitsförderung. Diagnostik und Prävention. Göttingen: Hogrefe 2003
59. Junghanns, H.: Die Wirbelsäule unter den Einflüssen des täglichen

Lebens, der Freizeit, des Sports. In: Die Wirbelsäule in Forschung und Praxis Bd. 100. Stuttgart: Hippokrates 1986
60. Kanfer, F. H., Reinecker, H., Schmelzer, D.: Selbstmanagement-Therapie: ein Lehrbuch für die klinische Praxis. 3. Aufl. Berlin: Springer 2000
61. Kapandji, I. A.: Funktionelle Anatomie der Gelenke. Bd. 3. 3. deutsche Aufl. 2. korrigierte Fassung. Stuttgart: Hippokrates 2001
62. Kellet, K. M., Kellet, D. A., Nordholm, L. A.: Effects of an exercise program on sick leave due to back pain. Physical Therapy. 1991; 71 (4): 283 – 293
63. Kelsey, J. L., White, A. A.: Epidemiology and Impact of Low-Back Pain. Spine. 1980; 5: 133 – 142
64. Kempf, H.-D.: Die präventive Rückenschule mit Teilnehmern aus dem universitären Bereich. Bewegungssport und Sporttherapie. 2007; 23 (6): 243 – 253
65. Kempf, H.-D., Gassen, M., Ziegler, C.: Schnellhelfer Rückenschmerz. Reinbek: Rowohlt 2005
66. Kempf, H.-D.: Rückentraining mit dem Thera-Band. Fit und gesund mit Kleingeräten. Reinbek: Rowohlt 2000
67. Kempf, H.-D. (Hg.): Rückenschule: Grundlagen, Konzepte und Übungen. München-Jena: Urban & Fischer 1999
68. Kempf, H.-D.: Die Karlsruher Rückenschule. Rheuma. 1989; 9: 136 – 147
69. Kempf, H.-D., Lutz, W., Bürkle H. (Hg.): Aktives Rückentraining. Ein Gymnastikprogramm für die Wirbelsäule. Karlsruhe 1987
70. Kerr, J., Weitkunat, R., Moretti, M.: ABC der Verhaltensänderung. München: Urban & Fischer 2007
71. Knebel, K. P., Funktionsgymnastik. Reinbek 1985/2004
72. Konföderation der deutschen Rückenschule (Hg.): Curriculum 2006. Stand13. 3.2006. (http://www.dierueckenschule.de / sites / news / newsgesammt.htm, Zugriff 13. 4. 2006)
73. Konrad, P.: Experimentell abgesicherte Trainingshinweise zur Haltungskoordination und zu ausgewählten Kräftigungsübungen der Rumpfmuskulatur. Die Säule. 2000; 10: 12 – 19
74. Kraus, H.: Rückenschmerzen. Ursachen – Verhütung – Behandlung (5. Aufl.). München: Goldmann 1980
75. Kröner-Herwig, B.: Schmerz – eine Gegenstandsbeschreibung. In: Basler, H.-D., Franz, C., Kröner-Herwig, B., Rehfisch, H.-P.: Psychologische Schmerztherapie. Berlin: Spinger; 2004: 3 – 16
76. Kröner-Herwig, B.: Schmerz. In: Jerusalem, M., Weber, H. (Hg.): Psychologische Gesundheitsförderung. Diagnostik und Prävention. Göttingen: Hogrefe; 2003: 599 – 620

77. Kütemeyer, M., Schultz, U.: Psychosomatik des Lumbago-Ischias-Syndroms. In: von Uexküll, T.: Psychosomatische Medizin. München: Urban & Schwarzenberg; 1986: 835–848
78. Lademann, J. et al.: Psychische Erkrankungen im Fokus der Gesundheitsreporte der Krankenkassen. Psychotherapeutenjournal. 2006; 2: 123–129
79. Liebenson, S.: Spinal stabilization training. Journal of Bodywork and movement therapies. 1997, 1 (2): 87–90
80. Linton, S. J., Ryberg, M.: A cognitive-behavioural group intervention as prevention in neck and back pain in a non-patient population. Pain 2001; 90: 83–90
81. Linton, S. J., Andersson, T.: Can chronic disability be prevented? A randomized trial of a cognitive-behavior intervention and two forms of information for patients with spinal pain. Spine. 2000; 25 (21): 2825–2831
82. Linton, S. J., Hellsing, A.-L., Bergström, G.: Exercise for Workers with Musculoskeletal Pain: Does Enhancing Compliance Decrease Pain? Journal of Occupational Rehabilitation. 1996; 6 (3): 177–190
83. Lippert, H.: Probleme der Statik und Dynamik von Wirbelsäule und Rückenmark. In: Trostdorf, E., Stender, H. (Hg.). Wirbelsäule und Nervensystem. Thieme: Stuttgart; 1970, 9–15
84. Lønn, J. H., Glomsrød, B., Soukop, M. G., Bø, K., Larsen, S.: «Active Back School», prophylactic management for low back pain: Three year follow-up of a randomised controlled trial. J Rehabil Med. 2001; 33: 20–26
85. Lønn, J. H., Glomsrød, B., Soukop, M. G., Bø, K., Larsen, S.: «Active Back School», prophylactic management for low back pain. Spine. 1999; 24 (9): 865–871
86. Lühmann, D., Burkhardt-Hammer, T., Stoll, S., Raspe, R.: Prävention rezidivierender Rückenschmerzen. DAHTA@DIMDI: Köln 2006
87. Lühmann, D., Müller, V. E., Raspe, H.: Prävention von Rückenschmerzen. Expertise der Bertelsmann Stiftung: Lübeck; 2003 (http://www.bertelsmann-stiftung.de/bst/de/media/xcms_bst_dms_15515__2.pdf, Zugriff 13. 3. 2006)
88. Lühmann, D., Kohlmann, T., Raspe, H.: Die Wirksamkeit von Rückenschulprogrammen in kontrollierten Studien. Eine Literaturübersicht. Z. ärztl. Fortbild. Qual.sich. (ZaeFQ). 1999; 93: 341–348. (http://www.elsevier.de/elsevier/journals/files/zaefq/archive/599/luehmann.pdf, Zugriff 11. 3. 2006)
89. Maier-Riehle, B., Härter, M.: Die Effektivität von Rückenschulen aus

empirischer Sicht – eine Metaanalyse. Zeitschrift für Gesundheitspsychologie. 1996; 4 (3): 197–219
90. Mannion, A. F., Münterer, M., Taimela, S., Dvorak, J.: A Randomized Clinical Trial of Three Active Therapies for Chronic Low Back Pain. Spine. 1999; 24 (23): 2435–2448
91. Mayer, F., Gollhofer, A., Berg, A.: Krafttraining mit Älteren und chronisch Kranken. Z. Sportmed. 2003; 54: 88–94
92. Mayer, T. G., Gatchel, R. J.: Functional restoration for spinal disorders: the sport medicine approach. Philadelphia: Lea & Febiger 1988
93. Mayring, P.: Gesundheit und Wohlbefinden. In: Jerusalem, M., Weber, H. (Hg.): Psychologische Gesundheitsförderung. Diagnostik und Prävention. Göttingen: Hogrefe; 2003: 1–16
94. MacDougall, J. D. et al.: Effects of strength training an immobilization on human muscle fibers. Eur. J. Appl. Physiol. 1980; 43: 25–34
95. McCall, G. E., Byrnes, W. C., Dickinson, A., Pattany, P. M., Fleck, S. J.: Muscle fiber hypertrophy, hyperplasia and capillary density in college men after resistance training. J. Appl. Physiol. 1996; 81(5): 2004–2012
96. McGill, S.: Low back disorders. 2nd ed. Campaign: Human Kinetics 2007
97. McGill, S.: Low back stability: from formal description issues for performance and rehabilitation. Exerc Sports Sci Rew. 2001; 29: 26–31
98. McGill, S.: Low back exercises: evidence for improving exercise regimens. Physical Therapy. 1998; 78 (7): 754–65
99. Milz, H.: Der wiederentdeckte Körper. München: Artemis 1992
100. Münchinger, R.: «Gewichtheben und Bandscheibenbelastung». Schweiz Z. Sportmed. 1960; 8: 65–78
101. Nachemson, A.: Introduction. Neck and Back Pain. Lippincott, Williams & Wilkins, 2000
102. Nachemson, A.: Towards a better understanding of low-back pain: a Review of the mechanics of the lumbar disc. Rheumatology and Rehabilitation. 1975; 14: 129–143
103. Nentwig, C. G.: Effektivität der Rückenschule. Ein Überblick über die Ergebnisse der evidenz-basierten Evaluation. Orthopäde. 1999; 28: 958–965
104. Nieuwenhuyse, A. V. et al.: Risk factors for first-ever low back pain among workers in their first employment. Occupational Medicine. 2004; 54: 513–519
105. Nilges, P.: Das Rückenbuch. Broschüre. Übersetzung des «Back Book». Mainz 2001
106. Nilges, P.: Schmerz und Kontrollüberzeugung. In: Feissner, E., Jung-

nitsch, G. (Hg.): Psychologie des Schmerzes. Diagnose und Therapie. Weinheim: Psychologie Verlags Union; 1992: 123 – 131
107. Peltier, L. F.: The back school of Delpech in Montpellier. Clinical Orthopedics and related research. 1983; 179: 4 – 9
108. Pezowicz, C. A., Schechtmann, H., Robertson, P. A.: Mechanisms of anular failure resulting from eccessive intradiskal pressure. Spine. 2006; 31: 2891
109. Pfeifer, K.: Die präventive Rückenschule im Spiegel der Evidenz – Welche Weiterentwicklungen sind notwendig? Die Säule. 2005; 15 / 1: 8 – 16
110. Pfeifer, K.: Expertise zur Prävention von Rückenschmerzen durch bewegungsbezogene Interventionen. Expertise der Bertelsmannstiftung: Lübeck 2004: 49 (http://www.bertelsmann-stiftung.de / bst / de / media / ExpertisezurPraeventionvon Rueckenschmerzen.pdf, Zugriff 13. 3. 2006)
111. Pfingsten, M.: Bio-psycho-soziale Einflussfaktoren bei Rückenschmerz und Konsequenzen für die Bewegungstherapie. Bewegungstherapie und Gesundheitssport. 2006; 22 (April): 152 – 158
112. Pfingsten, M., Hildebrandt, J.: Rückenschmerzen. In: Basler, H.-D., Franz, C., Kröner-Herwig, B., Rehfisch, H.-P.: Psychologische Schmerztherapie. Berlin: Spinger; 2004: 395 – 414
113. Radlinger, L., Bachmann, W., Homburg, J., Leuenberger, U., Thaddey, G.: Rehabilitatives Krafttraining. Stuttgart: Thieme 1998
114. Raspe, H., Wasmus, A., Greif, G., Kohlmann, T., Kindel, P., Mahrenholz, M.: Rückenschmerzen in Hannover. Akt. Rheumatol. 1990; 15: 32 – 37
115. Raspe, H., Kohlmann, T.: Die aktuelle Rückenschmerz-Epidemie. In: Pfingsten, M., Hildebrandt, J. (Hg.): Chronischer Rückenschmerz. Wege aus dem Dilemma. Bern: Huber; 1998: 20 – 33
116. Renner, B., Weber, H.: Gesundheitsbezogene Ziele und Erwartungen. In: Jerusalem, M., Weber, H. (Hg.): Psychologische Gesundheitsförderung. Diagnostik und Prävention. Göttingen: Hogrefe; 2003: 17 – 38
117. Richardson, C. et al.: Therapeutic exercise for spinal segmental stabilization in low back pain. Churchill: Livingstone 1999
118. Rizzi, M. A.: Die menschliche Haltung und die Wirbelsäule. Stuttgart: Hippokrates 1979
119. Rohlmann, A., Wilke, H.-J., Mellerowicz, H., Graichen, F., Bergmann, F.: Belastungen der Wirbelsäule im Sport. Z. Sportmed. 2001; 52: 118 – 123
120. Rompe, G.: Orthopädie des Bettes. Krankengymnastik. 1998: 34: 668 – 676
121. Sadat Tavafian, S., Jamshidi, A., Mohammed, K., Montazeri, A.: Low

back pain education and short term quality of life: a randomized trial. BMC Musculoskelet Disord. 2007; Feb 28; 8 (1): 21

122. Schipperges, H.: Heilkunst als Lebenskunde oder die Kunst, vernünftig zu leben. Heidelberg: GFG 1991
123. Schipperges, H., Vescovi, G., Geue, B., Schlemmer, J.: Die Regelkreise der Lebensführung. Köln: Ärzte Verlag 1988
124. Schlegel, K. F.: Der Kreuzschmerz in der Praxis. Orthopädische Praxis. 1982; 2: 83
125. Schlicht, W.: Sport und Bewegung. In: Jerusalem, M., Weber, H. (Hg.): Psychologische Gesundheitsförderung. Diagnostik und Prävention. Göttingen: Hogrefe; 2003: 213 – 231
126. Schmidt, C. O., Kohlmann, T.: Was wissen wir über das Symptom Rückenschmerz? Epidemiologische Ergebnisse zu Prävalenz, Inzidenz, Verlauf, Risikofaktoren. Z. Orthop. 2005; 143: 292 – 298
127. Schmorl, G., Junghanns, H.: Die gesunde und die kranke Wirbelsäule in Röntgenbild und Klinik. Stuttgart: Thieme 1968
128. Schneider, S., Hauf, C., Schiltenwolf, M.: Ineffektive Rückenschmerzprävention wegen mangelhafter Zielgruppenerreichung – Eine bundesweite Repräsentativstudie zu Nutzerstruktur und Teilnahmefaktoren an Rückenschulen. Der Schmerz. 2004; 18 Suppl. 1: 94 – 95
129. Schönle, Ch.: Konservative Therapie bei Erkrankungen der Wirbelsäule. Die Säule. 10; 2000: 20 – 27
130. Schüle, K., Huber, G.: Grundlagen der Sporttherapie. München–Jena: Urban & Fischer 2000
131. Schuntermann, M.: Grundsatzpapier der Rentenversicherung zur Internationalen Klassifikation der Funktionsfähigkeit, Behinderung und Gesundheit (ICF) der Weltgesundheitsorganisation (WHO). Deutsche Rentenversicherung 2003; 1 – 2, 52 – 59
132. Schwanninger, U., Thomas, C., Nibel, H., Menozzi, M., Krueger, H.: Längerfristige Auswirkungen der Bildschirmarbeit auf Augen sowie den Stütz- und Bewegungsapparat. Bremerhaven: NW 1992
133. Senn, E.: Aspekte einer Physiologie des Sitzens. In: Illi U., Sitzen als Belastung. Wäldi 1991
134. Shimano et al.: Relationship between the number of repetitions and selected percentages of one repetition maximum in free weight exercises in trained and untrained women. Strength and Conditioning Research. 2006; 20: 819
135. Shizai-Adl, A., Parnianpour, M.: Effects of Changes in lordosis on mechanics of the lumbar spine-lumbar curvature in lifting. Journal of spinal disorders. 1999; 12 (5): 436 – 447

136. Sniehotta, F. F., Schwarzer, R.: Modellierung der Gesundheitsverhaltensänderung. In: Jerusalem, M., Weber, H. (Hg.): Psychologische Gesundheitsförderung. Diagnostik und Prävention. Göttingen: Hogrefe; 2003: 677–694
137. Solomonow, M., Zhou, B.-H., Baratta, R. V., Lu, Y., Harris, M.: Biomechanics of increased exposure to lumbar injury caused by cyclic loading: Part 1. Loss of reflexive muscular stabilization. Spine. 1999; 24 (23): 2426–2434
138. Spring, H. et al: Theorie und Praxis der Trainingstherapie. Stuttgart: Thieme 1997
139. Steinbrück, K., Mauch, F.: Tennis und Wirbelsäule. Die Säule. 2000; 10(2): 6–11
140. Straker, L. M.: A review of research on techniques for lifting low-lying objects: 2. Evidence for a correct technique. Work. 20 (2), 2003, 83–96
141. Symonds, T. L., Burton, K., Tillotson, K. M., Main, C. J.: Absence resulting from low back trouble can be reduced by psychosocial interventions at work place. Spine. 1995; 20 (24): 2738–2745
142. Tietze, B.: Menschen ohne Unterleib. Bauwelt 1990, 33–34
143. Tilscher, H., Eder, M.: Der Wirbelsäulenpatient. Rehabilitation Ganzheitsmedizin 3. neu bearb. Aufl. Berlin: Springer 1989
144. Tittel, K.: Beschreibende und funktionelle Anatomie des Menschen. München-Jena: 14. Aufl. Urban & Fischer 2003
145. Tittel, K.: Rückenschule ist mehr als nur die Schulung des Rückens. Die Säule. 1996; 6: 10–14
146. TÜV Rheinland. «Ergonomie geprüft». 2 PfG 947/3./4. März 2004
147. van den Berg, F.: Angewandte Physiologie: 2 Organsysteme verstehen und beeinflussen. Stuttgart: Thieme 2000
148. van Tulder, M. W., Malmivaara, A., Esmail, R., Koes, B. W.: Exercise therapy for low back pain (Cochrane Review) In: The Cochrane Library, Issue 3, 2003. Oxford: Update Software
149. van Tulder, M. W.: Exercise Therapy for Low Back Pain A Systematic Review Within the Framework of the Cochrane Collaboration Back Review Group. Spine. 2000; 25 (21): 2784–2796
150. van Tulder, M. W.: Conservative Treatment of acute und chronic non-specific low back pain. A systematic review of randomized controlled trials of the most comm. Interventions. Spine. 1997; 21 (18): 2128–2156
151. Vester, F.: Denken, Lernen, Vergessen. 13. Aufl. Stuttgart: dtv 1986
152. Videman, T., Levälahti, E., Battié, M. C.: The effects of anthropometrics, lifting strength, and physical activities in disc degeneration. Spine. 2007; 32 (13): 1406–1413

153. Videman, T., Battié, M. C., Ripatti, S., Gill, K., Manninen, H., Kaprio, J.: Determinants of the progression in lumbar degeneration: a 5-year follow-up study of adult male monozygotic twins. Spine. 2006; 31 (6): 671 – 678
154. Vuori, I. M.: Dose-response of physical activity and low back pain, osteoarthritis, and osteoporosis. Med. Sci. Sports Exerc. 2001; 33 (No. 6 Suppl.): 551 – 586
155. Waddell, G.: The Back Pain Revolution. Edinburgh: Churchill Livingston 1998
156. Walter, U., Hoopmann, M., Krauth, C., Reichle, C., Schwartz, F. W.: Unspezifische Rückenbeschwerden. Dtsch. Ärztebl. 2002; 99 (Heft 34 – 35): A 2257 – 2261
157. Weber, A., Hörmann, G., Köllner, V.: Die Epidemie des 21. Jahrhunderts? Deutsches Ärtzeblatt 2006, 103 (Heft 13), A 834 – 841
158. Werner, U.: Alarmsignal Schmerz. Stuttgart: Kreuz 2004
159. White, A. A.: Back school and other conservative approaches to low back pain. St. Louis: Mosby 1983
160. WHO – World Health Organisation (1986). Ottawa Charta for Health Promotion. Ottawa: WHO
161. Wiemann, K., Klee, A., Stratmann, M.: Filamentäre Quellen der Muskel-Ruhespannung und die Behandlung muskulärer Dysbalancen. In: Deutsche Zeitschrift für Sportmedizin. 1998; 44 (4): 111 – 118.
162. Wilke, H.-J., Neef, P., Caimi, M., Hoogland, T., Claes, L. E.: Neue intradiskale In-vivo-Druckmessungen bei Alltagsbelastungen. In: Wilke, H.-J., Claes, L. E. (Hg.) Hefte zur Zeitschrift «Der Unfallchirurg». Berlin: Springer; 1999: 16 – 24
163. Wirth, K., Atzor, K. R., Schmidtbleicher, D.: Veränderungen der Muskelmasse in Abhängigkeit von Trainingshäufigkeit und Leistungsniveau. Z. Sportmed 2007; 58 (6): 178 – 183
164. Woll, A.: Erwachsene. In: Bös, K., Brehm, W. (Hg.): Gesundheitssport. Schorndorf: Hofmann; 1998: 108 – 116
165. Wydra, G., Glück, S.: Zur Effektivität des Dehnens. In: Cachay, K., Halle, A., Teubert, H. (Red.): Sport ist Spitze – Nachwuchsleistungssport aktuell zwischen Computer und Power-Food». Aachen: Meyer & Meyer; 2004: 103 – 118
166. Wydra, G.: Dehnfähigkeit. In: Bös. K., Brehm, W. (Hg.): Handbuch Gesundheitssport. Schörndorf: Hofmann 2006: 265 – 274
167. Wydra, G.: Gesundheitsförderung durch sportliches Handeln. Schorndorf: Hofmann 1996
168. Zachrisson Forssell, M.: The swedish back school. Physiotherapy. 1980; 66: 112 – 114

169. Zusman, M., Moog-Egan, M.: Neurologisch begründete Mechanismen der Schmerzlinderung durch Physiotherapie. In: van den Berg F (Hg.): Angewandte Physiologie. Bd. 4 Schmerzen verstehen und beeinflussen. Stuttgart: Thieme; 2003: 269–329

Herstellernachweis

HAG, Koppelskamp 7, D-40489 Düsseldorf, www.hag-gmbh.de
Haider Bioswing, 95 704 Pullenreuth, www.bioswing.de
Hüsler Nest, Walter-Bauer-Strasse 5, 36043 Fulda, www.huesler-nest.ch
Leuwico, Hauptstraße 2–4, 96484 Wiesenfeld, www.leuwico.com
Moizi Möbel, Warburger Str.37, 33034 Brakel, www.moizi.de
Vitra, Charles-Eames-Strasse 2, 79576 Weil am Rhein, www.vitra.de